Handbuch Hepatitis C: Diagnostik, Verlauf, Therapie

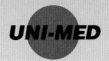

UNI-MED Verlag AG
Bremen - London - Boston

Manns, Michael P.:
Handbuch Hepatitis C: Diagnostik, Verlauf, Therapie/Michael P. Manns, Heiner Wedemeyer und Johannes Wiegand
3. Auflage - Bremen: UNI-MED, 2009
(UNI-MED SCIENCE)

UNI-MED. Die beste Medizin.

In der Reihe UNI-MED SCIENCE werden aktuelle Forschungsergebnisse zur Diagnostik und Therapie wichtiger Erkrankungen "state of the art" dargestellt. Die Publikationen zeichnen sich durch höchste wissenschaftliche Kompetenz und anspruchsvolle Präsentation aus. Die Autoren sind Meinungsbildner auf ihren Fachgebieten.

Vorwort und Danksagung

Die Hepatitis-C-Virusinfektion betrifft in Deutschland 400-500.000 Menschen, weltweit wird von etwa 170 Millionen Infizierten ausgegangen. Seit der Identifizierung des Hepatitis-C-Virus im Jahre 1988 ist es gelungen, Therapien zu entwickeln, die bei mehr als der Hälfte der im Rahmen von kontrollierten Studien behandelten Patienten zu einer dauerhaften Ausheilung der Infektion führen. Diese erfreuliche und für Virusinfektionen des Menschen einmalige Entwicklung war nur durch gemeinsame Anstrengungen von Grundlagenwissenschaften, klinischer Forschung und pharmazeutischer Industrie möglich. Aktuell steht nun die Einführung neuer Substanzen bevor, die zu der Hoffnung Anlass geben, dass die Ansprechraten weiter verbessert werden und mittelfristig möglicherweise fast alle Patienten erfolgreich therapiert werden können.

Dennoch sind noch viele Fragen offen und nach wie vor versterben täglich zahlreiche Patienten an den Folgen einer Hepatitis C. Die Behandlung der Hepatitis-C-Infektion orientiert sich zwar an klar festgelegten Therapieschemata, muss aber letztlich immer individuell unter Berücksichtigung individueller Faktoren erfolgen. Den neuen Entwicklungen zur Therapieindividualisierung tragen wir in dieser 3. Auflage des Handbuches Rechnung. Außerdem berücksichtigen wir die neuen Empfehlungen der im Herbst 2009 erscheinenden aktualisierten Leitlinie zur Behandlung der Hepatitis C.

Dieses Buch soll sowohl über den aktuellen Stand der Grundlagenwissenschaften und klinischen Forschung im Bereich Hepatitis C einen Überblick geben als auch ein praktischer Ratgeber für Ärzte und Studenten sein. Es werden neben Molekularbiologie des Hepatitis-C-Virus und Immunpathogenese die Bereiche Epidemiologie, Diagnostik, Therapie von Standard- und Problempatienten, hepatozelluläres Karzinom, Organtransplantation und neue therapeutische Entwicklungen behandelt. Darüber hinaus versuchen wir aber auch Fragen des Alltags zu beantworten und wichtige psychologische und soziale Aspekte einer HCV-Infektion zu berücksichtigen.

Das Buch ist ein Gemeinschaftswerk von aktuellen und ehemaligen Mitarbeitern der Abteilung Gastroenterologie, Hepatologie und Endokrinologie der Medizinischen Hochschule Hannover. Die enge Zusammenarbeit mit anderen Abteilungen der Hochschule und der intensive Austausch mit Kooperationspartnern im Kompetenznetz Hepatitis haben es möglich gemacht. Wir möchten uns bei allen oftmals stark belasteten und klinisch tätigen Kollegen bedanken, die zu dem Buch beigetragen haben. Weiterhin gilt unser Dank den ehemaligen Mitgliedern unserer Abteilung, die an den ersten Ausgaben des Handbuchs mitgearbeitet und das Konzept des Buches entscheidend geprägt haben. Die aktuelle 3. Ausgabe ist primär von Dr. Johannes Wiegand inhaltlich und editorisch betreut worden, sein unermüdlicher Einsatz hat dieses Buch erst möglich gemacht und ihm gebührt daher ein besonderer Dank. Ohne die Mitarbeit und das Verständnis der vielen Patienten wäre es jedoch nicht möglich gewesen, eigene Erfahrungen zu sammeln, Studien durchzuführen und somit zu der enormen Verbesserung der therapeutischen Möglichkeiten beizutragen.

Hannover und Leipzig, im Juli 2009   *Michael P. Manns, Heiner Wedemeyer und Johannes Wiegand*

Autoren

Herausgeber

Prof. Dr. med. Michael P. Manns
Abt. Gastroenterologie, Hepatologie und Endokrinologie
Medizinische Hochschule Hannover
Carl-Neuberg-Straße 1
30625 Hannover

Kap. 7., 8., 9., 15.

Priv.-Doz. Dr. med. Heiner Wedemeyer
Abt. Gastroenterologie, Hepatologie und Endokrinologie
Medizinische Hochschule Hannover
Carl-Neuberg-Straße 1
30625 Hannover

Kap. 3.-5., 7.-9., 13.-15., 17.

Dr. med. Johannes Wiegand
Universität Leipzig
Klinik für Gastroenterologie und Rheumatologie
Liebigstr. 20
04103 Leipzig

Kap. 7., 17.

unter Mitarbeit von

Medizinische Hochschule Hannover
Carl-Neuberg-Straße 1
30625 Hannover

Abt. Gastroenterologie, Hepatologie und Endokrinologie

Dr. med. Sandra Ciesek
Kap. 2.

Dr. med. Markus Cornberg
Kap. 4., 8., 9., 17.

Prof. Dr. med. Tim Greten
Kap. 10.

Dr. med. Elmar Jäckel
Kap. 7.

Prof. Dr. med. A. Stefan Kubicka
Kap. 10.

Dr. med. Ingmar Mederacke
Kap. 15.

Dr. med. Andrej Potthoff
Kap. 4., 8., 9., 16.

Dr. rer. nat. Verena Schlaphoff
Kap. 3.

Prof. Dr. med. Christian P. Straßburg
Kap. 4.

Klinik für Neurologie

Prof. Dr. med. Karin Weißenborn
Kap. 4.

Deutsche Leberstiftung

Bianka Wiebner
Kap. 14.

sowie

Priv.-Doz. Dr. med. Matthias J. Bahr
Medizinische Klinik
Sana Kliniken Lübeck GmbH
Kronsforder Allee 71-73
23560 Lübeck
Kap. 11.

Prof. Dr. Klaus Böker
Hepatologische Praxis Hannover
Rundestr. 10
30161 Hannover
Kap. 11.

Dr. med. Kersten Borchert
Universitätsklinikum Rostock AöR
Abteilung Hämatologie und Onkologie
Ernst-Heydemann-Straße 6
18057 Rostock
Kap. 16.

Dipl. Psych. Sandra Feyerabend
Zentrum für HIV und Hepatogastroenterologie
Grafenberger Allee 128a
40237 Düsseldorf

Kap. 17.

Priv.-Doz. Dr. med. Peer Flemming
Pathologisches Institut Celle
Wittingerstraße 14
29223 Celle

Kap. 6.

Dr. med. Anne Kubitschke
Marienhospital Osnabrück
Akademisches Lehrkrankenhaus der Medizinischen Hochschule Hannover
Klinik für Kinderheilkunde und Jugendmedizin
Bischofstraße 1
49074 Osnabrück

Kap. 13.

Prof. Dr. med. Thomas Pietschmann
TWINCORE GmbH
Zentrum für Experimentelle und Klinische Infektionsforschung
Abteilung Experimentelle Virologie
Feodor Lynen Straße 7
30625 Hannover

Kap. 2.

Priv.-Doz. Dr. med. Frank Tacke
Rheinisch-Westfälische Technische Hochschule Aachen
Medizinische Klinik III
Pauwelsstraße 30
52074 Aachen

Kap. 1.

Prof. Dr. med. Hans L. Tillmann
Duke Clinical Research Institute
Duke University Medical Center
2400 Pratt Street
Durham, NC, 27707
USA

Kap. 5., 9., 12.

Prof. Dr. med. Christian Trautwein
Rheinisch-Westfälische Technische Hochschule Aachen
Medizinische Klinik III
Pauwelsstraße 30
52074 Aachen

Kap. 1.

Inhaltsverzeichnis

12. Hepatitis C und Transplantation 139

13. Der angemessene Umgang mit Hepatitis-C-Patienten - psychologische und soziale Aspekte der Hepatitis C 145

14. Deutsche Leberstiftung - Konzept für die Nachhaltigkeit 152

15. Ausblick: Neue therapeutische Optionen und Impfstoffentwicklung 156

1. Epidemiologie

1.1. Prävalenz

Angaben der WHO gehen von 130-170 Millionen Menschen aus, die weltweit chronisch mit dem Hepatitis-C-Virus infiziert sind. Dies entspricht etwa 3 % der Weltbevölkerung. In Europa wird von 5 Millionen, in den USA von etwa 4 Millionen chronischen HCV-Trägern ausgegangen [3, 47, 49].

In Europa gibt es ein Nord-Süd-Gefälle. Während in den nördlichen Ländern etwa 0,5 % der Bevölkerung chronische Träger sind, liegt diese Zahl im Mittelmeerraum bei etwa 2 %. Für die Bundesrepublik Deutschland wird derzeit von einer Prävalenz der chronischen HCV-Infektion von etwa 400.000 bis 500.000 Trägern ausgegangen, dies entspricht 0,4-0,7 % der Bevölkerung [25, 31]. Jährlich werden in Deutschland zwischen 6.000-9.000 Hepatitis-C-Fälle an das Robert-Koch-Institut neu gemeldet, diese Zahlen sind in den letzten Jahren tendenziell leicht rückläufig [31]. Regional finden sich die höchsten Inzidenzen in großstädtischen Ballungsräumen sowie in West- und Süddeutschland, wohingegen aus Ost- und Norddeutschland niedrigere Inzidenzen gemeldet werden und vermutlich eine geringere Prävalenz vorliegt [31, 48].

In den USA liegt die Rate der chronischen HCV-Träger bei etwa 1-2 %. Es sind mehr Männer als Frauen infiziert. Außerdem liegt die Infektionsrate bei Schwarzen (3,2 %) und Einwohnern spanischer Herkunft (2,1 %) höher als bei Weißen (1,5 %). Zusätzlich korreliert das Infektionsrisiko mit dem sozio-ökonomischen Status [47, 49].

In den übrigen Regionen der Welt schwanken die Zahlen über die Prävalenz der HCV-Infektion erheblich (☞ Abb. 1.1). Während Japan ähnliche Daten (1-1,5 %) wie die USA und Europa aufweist, liegt in vielen Regionen die Prävalenz zwischen 2 und 3 %. Deutlich höhere Prävalenzen sind für die Gebiete der früheren Sowjetunion anzunehmen; in einem Screening-Programm in zwei New Yorker Stadtteilen waren 28 % der untersuchten asymptomatischen Migranten aus der früheren Sowjetunion HCV-seropositiv [4]. Ein besonders hoher Prozentsatz wird auch aus Ägypten und Zentralafrika berichtet (20 %) [47]. Eine besondere Risikogruppe stellen somit Migranten aus Ländern mit hoher oder unbekannter HCV-Prävalenz dar. In einer aktuellen Erhebung an 10.326 bislang unbehandelten HCV-Infizierten in Deutschland hatten ca. 35 % der Infizierten einen Migrationshintergrund, wobei Russland-stämmige Patienten den größten Anteil ausmachten [14].

1.2. HCV-Genotypen

Die genetische Sequenz des HCV ist sehr variabel, weil das virale Polymerase-Enzym keine Übertragungsfehler in der Replikation korrigieren kann und somit häufig Mutationen auftreten. Man unterscheidet virale Quasispezies, die sich in infizierten Patienten mit der Zeit entwickeln und noch eine Sequenzhomologie von mehr als 95 % aufweisen, und virale Genotypen, die sich in der Evolution des Virus aufgespalten haben und nur eine Homologie von weniger als 80 % untereinander besitzen [38]. Aufgrund der Variabilität des HCV-Genoms kann berechnet werden, vor welcher Zeit sich die einzelnen Genotypen voneinander abgespalten haben. Aktuelle Berechnungen gehen davon aus, dass sich die Genotypen vor etwa 1.000-2.000 Jahren ausgebildet haben. Hingegen liegt die Aufspaltung innerhalb der einzelnen Genotypen wesentlich kürzer zurück. Wahrscheinlich ist die Ursprungssequenz des HCV-Genotyps 1b auf ein Genom zurückzuführen, das vor etwa 80 Jahren entstanden ist. Noch kürzer - etwa 50 Jahre - scheint die Entstehung des HCV-Genotyps 1a und 3a zurückzuliegen, während der HCV-Genotyp 2c mit etwa 150-200 Jahren ein relativ altes Genom ist. Die schnelle Entwicklung und Verbreitung der HCV- Genotypen in den letzten 100 Jahren korreliert mit der Veränderung in der Mobilität und der medizinischen Entwicklung. Interessant ist aber auch die Entwicklung der viralen Quasispezies abhängig vom Wirtsorganismus. Langzeitbeobachtungen einer Gruppe von Frauen, die vor mehr als 20 Jahren mit einem seltenen Virusstamm in Irland durch kontaminierte anti-D-Immunglobuline infiziert worden sind, legen nahe, dass sowohl Mutationen zur Veränderung bekannter immunologisch relevanter Epitope bei entsprechendem HLA-Typ ("Escape-Mutanten") als auch Mutationen in Richtung konservierter Konsensus-Sequen-

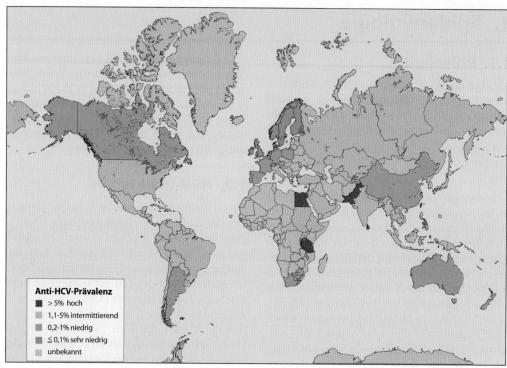

Abb. 1.1: Weltweite Prävalenz der HCV-Infektion. Die unterschiedlichen Länder sind entsprechend der HCV-Prävalenz aufgeführt.

zen bei fehlendem immunologischen Selektionsdruck auftreten [30].

In Deutschland existieren überwiegend die Genotypen 1a, 1b und 3a. Hier zeigt sich eine Assoziation der drei häufigsten Genotypen mit einer bestimmten Art der Verbreitung. Während der Genotyp 1b häufig durch Bluttransfusionen übertragen wurde, kommen die Genotypen 1a und 3a vermehrt bei i.v. Drogenabhängigen vor. Dieser Sachverhalt erklärt die Beobachtung, dass die Ausbreitung des HCV-Genotyps 1b eher rückläufig ist und er häufiger bei älteren Personen nachgewiesen wird. Hingegen nehmen die Genotypen 1a und 3a durch die unveränderte Verbreitung über den i.v. Drogenkonsum anteilsmäßig zu, wobei hier überdurchschnittlich ein jüngerer Personenkreis betroffen ist [35]. Der HCV-Genotyp 2 findet sich häufiger in Südeuropa sowie Nordamerika, während der Genotyp 3 in Indien und Pakistan bei über 70 % aller Hepatitisfälle auftritt. Der HCV-Genotyp 4 ist endemisch in Nordafrika, während sich die Genotypen 5 und 6 im südlichen Afrika bzw. in Südostasien finden. Die genetische Heterogenität der HCV-Quasispezies und -Genotypen

hat große praktische Bedeutung für die Therapie (unterschiedliches Ansprechen auf Interferonbehandlung), aber natürlich auch für die Vakzinentwicklung. Eine aktuelle Erhebung an 10.326 bisher unbehandelten HCV-Infizierten ergab, dass in Deutschland derzeit der Genotyp 1 mit 61,7 % überwiegt, wohingegen 34,9 % der Infizierten den Genotyp 2 oder 3 tragen (☞ Abb 1.2.) [14].

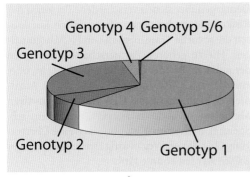

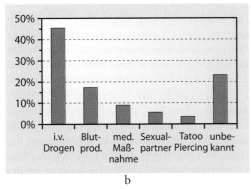

Abb. 1.2: Epidemiologie der Hepatitis C in Deutschland. **a:** Verteilung der Genotypen der Patienten (61,7 % Genotyp 1, 34,9 % Genotyp 2/3); **b:** Übertragungswege der HCV-Infektion (Mehrfachnennungen möglich). Nach [14].

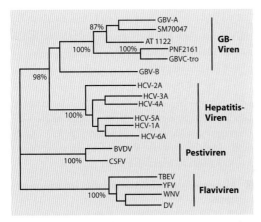

Abb. 1.3: Vergleich der Genomsequenz verwandter RNA-Viren und unterschiedlicher HCV-Genotypen. In der Abbildung ist der Sequenzvergleich zwischen Hepatitis-, Flavi- und Pestiviren dargestellt. Von den Hepatitisviren sind exemplarisch die Genotypen 1-6 dargestellt.

1.3. Übertragungswege

■ Parenterale Übertragung

Der parenterale Übertragungsweg über die Transfusion von Blutkonserven oder Blutprodukten hat vor der Einführung diagnostischer Tests zur schnellen Ausbreitung der Hepatitis-C-Virus-Infektion geführt [28, 45]. Nachdem die Antikörper-Testung etabliert war, betrug das Übertragungsrisiko etwa 1:100.000-300.000. Zum 1.4.1999 wurde im deutschen Blutspendewesen zusätzlich die HCV-Nukleinsäuretestung eingeführt. Dabei wird im Spenderblut ein molekularer Test auf HCV-RNA durchgeführt, wobei mehrere Spenderseren gepoolt werden. Hierdurch kann HCV mit einer Sensitivität von über 5.000 Internationalen Einheiten/ml nachgewiesen werden [36]. Durch die Etablierung des molekularen HCV-RNA-Nachweises ist die Sicherheit von Blutprodukten um mindestens eine 10er-Potenz gestiegen. Das Risiko, sich durch eine entsprechend getestete Blutkonserve mit HCV zu infizieren, wird auf <1 : 1.000.000 geschätzt [23, 28, 46]. Das tatsächliche Risiko dürfte sogar noch niedriger liegen: In über 31 Millionen beim Blutspendedienst des Deutschen Roten Kreuzes zwischen 1997 und 2005 untersuchten Blutproben ließen sich mit hochempfindlichen PCR-Techniken nur in 23 Fällen HCV nachweisen. Daraus ergibt sich ein rechnerisches Übertragungsrisiko für HCV pro Transfusionseinheit von 1 zu 10,88 Millionen [13].

Aufgrund der Testung von Blutprodukten stellt der i.v. Drogenabusus jetzt das höchste Risiko für die Übertragung der HCV-Infektion dar. Erhebungen aus den USA legen nahe, dass heutzutage wahrscheinlich zwei Drittel der Neuinfektionen durch i.v. Drogenkonsum bedingt sind [40]. In Deutschland geben 40-46 % der neu gemeldeten HCV infizierten Patienten i.v.-Drogenabusus als Risikofaktor an, in der Gruppe der 15-49jährigen Patienten sogar 78 % der Männer und 60 % der Frauen (☞ Abb. 1.2) [14, 46]. Besonders das *"needle sharing"* trägt zur hohen Infektionsrate bei diesem Personenkreis dar. Ungünstig ist die Verwendung von großlumigen Hohlnadeln. Dies korreliert mit einem hohen Infektionsrisiko. Offensichtlich ist die Stabilität des Virus und die Menge an Inokulum durch diese Verabreichungsform besonders ungünstig. Das Infektionsrisiko mit einfachen Nadeln ist hingegen deutlich geringer [40].

Einen anderen relevanten parenteralen Übertragungsweg stellen mehrfach verwendete oder unzureichend sterilisierte Nadeln bei Body-Piercing oder Tätowierungen dar, insbesondere wenn diese in (Urlaubs-)Gebieten mit hoher HCV-Prävalenz angefertigt werden [14, 23].

■ Sexuelle Übertragung

Bei der möglichen sexuellen Übertragbarkeit stellt sich zunächst die Frage des Nachweises von HCV im Vaginalsekret und Ejakulat. Verschiedene Studien konnten nur in seltenen Fällen im Ejakulat oder im Vaginalsekret HCV nachweisen, so dass dieser Übertragungsweg eher selten ist [9, 17]. Problematischer wird die Datenlage bei Verletzungen (z.B. genitale Ulzerationen), dem Vorliegen von Hämaturie oder Menstruationsblutung. Während dieser Situationen scheint die Übertragung des Virus begünstigt [8, 42].

Daher ist das Risiko einer HCV-Übertragung in einer monogamen Beziehung relativ gering. Untersuchungen von Patientinnen, die nach Gabe einer anti-D-Immunglobulin Prophylaxe Ende der 1970er Jahre HCV-positiv wurden, zeigen, dass die HCV-Prävalenz der Partner nach 10-18 Jahren Beziehung lediglich 0,4 % beträgt [8]. In einer prospektiven Studie aus der Türkei waren 2 % der monogamen Ehepartner anti-HCV-positiv und keiner von 216 HCV-negativen Partnern zeigte nach drei Jahren regelmäßigen ungeschützten Sexualverkehrs Anzeichen einer HCV-Infektion [41]. In einer prospektiven italienischen Studie an 895 monogamen Ehepartnern mit einer 10-Jahres-Beobachtungszeit ließ sich hingegen keine sexuelle Übertragung von HCV sicher nachweisen [44]. Zusammenfassend beträgt die Varianz der aktuellen Studienlage zwischen 0,05-1 %/Beziehungsjahr. Zusätzlich ist anzumerken, dass einzelne Studien auf ein höheres Risiko der Übertragung vom Mann auf die Frau ausgehen und sich daher das geschlechtsabhängige Risiko etwas verschiebt [1]. Aufgrund des insgesamt geringen Risikos einer Neuinfektion gilt gegenwärtig die Empfehlung, die Patienten und deren Sexualpartner vor allem über das generelle Risiko einer sexuellen HCV-Übertragung aufzuklären (☞ aktuelle Leitlinien der Deutschen Gesellschaft für Verdauungs- und Stoffwechselkrankheiten oder der *American Association for the Study of the Liver*). Eine generelle Benutzung von Kondomen wird nicht empfohlen.

Demgegenüber stehen verschiedene Personen mit Risikofaktoren, bei denen offensichtlich Kofaktoren die sexuelle Transmission von HCV begünstigen. Hierzu gehören Partnerschaften, bei denen der infizierte Partner i.v.-drogenabhängig ist, oder eine HIV/HCV-Ko-Infektion vorliegt [23]. Anzumerken bleibt auch, dass HCV mit hochsensitiven Methoden in anderen Körperflüssigkeiten, z.B. Speichel, nachweisbar ist, ohne dass eine Übertragung über diesen Weg bislang zweifelsfrei nachgewiesen werden konnte [10].

■ HCV-Übertragung von der Mutter auf das Kind

Die Ansteckung eines Kindes durch die Mutter kann zu unterschiedlichen Zeitpunkten erfolgen. Von entscheidender Bedeutung ist jedoch die Ansteckung des Kindes während der Geburt. Unterschiedliche Studien gehen von einem Risiko von 4-7 % aus, wenn bei der Mutter eine aktive HCV-Replikation besteht. Die Wahrscheinlichkeit einer Übertragung auf die Mutter erhöht sich bei gleichzeitiger HIV-Infektion und ist abhängig von der Höhe der HCV-Replikation [24, 26, 50]. Das Risiko der Übertragung ist unabhängig davon, ob das Kind auf natürlichem Wege oder per Kaiserschnitt geboren wurde. Da aktuell keine Möglichkeit besteht, eine Prophylaxe bei Frauen mit chronischer HCV-Infektion zur Prävention der Virus-Übertragung durchzuführen, gibt es keine generelle Empfehlung, Schwangere auf das Vorliegen einer Infektion zu screenen [32]. Das Screening asymptomatischer Schwangerer auf das Vorliegen einer HCV-Infektion hat sich dementsprechend auch als nicht kosteneffizient erwiesen [29].

Verschiedene Studien gingen der Frage nach, ob Stillen das Risiko der HCV-Übertragung auf das Kind erhöht. Das Risiko einer HCV-Übertragung durch Stillen ist extrem gering, solange keine Verletzungen der Mamillen vorliegen [27, 32]. Daher stellt eine chronische HCV-Infektion keine Kontraindikation für das Stillen dar [27, 50].

■ Allgemeines Infektionsrisiko im Krankenhaus

Neben der Übertragung durch Transfusionen von Blut oder Blutprodukten bestehen weitere Möglichkeiten der HCV-Transmission im Krankenhaus. Die Ansteckung des Personals durch Patienten spielt dabei eine größere Rolle als die Infektion von Patienten durch medizinisches Personal [11].

Dennoch stellen Übertragungswege, die mit medizinischen Eingriffen assoziiert sind, einen signifikanten Risikofaktor für Patienten dar (☞ Abb. 1.2). Neuere Untersuchungen an Personen, die an einer akuten HCV-Infektion erkrankt sind, legen nahe, dass in 15 % (Deutschland) bis 67 % (Spanien) der Fälle Zusammenhänge mit einem Krankenhausaufenthalt oder medizinischen Eingriffen bestehen [7, 20]. Vor allem die Missachtung von Hygienevorschriften durch medizinisches Personal ist so für eine Vielzahl kleinerer lokaler HCV-Epidemien verantwortlich [43].

Einen beeindruckenden Fall stellt eine Epidemie in Nebraska (USA) in den Jahren 2000-2001 dar, die offensichtlich durch Vernachlässigung hygienischer Schutzmaßnahmen des Pflegepersonals erklärbar ist. In einer hämatologisch-onkologischen Tagesklinik hatte eine Krankenschwester routinemäßig Blut aus zentralen Venenkathetern abgenommen und den Katheter anschließend mit derselben Spritze mit Kochsalzlösung, die sie aus *einem* 500ml-Infusionsbeutel für alle onkologischen Patienten entnahm, gespült. Blut eines HCV-infizierten Patienten hatte offensichtlich den Infusionsbeutel kontaminiert. 27 % der 367 nachuntersuchten Patienten wurden HCV-infiziert, und die ID50 (Dosis, die benötigt wird, um 50 % der exponierten Patienten zu infizieren) wurde mit 3 Spülungen (30 bis 60 ml Kochsalz) berechnet [19].

Die Einhaltung von Hygienevorschriften ist auch in interventionellen Abteilungen (z.B. Endoskopie) essentiell. Durch nicht sachgemäße Reinigung und Desinfektion von Endoskopen wurden HCV-Transmissionen beschrieben, so dass generell im Krankenhaus darauf geachtet werden muss, korrekt aufgearbeitetes medizinisches Gerät zu verwenden [5]. Wird hingegen ein Endoskop nach den üblichen Desinfektionsvorschriften gereinigt, so besteht in großen Kohortenstudien kein messbares Übertragungsrisiko für Patienten, auch wenn sie am gleichen Tag nach HCV-infizierten Patienten endoskopiert werden [6]. In diesem Zusammenhang ist das gehäufte lokale Auftreten von HCV-Neuinfektionen 2007 in Nevada bedeutsam, die offensichtlich von einer Endoskopie-Klinik ausgegangen sind. Umfangreiche Untersuchungen der amerikanischen Behörden klärten auf, dass es wohl nicht zu einer Übertragung durch Endoskopie-Geräte, sondern durch das unsachgemäße Wiederverwenden von Spritzen und Medikamentenampullen für mehrere Patienten gekommen ist [16].

Weitere dokumentierte Beispiele mangelnder Hygiene umfassen einen Chirurgen, der sich wahrscheinlich beim Operieren an den Fingern verletzte, und dadurch Patienten infizierte, sowie einen Medikamenten-abhängigen Anästhesisten, der aufgezogene Medikamente aus derselben Spritze sowohl für sich selber als auch für die Patienten benutzte. Ein weiteres Beispiel kommt aus Nordrhein-Westfalen. Hier hatte sich ein Anästhesiepfleger bei einem Patienten an einer offenen Wunde verletzt und darüber fünf weitere Patienten infiziert. Aufgrund der kumulativen Daten wurde ein Modell entwickelt, wie hoch das Risiko eines HCV-RNA-positiven Chirurgen ist, durch seine operative Tätigkeit einen Patienten zu infizieren. Bei 5.000 Eingriffen/Jahr besteht eine Wahrscheinlichkeit über 20 Jahre gerechnet, dass der Chirurg einen Patienten ansteckt [33, 34].

Das im klinischen Alltag relevante Problem einer Nadelstichverletzung an einem HCV-positiven Patienten wird in Kap. 13.2. diskutiert.

◼ Ungeklärtes Auftreten von Hepatitis-C-Erkrankungen

Bei einem großen Anteil der HCV-infizierten Patienten ist der Übertragungsmodus unklar. In einzelnen Studien macht der Anteil dieser Patienten bis zu 40 % aus, in Deutschland liegt der Anteil aktuell bei etwa 23 % (☞ Abb. 1.2) [14]. Der Nachweis einer HCV-Infektion mit unklarem Infektionsweg korreliert mit dem sozio-ökonomischen Status. Daher ist unklar, ob ein weiterer, bisher nicht eindeutig geklärter Infektionsweg existiert oder ob möglicherweise Risikofaktoren von diesen Patienten nicht genannt wurden [23, 46].

◼ Risikogruppen

Als Risikogruppen wurden Personenkreise bezeichnet, bei denen gehäuft HCV-Infektionen vorkommen.

Aktuell haben **i.v. Drogenabhängige** das höchste Risiko, sich mit dem Hepatitis-C-Virus zu infizieren. Das relative Risiko wird aus Fall-Kontroll-Studien mit etwa 50 angegeben [23], auch wenn die Zahl der HCV-Neuinfektionen insgesamt bei Drogenabhängigen rückläufig ist. Auch Geschlechtsverkehr mit i.v.-Drogenabhängigen ist mit einem erhöhten Risiko (relatives Risiko 6,3) behaftet. In der Regel tritt die HCV-Infektion eher früh nach Beginn der Suchterkrankung auf. Der große Anteil von Drogenabhängigen bei Strafgefangenen erklärt die hohe Prävalenz der chronischen HCV-Infektion bei diesem Kollektiv.

Weitere Kollektive, bei denen vermehrt eine HCV-Infektion vorkommt, sind **immunsupprimierte Patienten**, beispielsweise **Dialysepatienten** oder **Patienten nach Organtransplantation** mit immunsuppressiver Therapie. Die anti-HCV-Prävalenzdaten in Dialysekollektiven schwanken zwischen etwa 5 und 20 % abhängig von Zentrum und Land [18].

Eine weitere Risikogruppe stellen **Alkoholiker** dar. Untersuchungen belegen eine direkte Assoziation zwischen Alkoholabusus und der erhöhten Prävalenz der HCV-Infektion. Außerdem verschlechtert Alkoholkonsum die Prognose der HCV-Infektion, so dass HCV-bedingte Komplikationen wie Zirrhose oder hepatozelluläres Karzinom gehäuft und frühzeitiger auftreten [37]. Aufgrund der Häufung der HCV-Infektion bei Alkoholikern und Prostituierten kann nicht immer sicher ausgeschlossen werden, ob bei einem Teil dieser Personenkreise möglicherweise zusätzlich ein i.v.-Drogenabusus als Risikofaktor vorliegt.

1.4. Literatur

1. Ackerman Z, Ackerman E, Paltiel O. Intrafamilial transmission of hepatitis C virus: a systematic review. J Viral Hepat 2000;7:93-103.

2. Arai Y, Noda K, Enomoto N, Arai K, Yamada Y, Suzuki K, Yoshihara H. A prospective study of hepatitis C virus infection after needlestick accidents. Liver 1996;16:331-4.

3. Armstrong GL, Wasley A, Simard EP, McQuillan GM, Kuhnert WL, Alter MJ. The prevalence of hepatitis C virus infection in the United States, 1999 through 2002. Ann Intern Med 2006;144(10):705-14.

4. Batash S, Khaykis I, Raicht RF, Bini EJ. High prevalence of hepatitis C virus infection among immigrants from the former Soviet Union in the New York City metropolitan area: results of a community-based screening program. Am J Gastroenterol 2008;103:922-927.

5. Bronowicki JP, Venard V, Botte C, Monhoven N, Gastin I, Chone L, Hudziak H, Rhin B, Delanoe C, LeFaou A, Bigard MA, Gaucher P. Patient-to-patient transmission of hepatitis C virus during colonoscopy. N Engl J Med 1997;337:237-40.

6. Ciancio A, Manzini P, Castagno F, D'Antico S, Reynaudo P, Coucourde L, Ciccone G, Del Piano M, Ballare M, Peyre S, Rizzi R, Barletti C, Bruno M, Caronna S, Carucci P, De Bernadi Venon W, De Angelis C, Morgando A, Musso A, Repici A, Rizzetto M, Saracco G. Digestive endoscopy is not a major risk factor for transmitting hepatitis C virus. Ann Int Med 2005;142:903-909.

7. Deterding K, Wiegand J, Grüner N, Wedemeyer H. Medical procedures as a risk factor for HCV infection in developed countries: Do we neglect a significant problem in medical care? J Hepatol 2008;48:1018-1021.

8. Dienstag JL. Sexual and perinatal transmission of hepatitis C. Hepatology 1997;26(3,1):66S-70S.

9. Feldman JG, Minkoff H, Landesman S, Dehovitz J. Heterosexual transmission of hepatitis C, hepatitis B, and HIV-1 in a sample of inner city women. Sex Transm Dis 2000;27:338-42.

10. Ferreiro MC, Dios PD, Scully C. Transmission of hepatitis C virus by saliva? Oral Dis 2005;11:230-235.

11. Fischer F, Nauert T. Nosokomiale Übertragung von HBV und HCV durch im Gesundheitsdienst Tätige. Gesundheitswesen 2003;65:270-274.

12. Hisada M, O'Brien TR, Rosenberg PS, Goedert JJ. Virus load and risk of heterosexual transmission of human immunodeficiency virus and hepatitis C virus by men with hemophilia. The Multicenter Hemophilia Cohort Study. J Infect Dis 2000;181:1475-8.

13. Hourfar MK, Jork C, Schottstedt V, Weber-Schehl M, Brixner V, Busch MP, Geusendam G, Gubbe K, Mahnhardt C, Mayr-Wohlfart U, Pichl L, Roth WK, Schmidt M, Seifried E, Wright DG, German Red Cross NAT Study Group. Experience of German Red Cross blood donor services with nucleic acid testing: results of screening more than 30 million blood donations for human immunodeficiency virus-1, hepatitis C virus, and hepatitis B virus. Transfusion 2008;48:1558-1566.

14. Hüppe D, Zehnter E, Mauss S, Böker K, Lutz T, Racky S, Schmidt W, Ullrich J, Sbrijer I, Heyne R, Schober A, John C, Hey KH, Bokemeyer B, Kallinowski B, Möller B, Pape S, Gutmann M, Alshuth U, Niederau C. Epidemiologie der chronischen Hepatitis C in Deutschland - Eine Analyse von 10326 Hepatitis-C-Virus-Infizierten aus Schwerpunktpraxen und -ambulanzen. Z Gastroenterol 2008;46:34-44.

15. Kubitschke A, Bader C, Tillmann HL, Manns MP, Kuhn S, Wedemeyer H. Verletzungen mit Hepatitis-C-Virus-kontaminierten Nadeln. Internist 2007;48:1165-1172.

16. Labus B, Sands L, Rowley P, Azzam IA, Holmberg SD, Perz JF, Patel PR, Fischer GE, Schaefer M. Acute hepatitis C virus infections attributed to unsafe injection practices at an endoscopic clinic - Nevada 2007. JAMA 2008; 299:2738-2740.

17. Leruez-Ville M, Kunstmann JM, De Almeida M, Rouzioux C, Chaix ML. Detection of hepatitis C virus in the semen of infected men. Lancet 2000;356:42-3.

18. Lin DY, Lin HH, Huang CC, Liaw YF. High incidence of hepatitis C virus infection in hemodialysis patients in Taiwan. Am J Kidney Dis 1993;21:288-91.

19. Macedo de Oliveira A, White KL, Leschinsky DP, Beecham BD, Vogt TM, Moolenaar RL, Perz JF, Safranek TJ. An outbreak of hepatitis C virus infections among outpatients at a hematology/oncology clinic. Ann Int Med 2005;142:898-902.

20. Martinez-Bauer E, Forns X, Armelles M, Planas R, Sola R, Vergara M, Fabregas S, Vega R, Salmeron J, Diago M, Sanchez-Tapias JM, Bruguera M, The Spanish Acute HCV Study Group. J Hepatol 2008;48(1):20-27.

21. Mele A, Stroffolini T, Tosti ME, Corona R, Santonastasi F, Gallo G, Ragni P, Balocchini E, Bernacchia R, Moiraghi A. Heterosexual transmission of hepatitis C in Italy. J Med Virol 1999;57:111-3.

22. Mitsui T, Iwano K, Masuko K, Yamazaki C, Okamoto H, Tsuda F, Tanaka T, Mishiro S Hepatitis C virus infection in medical personnel after needlestick accident. Hepatology 1992;16:1109-14.

23. Murphy EL, Bryzman SM, Glynn SA, Ameti DI, Thomson RA, Williams AE, Nass CC, Ownby HE, Schreiber GB, Kong F, Neal KR, Nemo GJ. Risk factors for hepatitis C virus infection in United States blood donors. NHLBI Retrovirus Epidemiology Donor Study (REDS). Hepatology 2000;31(3):756-762.

24. Ohto H, Terazawa S, Sasaki N, Sasaki N, Hino K, Ishiwata C, Kako M, Ujiie N, Endo C, Matsui A, et al. Transmission of hepatitis C virus from mothers to infants. The Vertical Transmission of Hepatitis C Virus Collaborative Study Group. N Engl J Med 1994;330:744-50.

25. Palitzsch KD, Hottentrager B, Schlottmann K, Frick E, Holstege A, Scholmerich J, Jilg W. Prevalence of antibodies against hepatitis C virus in the adult German population. Eur J Gastroenterol Hepatol 1999;11:1215-20.

26. Papaevangelou V, Pollack H, Rochford G, Kokka R, Hou Z, Chernoff D, Hanna B, Krasinski K, Borkowsky W. Increased transmission of vertical hepatitis C virus (HCV) infection to human immunodeficiency virus (HIV)-infected infants of HIV- and HCV-coinfected women. J Infect Dis. 1998;178:1047-52.

27. Polywka S, Schroter M, Feucht HH, Zollner B, Laufs R. Low risk of vertical transmission of hepatitis C virus by breast milk. Clin Infect Dis 1999;29:1327-9.

28. van der Poel CL. Hepatitis C virus and blood transfusion: past and present risks. J Hepatol 1999;31(1):101-6.

29. Plunkett BA, Grobman WA. Routine hepatitis C virus screening in pregnancy: A cost-effective analysis. Am J Obstet Gynecol 2005;192:1153-1161

30. Ray SC, Fanning L, Wang XH, Netski DM, Kenny-Walsh E, Thomas DL. Divergent and convergent evaluation after a common-source outbreak of hepatitis C virus. J Exp Med 2005;11:1753-1759

31. Robert-Koch-Institut. Virushepatitis B, C und D im Jahr 2007. Epidemiologisches Bulletin 46/2008.

32. Roberts EA, Yeung L. Maternal-infant transmission of hepatitis C virus infection. Hepatology 2002;36:106-113.

33. Ross RS, Viazov S, Roggendorf M. Risk of hepatitis C transmission from infected medical staff to patients: model-based calculations for surgical settings. Arch Intern Med 2000;160:2313-6.

34. Ross RS, Viazov S, Gross T, Hofmann F, Seipp HM, Roggendorf M. Transmission of hepatitis C virus from a patient to an anesthesiology assistant to five patients. N Engl J Med 2000;343:1851-4.

35. Ross RS, Viazov S, Renzing-Kohler K, Roggendorf M. Changes in the epidemiology of hepatitis C infection in Germany: shift in the predominance of hepatitis C subtypes. J Med Virol 2000;60:122-5.

36. Roth WK, Weber M, Seifried E. Feasibility and efficacy of routine PCR screening of blood donations for hepatitis C virus, hepatitis B virus, and HIV-1 in a blood-bank setting. Lancet 1999;353:359-63.

37. Safdar K, Schiff ER. Alcohol and hepatitis C. Sem Liv Dis 2004;24:305-315.

38. Simmonds P. Viral heterogeneity of the hepatitis C virus. J Hepatol 1999;31(1):54-60.

39. Sodeyama T, Kiyosawa K, Urushihara A, Matsumoto A, Tanaka E, Furuta S, Akahane Y. Detection of hepatitis C virus markers and hepatitis C virus genomic-RNA after needlestick accidents. Arch Intern Med 1993;153:1565-72.

40. Sulkowski MS, Thomas DL. Epidemiology and natural history of hepatitis C virus infection in injection drug users: implications for treatment. Clin Infect Dis 2005; 40:S263-269.

41. Tahan V, Karaca C, Yildirim B, Bozbas A, Ozaras R, Demir K, Avsar E, Mert A, Besisik F, Kaymakoglu S, Senturk H, Cakaloglu Y, Kalayci C, Okten A, Tozun N. Sexual transmission of HCV between spouses. Am J Gastroenterol 2005;100:821-824.

42. Thomas DL, Zenilman JM, Alter HJ, Shih JW, Galai N, Carella AV, Quinn TC. Sexual transmission of hepatitis C virus among patients attending sexually transmitted diseases clinics in Baltimore - an analysis of 309 sex partnerships. J Infect Dis 1995;171:768-75.

43. Thompson ND, Perz JF, Moorman AC, Holmberg SD. Nonhospital health care-associated hepatitis B and C virus transmission: United States, 1998-2008. Ann Int Med 2009;150:33-39.

44. Vandelli C, Renzo F, Romano L, Tisminetzky S, De Palma M, Stroffolini T, Ventura E, Zanetti A. Lack of evidence of sexual transmission of hepatitis C among monogamous couples: results of a 10-year prospective follow-up study. Am J Gastroenterol 2004;99:855-859.

45. Vogt M, Lang T, Frosner G, Klingler C, Sendl AF, Zeller A, Wiebecke B, Langer B, Meisner H, Hess J. Prevalence and clinical outcome of hepatitis C infection in children who underwent cardiac surgery before the implementation of blood-donor screening. N Engl J Med 1999; 341:866-70.

46. Walter J, Radun D, Claus H, Stark K. Risikofaktoren der Hepatitis B und C in Deutschland – Ergebnisse der bundesweiten Surveillance. Gesundheitswesen 2005;67: 441-447.

47. Wasley A, Alter MJ. Epidemiology of hepatitis C: geographic differences and temporal trends. Sem Liv Dis 2000;20:1-16.

48. Wiegand J, Kaiser T, Lobstein S, Brand F, Wojan M, Stölzel U, Liebert UG, Mössner J, Tillmann HL. Z Gastroenterol 2006;44(1):11-4.

49. World Health Organization. Hepatitis C. Fact sheet No. 164. revised October 2000.

50. Zanetti AR, Tanzi E, Newell ML. Mother-to-infant transmission of hepatitis C virus. J Hepatol 1999;31(1): 96-100.

2. Molekularbiologie des Hepatitis-C-Virus

2.1. HCV-Genomstruktur

Das Hepatitis-C-Virus (HCV) wird aufgrund seiner Genom-Sequenz, der Anordnung der Proteine sowie aufgrund der Replikationscharakteristika zur Familie der *Flaviviridae* gezählt und bildet innerhalb dieser Gruppe ein eigenes Genus der Hepaciviren [23]. Die Familie der Flaviviren beinhaltet neben den Hepaciviren die klassischen Flaviviren (z.B. Gelbfiebervirus, Dengue-Virus), die Gruppe der Pestiviren (z.B. das Virus der bovinen Diarrhoe [BVDV], das klassische Schweinefiebervirus [CSFV]) sowie die GB-Viren (GBV-A, GBV-B, GBV-C/HGV) [1]. Die letzteren Viren sind eng mit dem HCV verwandt und infizieren Menschen und Schimpansen (GBV-C/HGV) oder andere Affen (GBV-A, GBV-B). GB-Virus B, welches für Schimpansen nicht infektiös ist, führt in experimentell infizierten Tamarinen zu manifester Hepatitis und besitzt phylogenetisch die stärkste Verwandtschaft zu HCV.

Das Hepatitis-C-Virus ist ein umhülltes RNA-Virus mit einem Durchmesser von etwa 50 nm und einem etwa 9600 Nukleotide langem plussträngigen Genom. Das RNA-Genom besteht aus einem offenen Leseraster, welches für ein etwa 3.000 Aminosäuren langes Polyprotein kodiert. Zu beiden Seiten der kodierenden Region befinden sich RNA-Abschnitte, die nicht translatiert werden. Die RNA-Sequenz im Bereich dieser so genannten nicht translatierten Regionen (NTR) ist zwischen den verschiedenen Genotypen hochkonserviert und bildet aufgrund komplementärer Basenpaarung ausgeprägte Sekundärstrukturen, die entscheidende Erkennungssignale für die Translation und die Replikation des Virusgenoms sind [23].

5'- und 3'-nicht-kodierende Regionen

In der 5'NTR befindet sich eine interne Ribosomeneintrittsstelle (IRES), die eine CAP-unabhängige Translation der viralen Proteine ermöglicht. Die 5'NTR wird insgesamt in vier Domänen eingeteilt (I-IV) [15]: Während die Domäne I für die IRES-Aktivität nicht benötigt wird, sind jedoch die Domänen I und II für die HCV-RNA-Replikation essenziell [11, 21]. Die Domänen II, III und IV bilden zusammen mit den ersten Nukleotiden der Core-kodierenden Region die IRES [32]. Kürzlich

konnte gezeigt werden, dass die leberspezifische micro-RNA miR122 mit zwei Bindungsstellen innerhalb der 5'NTR von HCV interagiert und die HCV-RNA-Replikation steigert [19, 20]. Diese Entdeckung gilt als ein erstes Beispiel, dass ein Virus für seine Vermehrung eine zelluläre microRNA ausnutzt und könnte als ein neuer Angriffspunkt für antivirale Therapien dienen.

Die 3'NTR besteht aus insgesamt drei Elementen: eine wenig konservierte 30-40 Nukleotid lange Region, ein etwa 80 Nukleotide langer Polypyrimidin-Trakt (poly (U/C)-Trakt), gefolgt von einer hochkonservierten Region von 98 Nukleotiden, die als 3'X-Region bezeichnet wird. Der poly-(U/C)-Trakt bindet zelluläre Proteine und ist sowohl in Zellkultur als auch *in vivo* essenziell für die HCV-RNA-Replikation [10, 22, 46, 47].

Prozessierung des HCV-Polyproteins

Das virale Erbmaterial kodiert ein "Polyprotein", das von zellulären und zwei viralen Proteasen in zehn reife Virusproteine gespalten wird (☞ Abb. 2.1). Die zellulären Signalpeptidasen und Signalpeptidpeptidasen vermitteln die Spaltung der aminoterminal lokalisierten Strukturproteine Core, Glykoprotein E1 und E2, sowie von p7. Die Nichtstrukturproteine (NS2, NS3, NS4A, NS4B, NS5A, NS5B) werden von den viralen Proteasen NS2/3 und NS3/4A gespalten (☞ Abb. 2.1).

2.2. HCV-Struktur- und Nicht-Struktur-Proteine

Aufbau des Virions

Die einzelnen HCV-Partikel bestehen aus einer Lipidmembran, die das Virus bei der Freisetzung aus der Wirtszelle erwirbt, der viralen RNA sowie den so genannten Strukturproteinen Core, E1 und E2 (☞ Abb. 2.1). Darüber hinaus ist inzwischen gut belegt, dass HCV-Partikel mit Lipoproteinen des Typus mit sehr niedriger Dichte (VLDL) assoziiert sind [6, 43, 44].

Das Core-Protein hat ein Molekulargewicht von 21 kDa, ist stark basisch und in der Lage, RNA zu binden. Durch Multimerisierung des Proteins entsteht ein Kapsid, welches die plussträngige RNA verpackt. Schon vor einigen Jahren wurde beob-

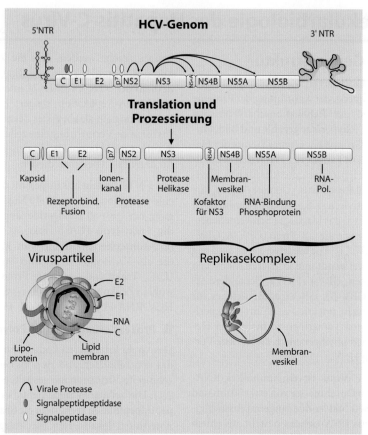

Abb. 2.1: Schematische Darstellung des HCV-Genoms der viralen Proteine und der Polyprotein-Prozessierung. Das HCV-Genom besitzt ein etwa 9.600 Nukleotide langes plussträngiges RNA-Genom, das für ein langes Polyprotein kodiert. Die Prozessierung des Polyproteins erfolgt durch die zelluläre Signalpeptidpeptidase und die Signalpeptidase sowie durch die viralen Proteasen 2/3 und 3/4A. Während die Nichtstrukturproteine NS3 bis NS5B als Replikationskomplex dienen, werden die Strukturproteine Core (C), Envelope 1 und 2 (E1, E2) und der Ionenkanal p7 für die Bildung von Viruspartikeln benötigt.

achtet, dass das Core-Protein nicht nur mit dem Endoplasmatischen Retikulum, sondern auch mit so genannten *lipid droplets*, Lipidspeicherorganellen der Zelle, assoziiert ist [3]. Es gibt gute Belege, dass die Assoziation von Core mit den *lipid droplets* eine entscheidende Rolle bei der der Morphogenese von Virionen spielt [29]. Außerdem könnte diese Assoziation mitverantwortlich für die bei HCV-Patienten gehäuft beobachtete Entstehung einer Leberverfettung sein [34].

Die primäre Funktion der Hüllproteine E1 und E2 ist es, an geeignete Rezeptormoleküle auf der Oberfläche der Wirtszelle zu binden, die Aufnahme des Virus in die Zelle zu vermitteln und anschließend die Fusion der Virusmembran mit der zellulären Membran zu katalysieren. Darüber hin-

aus sind diese Proteine essenziell an der Bildung und Freisetzung neuer Viren beteiligt [45]. Als Oberflächenbestandteil des Viruspartikels sind E1 und E2 das Ziel virusneutralisierender Antikörper [4, 25], die vermutlich einen wichtigen Beitrag zur Kontrolle der Virusreplikation leisten [31].

Zwischen der kodierenden Region für die Struktur- und die Nichtstrukturproteine befindet sich das Gen für das p7-Protein. Dieses integrale Membranprotein oligomerisiert und bildet auf diese Weise Ionenkanäle [14, 30], die für die Bildung und Freisetzung neuer Viruspartikel essenziell sind [39]. Für die HCV-RNA-Replikation *in vitro* wird p7 nicht benötigt [26] und es ist im Augenblick noch unklar, ob p7 ein Bestandteil von Viruspartikeln ist.

Nicht-Struktur-Proteine

Neben den oben beschriebenen Strukturproteinen kodiert HCV insgesamt sechs Nichtstrukturproteine, die im Wesentlichen an der Vermehrung der viralen RNA beteiligt sind (☞ Abb. 2.1). Zu diesem Zweck bilden die Proteine NS3 bis NS5B einen membrangebundenen Replikasekomplex, der die Replikation der viralen RNA in den Zellen vermittelt.

Das NS2-Protein ist ein 217 Aminosäuren langes, hydrophobes Transmembranprotein, dessen aminoterminaler Bereich im Lumen des ER lokalisiert ist, während der carboxyterminale Bereich ins Zytoplasma weist. Die N-terminale Domäne besteht vermutlich aus insgesamt drei Transmembransegmenten und entsteht durch Spaltung durch die zelluläre Signalpeptidase. Der carboxyterminale Teil von NS2 bildet zusammen mit dem aminoterminalen Teil von NS3 einen Proteasekomplex aus, der die Spaltung an der Schnittstelle zwischen NS2 und NS3 vermittelt. Die C-terminale Domäne von NS2 bildet die Cysteinprotease. Lorenz et al. konnten kürzlich die Proteasedomäne kristallisieren und nachweisen, dass NS2 dimerisiert und dadurch zwei, aus beiden Untereinheiten zusammengesetzte, aktive Zentren entstehen [27]. Außerdem ist NS2 essenziell für die Bildung und/oder Freisetzung infektiöser Viren [17, 18].

Das Nichtstrukturprotein NS3 ist ein multifunktionales Protein von 70 kDa. Neben der aminoterminalen Serin-Proteasedomäne enthält es eine carboxyterminale RNA-Helikase/NTPase-Domäne, die beide wichtig für die HCV-RNA-Replikation sind. Nach der Spaltung von NS2 katalysiert NS3 als virale Protease, in Assoziation mit dem integralen Membranprotein NS4A, die Prozessierung aller weiterer Nichtstrukturproteine. Darüber hinaus spaltet der NS3/4A-Proteasekomplex zwei zelluläre Proteine, die im Rahmen der zellulären Erkennung pathogenassoziierter molekularer Muster durch die Zelle eine wesentliche Rolle spielen. Es trägt auf diese Weise zur Immunevasion bei [24, 28].

NS4A ist mit einem Molekulargewicht von 8 kDa das kleinste der Nichtstrukturproteine. Es fungiert als Kofaktor des NS3-Proteins und verankert NS3 in zellulären Membranen. Damit wird die korrekte Faltung der N-terminalen NS3-Domäne zur Serin-Proteasestruktur ermöglicht [5].

NS4B ist ein 27 kDa integrales Membranprotein, das zelluläre Membranveränderungen induziert, die auch *"membranous webs"* genannt werden [7, 13]. Innerhalb dieser durch NS4B induzierten Membranvesikel findet vermutlich die Replikation der viralen RNA statt [13]. Darüber hinaus enthält NS4B eine GTPase-Aktivität, die wichtig für die HCV-RNA-Replikation ist [8].

Das Phosphoprotein NS5A ist ein RNA-bindendes Protein, das eine wichtige Rolle sowohl bei der RNA-Replikation als auch bei der Produktion infektiöser Viren spielt. Anhand bioinformatischer Untersuchungen wurde NS5A, das eine N-terminale amphipathische Helix besitzt, grob in drei Domänen eingeteilt [41]. Inzwischen ist die Kristallstruktur der Zink-bindenden Domäne I gelöst: dieser Teil des Proteins dimerisiert und bildet eine tunnelartige Struktur mit einer verhältnismäßig basischen Innenseite, auf der möglicherweise die virale RNA entlang gleiten kann [42]. Neben der Lokalisation von NS5A in Replikationskomplexen findet man das Protein an *"lipid droplets"*, wo es vermutlich Kontakt mit dem HCV-Core-Protein aufnimmt und eine wesentliche Rolle bei der Viruspartikelbildung spielt. Ein weiteres Charakteristikum dieses Proteins ist die Phosphorylierung von Serinresten durch zelluläre Kinasen [36, 37, 40], weshalb eine hypophosphorylierte (56 kDa) und eine hyperphosphorylierte (58 kDa) Form auftreten. Sowohl die Effizienz der HCV-RNA-Replikation als auch die Virusmorphogenese werden von NS5A nachhaltig beeinflusst [2, 36, 40]. Darüber hinaus weiß man, dass sogenannte zellkulturadaptive Mutationen, welche die RNA-Replikation steigern, sich auf die Phosphorylierung des Proteins auswirken. Deswegen geht man davon aus, dass NS5A phosphorylierungsabhängig die RNA-Replikation und Virusproduktion reguliert und beide Prozesse aufeinander abstimmt.

Im Polyprotein kodiert NS5B (68 kDa) für die RNA-abhängige RNA-Polymerase. Dieses Enzym ist das katalytische Zentrum des HCV-Replikasekomplexes und stellt neben der NS3/4A-Protease die Hauptzielstruktur für die Entwicklung antiviraler Therapeutika dar. *In vivo* wird die HCV-RNA-Synthese *de novo*, also ohne Primer aufgenommen. Die Initiation *de novo* erfolgt mit einem Purin Nukleosid, welches mono-, di-, oder triphosphoryliert sein kann. NS5B katalysiert hierbei die virale RNA-Replikation über ein Minusstrangintermediat, das als Matrize für neue Plusstränge dient.

2.3. HCV-Lebenszyklus

■ Viruseintritt

HCV nutzt für den Zugang zur Wirtszelle kein einzelnes zelluläres Oberflächenmolekül, sondern einen Komplex aus mehreren Wirtsproteinen. Neben CD81 [33], einem Tetraspanin, sind auch der normalerweise für den HDL-Transport erforderliche Scavenger-Rezeptor Typ B Klasse I (SR-BI) [38] sowie die Proteine Occludin [35] und Claudin-1 [9] essenziell für die Infektion (☞ Abb. 2.2). Die beiden letztgenannten Proteine sind wichtige Komponenten von zellulären Verschlusskontakten, den so genannten "tight junctions". Diese Strukturen verschließen den Interzellularraum zwischen benachbarten Zellen und regulieren auf diese Weise den parazellulären Transport. Darüber hinaus dienen tight junctions als Barrieren innerhalb der Plasmamembran einer Zelle, welche die freie Durchmischung von Membranproteinen und Lipiden über die gesamte Zelloberfläche verhindern. Auf diese Weise ist die Zelle in der Lage, Membrandomänen mit unterschiedlicher Funktion auszubilden. Im Falle von Leberzellen trennen die tight junctions die basolaterale, dem Blutstrom zugewandte Seite der Zelle von der apikalen Oberfläche der Zelle, welche zur Sekretion von Gallensäuren dient. Obwohl man inzwischen weiß, dass nur Zellen, die alle vier genannten Wirtsproteine tragen, durch HCV infiziert werden können [35], ist noch unklar, wie im einzelnen diese Wirtsfaktoren zur produktiven Infektion beitragen. Eine direkte Interaktion scheint das Virus zumindest mit CD81 und SR-BI einzugehen, da es gute Belege für eine Bindung des viralen Hüllproteins E2 mit sowohl CD81 als auch SR-BI gibt. Darüber hinaus wurde beobachtet, dass Überexpression von SR-BI, nicht aber von CD81 und Claudin-1 die Bindung von Viren an die Zelloberfläche verstärkt [9]. Aus diesem Grund vermutet man, dass das Virus zunächst an SR-BI bindet (☞ Abb. 2.2). Dieser Virus-Rezeptorkomplex könnte auf CD81 treffen und weiter an die tight junctions transportiert werden, wo der Komplex abhängig von Claudin-1 und Occludin durch Endozytose in die Zelle aufgenommen werden könnte. Nach Ansäuerung der Endosomen wird der pH-abhängige Fusionsmechanismus des Virus ausgelöst. Es kommt zur Fusion der Virusmembran mit der Membran des Endosoms und dadurch zur Freisetzung des Kapsids sowie der viralen RNA in das Zytoplasma der Zelle. Der angesprochene Fusionsprozess wird

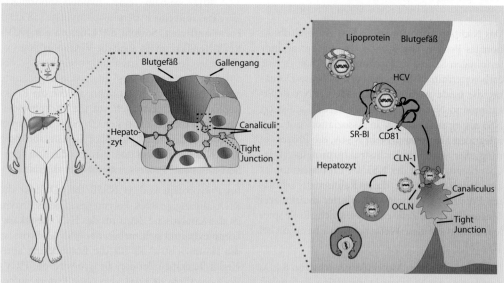

Abb. 2.2: Schematische Darstellung des Viruseintritts. HCV nutzt für den Viruseintritt einen Komplex aus mehreren Wirtsproteinen. Vermutlich bindet das Virus zumindest an SR-BI, dieser Komplex interagiert dann mit CD81 und wird wahrscheinlich an die tight junctions Occludin und Claudin-1 transportiert und dort in die Zelle endozytiert.

durch die Hüllproteine E1 und E2 katalysiert. Vermutlich werden durch die Interaktion der Hüllproteine mit den oben genannten zellulären Faktoren konformationelle Änderungen der Hüllproteine ausgelöst, die das Viruspartikel auf die pH-abhängige Fusion vorbereiten. Auf diese Weise stellt das Virus sicher, dass die Fusion erst am richtigen Ort - im Inneren der Wirtszelle - eingeleitet wird.

▩ Translation und Replikation

Nach der Einschleusung des HCV-Genoms in das Zytoplasma der Wirtszelle wird die virale RNA mit Hilfe der internen Ribosomen-Eintrittsstelle (IRES) in der 5'NTR direkt translatiert (☞ Abb. 2.3). Das entstehende Polyprotein wird durch zelluläre und die beiden viralen Proteasen (NS2 und NS3) in die einzelnen funktionellen Virusproteine gespalten. Es bilden sich Replikasekomplexe, die die virale RNA vervielfältigen. Wie bereits oben beschrieben, induziert das NS4B-Protein die Ausbildung eines eigenen zellulären Kompartiments für die Virusreplikation, das *membraneous web*. Bei diesen Strukturen handelt es sich um Membranvesikel, die auch elektronenmikroskopisch sichtbar sind. Geschützt in diesen Strukturen - vermutlich Einstülpungen der Membran des ER, die im mikroskopischen Schnitt als Bläschen oder Vesikel erscheinen - befinden sich alle Virusproteine, die direkt an der Genomamplifikation beteiligt sind (NS3, NS4A, NS4B, NS5A, NS5B). Man geht davon aus, dass diese Strukturen einerseits dazu dienen, alle Reaktionspartner für die Neusynthese von Virusgenomen in konzentrierter Form und räumlicher Nähe zusammenzuführen. Andererseits könnte diese Strategie dazu beitragen, Replikationszwischenprodukte (v.a. doppelsträngige RNA), welche durch intrazelluläre Wächterproteine als fremd erkannt werden können, weitgehend von der Erkennung abzuschirmen und so die Auslösung einer antiviralen Reaktion der Zelle zu vermeiden.

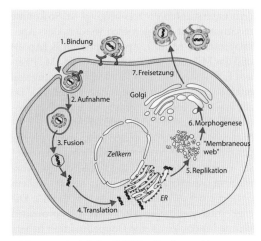

Abb. 2.3: Modell des HCV-Replikationszyklus.

▩ Viruszusammenbau und Freisetzung

Die späten Schritte des viralen Replikationszyklus, die Verpackung neu synthetisierter RNA-Genome in Viruspartikel sowie deren Ausschleusung aus der Zelle, sind im Augenblick auf molekularer Ebene noch verhältnismäßig wenig untersucht. Dennoch konnten bereits erste neue Erkenntnisse erarbeitet werden: Seit Jahren wusste man bereits, dass das HCV-Core-Protein in transfizierten Leberzellen vorwiegend in der Nähe von *lipid droplets* im Zytoplasma der Zelle gefunden wird. Inzwischen ist bekannt, dass die Lokalisation von Core an der Oberfläche dieser Lipidtröpfchen entscheidend für die Bildung und Freisetzung infektiöser Viren ist [29], ein Prozess, der offenbar in direkter Nähe zu den Lipidtröpfchen eingeleitet wird. Ein wesentlicher Schritt dabei ist die Rekrutierung von NS5A durch das Core-Protein an den Ort der Partikelbildung [29], wobei das NS5A-Protein als Teil des Replikasekomplexes die neu synthetisierte virale RNA zur Beladung der Viruspartikel an HCV-Core weitergibt. Schließlich erwerben diese Core-RNA-Strukturen eine Membranhülle, in die die Glykoprotein E1 und E2 inseriert sind.

Mikroskopische Analysen und der Einsatz der RNA-Interferenz-Technologie (RNAi) lieferten in den letzten Jahren weitere wertvolle Hinweise über Virusbildung und -freisetzung und die Beteiligung zellulärer Proteine. Mit Hilfe von RNAi ist es heutzutage möglich, spezifisch die Bildung eines gewünschten Zielproteins in der Zelle auszuschalten. Durch dieses *"Knock down"*-Verfahren kann dann untersucht werden, ob das jeweilige Protein an dem untersuchten Prozess beteiligt ist. So konnte in jüngster Zeit nachgewiesen werden, dass Apolipoprotein E (ApoE), Apolipoprotein B (ApoB) und das Mikrosomale Transfer Protein (MTP) einen Einfluss auf die Bildung und Freisetzung von infektiösen HCV-Partikeln haben [6, 12, 16]. Da alle drei Faktoren an der Biosynthese von Lipoproteinkomplexen beteiligt sind, scheint die HCV-Morphogenese eng an diesen zellulären Vorgang gekoppelt zu sein. Vermutlich als Konsequenz dieser Verknüpfung zirkulieren HCV-Partikel vorwiegend assoziiert mit Lipoproteinen (vor allem des Typs mit sehr niedriger Dichte; VLDL). Die enge Interaktion von HCV mit Lipoproteinen könnte für das Virus eine Doppelfunktion haben: Einerseits vermutet man, dass Virus-Lipoprotein-Komplexe wesentlich schlechter vom Immunsystem erkannt werden und dass die Lipoproteine eine Art Schutzmantel bilden, der die Neutralisierung durch virusspezifische Antikörper erschwert. Andererseits könnte die Assoziation mit Lipoproteinen den Transport in die Leber und die Aufnahme in Leberzellen wesentlich erleichtern. In Zukunft könnte ein besseres Verständnis des Mechanismus der HCV-Lipoprotein-Interaktion sowie deren Bedeutung für den Virus Eintritt und die Immunevasion dazu beitragen, neue Therapieformen sowie wirksame Impfstoffe zur Prävention der HCV-Infektion zu entwickeln.

2.4. Literatur

1. Agapov EV, I Frolov, BD Lindenbach, BM Pragai, S Schlesinger, CM Rice. Noncytopathic Sindbis virus RNA vectors for heterologous gene expression [see comments]. Proc Natl Acad Sci USA 1998;95:12989-12994.

2. Appel N, T Pietschmann, R Bartenschlager. Mutational analysis of hepatitis C virus nonstructural protein 5A: potential role of differential phosphorylation in RNA replication and identification of a genetically flexible domain. J Virol 2005;79:3187-3194.

3. Barba G, F Harper, T Harada, M Kohara, S Goulinet, Y Matsuura, G Eder, Z Schaff, MJ Chapman, T Miyamura, C Brechot. Hepatitis C virus core protein shows a cytoplasmic localization and associates to cellular lipid storage droplets. Proceedings Of The National Academy Of Sciences Of The United States Of America 1997;94:1200-1205.

4. Bartosch B, J Bukh, JC Meunier, C Granier, RE Engle, WC Blackwelder, SU Emerson, FL Cosset, RH Purcell. 2003. In vitro assay for neutralizing antibody to hepatitis

C virus: evidence for broadly conserved neutralization epitopes. Proc Natl Acad Sci USA100:14199-14204.

5. Brass V, JM Berke, R Montserret, HE Blum, F Penin, D Moradpour. Structural determinants for membrane association and dynamic organization of the hepatitis C virus NS3-4A complex. Proc Natl Acad Sci USA 2008; 105:14545-14550.

6. Chang KS, J Jiang, Z Cai, G Luo. Human apolipoprotein e is required for infectivity and production of hepatitis C virus in cell culture. J Virol 2007;81:13783-13793.

7. Egger D, B Wolk, R Gosert, L Bianchi, HE Blum, D Moradpour, K Bienz. Expression of hepatitis C virus proteins induces distinct membrane alterations including a candidate viral replication complex. J Virol 2002; 76:5974-5984.

8. Einav S, M Elazar, T Danieli, JS Glenn. A nucleotide binding motif in hepatitis C virus (HCV) NS4B mediates HCV RNA replication. J Virol 2004;78:11288-11295.

9. Evans MJ, T von Hahn, DM Tscherne, AJ Syder, M Panis, B Wolk, T Hatziioannou, JA McKeating, PD Bieniasz, CM Rice. Claudin-1 is a hepatitis C virus co-receptor required for a late step in entry. Nature 2007

10. Friebe P, R Bartenschlager. Genetic analysis of sequences in the 3' nontranslated region of hepatitis C virus that are important for RNA replication. J Virol 2002;76:5326-5338.

11. Friebe P, V Lohmann, N Krieger, R Bartenschlager. Sequences in the 5' nontranslated region of hepatitis C virus required for RNA replication. J Virol 2001;75: 12047-12057.

12. Gastaminza P, G Cheng, S Wieland, J Zhong, W Liao, FV Chisari. Cellular determinants of hepatitis C virus assembly, maturation, degradation, and secretion. J Virol 2008;82:2120-2129.

13. Gosert R, D Egger, V Lohmann, R Bartenschlager, HE Blum, K Bienz, D Moradpour. Identification of the hepatitis C virus RNA replication complex in huh-7 cells harboring subgenomic replicons. J Virol 2003;77:5487-5492.

14. Griffin SD, LP Beales, DS Clarke, O Worsfold, SD Evans, J Jaeger, MP Harris, DJ Rowlands. The p7 protein of hepatitis C virus forms an ion channel that is blocked by the antiviral drug, Amantadine. FEBS Lett 2003;535: 34-38.

15. Honda M, MR Beard, LH Ping, SM Lemon. A phylogenetically conserved stem-loop structure at the 5' border of the internal ribosome entry site of hepatitis C virus is required for cap-independent viral translation. Journal Of Virology 1999;73:1165-1174.

16. Huang H, F Sun, DM Owen, W Li, Y Chen, M Gale, Jr., J Ye. Hepatitis C virus production by human hepatocytes dependent on assembly and secretion of very low-

density lipoproteins. Proc Natl Acad Sci USA 2007;104: 5848-5853.

17. Jirasko V, R Montserret, N Appel, A Janvier, L Eustachi, C Brohm, E Steinmann, T Pietschmann, F Penin, R Bartenschlager. Structural and functional characterization of non-structural protein 2 for its role in hepatitis C virus assembly. J Biol Chem 2008

18. Jones CT, CL Murray, DK Eastman, J Tassello, CM Rice. Hepatitis C virus p7 and NS2 proteins are essential for production of infectious virus. J Virol 2007;81:8374-8383.

19. Jopling CL, S Schutz, P Sarnow. Position-dependent function for a tandem microRNA miR-122-binding site located in the hepatitis C virus RNA genome. Cell Host Microbe 2008;4:77-85.

20. Jopling CL, M Yi, AM Lancaster, SM Lemon, P Sarnow. Modulation of hepatitis C virus RNA abundance by a liver-specific MicroRNA. Science 2005;309:1577-1581.

21. Kim YK, CS Kim, SH Lee, SK Jang. Domains I and II in the 5' nontranslated region of the HCV genome are required for RNA replication. Biochem Biophys Res Commun 2002;290:105-112.

22. Kolykhalov AA, K Mihalik, SM Feinstone, CM Rice. Hepatitis C virus-encoded enzymatic activities and conserved RNA elements in the 3' nontranslated region are essential for virus replication in vivo. J Virol 2000;74: 2046-2051.

23. Lemon SM, CM Walker, MJ Alter, M Yi. Hepatitis C Virus, 2007;1253-1304. In Knipe DM and PM Howley (eds.), Fields Virology. Lipincott Williams & Wilkins, Philadelphia.

24. Li K, E Foy, JC Ferreon, M Nakamura, AC Ferreon, M Ikeda, SC Ray, M Gale, Jr., SM Lemon. Immune evasion by hepatitis C virus NS3/4A protease-mediated cleavage of the Toll-like receptor 3 adaptor protein TRIF. Proc Natl Acad Sci USA 2005;102:2992-2997.

25. Logvinoff C, ME Major, D Oldach, S Heyward, A Talal, P Balfe, SM Feinstone, H Alter, CM Rice, JA McKeating. Neutralizing antibody response during acute and chronic hepatitis C virus infection. Proc Natl Acad Sci USA 2004;101:10149-10154.

26. Lohmann V, F Körner, JO Koch, U Herian, L Theilmann, R Bartenschlager. Replication of subgenomic hepatitis C virus RNAs in a hepatoma cell line. Science 1999;285:110-113.

27. Lorenz IC, J Marcotrigiano, TG Dentzer, CM Rice. Structure of the catalytic domain of the hepatitis C virus NS2-3 protease. Nature 2006;442:831-835.

28. Meylan E, J Curran, K Hofmann, D Moradpour, M Binder, R Bartenschlager, J Tschopp. Cardif is an adaptor protein in the RIG-I antiviral pathway and is targeted by hepatitis C virus. Nature 2005;437:1167-1172.

29. Miyanari Y, K Atsuzawa, N Usuda, K Watashi, T Hishiki, M Zayas, R Bartenschlager, T Wakita, M Hijikata, K Shimotohno. . The lipid droplet is an important organelle for hepatitis C virus production. Nat Cell Biol 2007;9: 1089-1097.

30. Pavlovic D, DC Neville, O Argaud, B Blumberg, RA Dwek, WB Fischer, N Zitzmann. The hepatitis C virus p7 protein forms an ion channel that is inhibited by long-alkyl-chain iminosugar derivatives. Proc Natl Acad Sci USA 2003;100:6104-6108.

31. Pestka JM, MB Zeisel, E Blaser, P Schurmann, B Bartosch, FL Cosset, AH Patel, H Meisel, J Baumert, S Viazov, K Rispeter, HE Blum, M Roggendorf, TF Baumert. Rapid induction of virus-neutralizing antibodies and viral clearance in a single-source outbreak of hepatitis C. Proc Natl Acad Sci USA 2007;104:6025-6030.

32. Pestova TV, IN Shatsky, SP Fletcher, RJ Jackson, CU Hellen. A prokaryotic-like mode of cytoplasmic eukaryotic ribosome binding to the initiation codon during internal translation initiation of hepatitis C and classical swine fever virus RNAs. Genes Dev 1998;12:67-83.

33. Pileri P, Y Uematsu, S Campagnoli, G Galli, F Falugi, R Petracca, AJ Weiner, M Houghton, D Rosa, G Grandi, S Abrignani. Binding of hepatitis C virus to CD81. Science 1998;282:938-941.

34. Piodi A, P Chouteau, H Lerat, C Hezode, JM Pawlotsky. Morphological changes in intracellular lipid droplets induced by different hepatitis C virus genotype core sequences and relationship with steatosis. Hepatology 2008;48:16-27.

35. Ploss A, MJ Evans, VA Gaysinskaya, M Panis, H You, YP de Jong, CM Rice. Human occludin is a hepatitis C virus entry factor required for infection of mouse cells. Nature 2009;457:882-886.

36. Quintavalle M, S Sambucini, C Di Pietro, R De Francesco, P Neddermann. . The alpha isoform of protein kinase CKI is responsible for hepatitis C virus NS5A hyperphosphorylation. J Virol 2006;80:11305-11312.

37. Quintavalle M, S Sambucini, V Summa, L Orsatti, F Talamo, R De Francesco, P Neddermann. Hepatitis C virus NS5A is a direct substrate of casein kinase I-alpha, a cellular kinase identified by inhibitor affinity chromatography using specific NS5A hyperphosphorylation inhibitors. J Biol Chem 2007;282:5536-5544.

38. Scarselli E, H Ansuini, R Cerino, RM Roccasecca, S Acali, G Filocamo, C Traboni, A Nicosia, R Cortese, A Vitelli. The human scavenger receptor class B type I is a novel candidate receptor for the hepatitis C virus. EMBO J 2002;21:5017-5025.

39. Steinmann E, F Penin, S Kallis, AH Patel, R Bartenschlager, T Pietschmann. Hepatitis C Virus p7 Protein Is Crucial for Assembly and Release of Infectious Virions. PLoS Pathog 2007;3:e103.

40. Tellinghuisen TL, KL Foss, J Treadaway. Regulation of hepatitis C virion production via phosphorylation of the NS5A protein. PLoS Pathog 2008;4:e1000032.

41. Tellinghuisen TL, J Marcotrigiano, AE Gorbalenya, CM Rice. The NS5A protein of hepatitis C virus is a zinc metalloprotein. J Biol Chem 2004;279:48576-48587.

42. Tellinghuisen TL, J Marcotrigiano, CM Rice. Structure of the zinc-binding domain of an essential component of the hepatitis C virus replicase. Nature 2005;435: 374-379.

43. Thomssen R, S Bonk, C Propfe, KH Heermann, HG Kochel, A Uy. Association of hepatitis C virus in human sera with beta-lipoprotein. Med Microbiol Immunol Berl 1992;181:293-300.

44. Thomssen R, S Bonk, A Thiele. Density heterogeneities of hepatitis C virus in human sera due to the binding of beta-lipoproteins and immunoglobulins. Med. Microbiol Immunol Berl 1993;182:329-334.

45. Wakita T, T Pietschmann, T Kato, T Date, M Miyamoto, Z Zhao, K Murthy, A Habermann, HG Krausslich, M Mizokami, R Bartenschlager, TJ Liang. Production of infectious hepatitis C virus in tissue culture from a cloned viral genome. Nat Med 2005;11:791-796.

46. Yanagi M, CM St, SU Emerson, RH Purcell, J Bukh. In vivo analysis of the 3' untranslated region of the hepatitis C virus after in vitro mutagenesis of an infectious cDNA clone. Proc Natl Acad Sci USA 1999;96:2291-2295.

47. Yi M, SM Lemon. 3' nontranslated RNA signals required for replication of hepatitis C virus RNA. J Virol 2003;77:3557-3568.

3. Immunpathogenese der Hepatitis-C-Infektion

Das Immunsystem spielt die zentrale Rolle bei der Abwehr und Bekämpfung von Infektionen. Bei der Hepatitis-C-Infektion sind die Reaktionen des Immunsystems als zweischneidiges Schwert zu betrachten. Da das Hepatitis-C-Virus für die infizierte Zelle nicht zytopathisch zu sein scheint, ist davon auszugehen, dass der Großteil der während der Infektion auftretenden Leberschäden auf die Aktivität des Immunsystems zurückzuführen ist und somit das Immunsystem eine entscheidende Rolle in der Pathogenese der Infektion spielt.

Die Bedeutung der Immunantwort erkennt man bereits am klinischen Verlauf einer akuten HCV-Infektion: Patienten, bei denen die akute Infektionsphase symptomatisch (ikterisch) verläuft, die also eine starke Immunantwort aufweisen, heilen in bis zu 50 % der Fälle aus. Hingegen nimmt die Infektion bei Patienten, die eine asymptomatische akute Infektionsphase durchmachen, entsprechend einer schwächeren Immunantwort, in der überwiegenden Mehrzahl der Fälle (~80-90 %) einen chronischen Verlauf.

Bei einer Infektion mit HCV zeigen sich einige Besonderheiten und individuelle Unterschiede im Verlauf der Erkrankung. Einige Patienten weisen trotz einer hohen Virämie ein Fehlen der Immunantworten in der frühen Phase der Infektion auf, welche dann häufig erst nach einigen Wochen einsetzen und durchaus zu einer Ausheilung der Virusinfektion führen können.

3.1. Rolle des zellulären Immunsystems in der HCV-Infektion

◼ Netzwerk zellulärer Immunantworten

In der frühen Phase jeder Virusinfektion spielen Faktoren wie Infektionsweg, Menge des Inokulates und Replikation des Virus sowie die Geschwindigkeit, mit der Wirtszellen infiziert werden, entscheidende Rollen für den langfristigen Verlauf. Erste unspezifische Abwehrmechanismen des Immunsystems sollen die schnelle Ausbreitung des Pathogens verhindern. Sie bestehen aus Teilen der angeborenen Immunität, wozu unter anderem das Komplementsystem, Makrophagen und Natürliche Killerzellen (NK-Zellen) gehören. Zeitgleich mit dieser unspezifischen Abwehr wird das antigenspezifische Immunsystem aktiviert, dessen Immunzellen mehrere Tage einen Reifungsprozess unterlaufen bis sie voll in die Abwehrreaktion eingreifen können. Virale Proteine werden von antigenpräsentierenden Zellen (Dendritischen Zellen und Makrophagen) aufgenommen, prozessiert und auf den Zelloberflächen für B- und T-Zellen präsentiert. Auf diese Weise wird eine virusspezifische humorale und zelluläre Immunantwort induziert.

Die HCV-spezifische T-Zellantwort besteht aus MHC-Klasse-I- und MHC-Klasse-II-restringierten T-Zellen. Im Unterschied zu B-Zellen erkennen $CD8^+$- und $CD4^+$-T-Zellen jedoch kein gelöstes natives Antigen, sondern kurze antigene Peptide, die intrazellulär prozessiert werden und an MHC-Moleküle gebunden sind. Weiterhin spielen für die Regulation der antiviralen Immunantworten Zytokine und Chemokine eine wichtige Rolle. Diese Botenstoffe werden von Immunzellen und geweberesidenten Zellen sezerniert und beeinflussen die Aktivität und das Migrationsverhalten von Lymphozyten. Das immunologische Netzwerk wird schließlich noch komplexer, indem die antigenpräsentierenden Zellen, $CD4^+$- und $CD8^+$-T-Zellen unterschiedliche Funktionen in verschiedenen Phasen der Infektion ausüben können. Einen Überblick über das Netzwerk der antiviralen Immunantwort gibt Abb. 3.1.

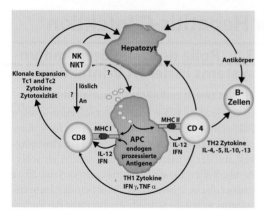

Abb. 3.1: Netzwerk der Immunantworten bei viralen Infektionen. Virale Antigene werden durch antigen-präsentierende Zellen (dendritische Zellen) über MHC-Moleküle den CD4⁺- und CD8⁺-T-Zellen präsentiert. Aktivierte CD4⁺-T-Lymphozyten sezernieren TH1-Zytokine, die CD8⁺-T-Zellen unterstützen, und TH2-Zytokine, die vorwiegend Wachstum und Differenzierung von antigenspezifischen B-Zellen stimulieren. CD8⁺-T-Lymphozyten lysieren durch Perforin/Fas virusinfizierte Hepatozyten. Die Rolle von NK/NKT-Zellen bei der antiviralen Immunantwort ist noch nicht vollständig geklärt.

CD4⁺-T-Zellantwort

MHC-Klasse-II-Moleküle werden von B-Zellen, Monozyten und dendritischen Zellen exprimiert. Die Beladung der Klasse-II-Moleküle mit Peptiden, die durch die intrazelluläre proteolytische Spaltung phagozytierter exogener Antigene entstehen ("endozytischer *Pathway*"), geschieht in lysozymartigen zellulären Kompartimenten [1]. Die Peptide sind in der Regel 10-25 Aminosäuren lang. An der Zelloberfläche werden die peptidbeladenen MHC-Klasse-II-Moleküle präsentiert und von CD4⁺-T-Zellen erkannt.

Basierend auf dem von CD4⁺-T-Zellen sezernierten Zytokinmuster unterscheidet man T-Helfer-1-Zellen (Th1) und T-Helfer-2-Zellen (Th2). Th1-Zellen produzieren u.a. IL-2, Interferon-γ (IFNγ) und TNFα und stimulieren die Proliferation und Differenzierung von CD8⁺-zytotoxischen T-Zellen. Diese "Helferfunktion" wird zum einen durch direkte Stimulation von CD8⁺-Zellen durch CD4⁺-Zellen erreicht, zum anderen, indem CD4⁺-Th1-Zellen eine Hochregulation von kostimulatorischen Molekülen auf Dendritischen Zellen bewirken (z.B. CD40), was dann wiederum zu einer effizienteren Stimulierung von CD8⁺-Zellen

durch die Dendritischen Zellen führt. Die für Th2-Zellen charakteristischen Zytokine sind IL-4, IL-5, IL-10 und IL-13. Im Gegensatz zu den Th-1-Zellen stimulieren Th-2-Zellen vorwiegend die humorale Immunantwort, indem Wachstum und die Differenzierung von antigenspezifischen B-Zellen unterstützt werden [2].

CD8⁺-T-Zellantwort

MHC-Klasse-I-Moleküle werden von jeder Zelle des Körpers exprimiert, und sie können mit 8-11 Aminosäuren langen Peptiden beladen werden. Diese gehen aus degradierten endogen synthetisierten Peptiden hervor, folglich werden sämtliche in einer Zelle befindlichen Proteine durch MHC-Klasse-I-Moleküle dem Immunsystem präsentiert. Auch virale Proteine, die in einer infizierten Zelle endogen synthetisiert werden, können im Zytosol degradiert werden. Diese kurzen Viruspeptide werden dann an die MHC-Klasse-I-Moleküle gebunden und auf der Zelloberfläche präsentiert. CD8⁺-T-Zellen können die an das MHC-I-Molekül gebundenen Peptide erkennen und die durch ein Peptid aktivierten zytotoxischen T-Lymphozyten (CTL) induzieren in virusinfizierten Zellen durch Perforin/Granzym- und Fas-aktivierte *"death-pathways"* Apoptose [3].

Die Leber: immunologische Besonderheiten

Das Hepatitis-C-Virus ist ein hepatotropes Virus. Die Leber wiederum stellt immunologisch ein sehr besonderes Organ dar. Ungefähr 30 % des gesamten Blutvolumens passieren die Leber pro Minute. Aus diesem und anderen Gründen benötigt dieses Organ spezielle Abwehrmechanismen gegen Toxine, Bakterien und infektiöse Agenzien. Eine weitere Besonderheit ist die Tatsache, dass dieses Organ immunologische Toleranz induzieren kann. Dies ist in der Transplantationsmedizin von Vorteil, da die benötigten Immunsuppressionsspiegel nach Lebertransplantation niedriger sind als zum Beispiel bei Herz- oder Nierentransplantationen.

Die Mechanismen der Toleranzinduktion sind noch nicht genau geklärt. Eine Möglichkeit ist, dass Leber-infiltrierende CD8⁺-T-Zellen ein von Hepatozyten präsentiertes Antigen erkennen, aktiviert werden und dann durch Apoptose sterben, weil den Hepatozyten die nötigen kostimulatorischen Signale fehlen, die die CD8⁺-T-Zellen zum Überleben und zur Proliferation benötigen. Weiterhin konnte gezeigt werden, dass die antigenprä-sentierenden leberspezifischen sinusoidalen Endothelzellen bei T-Zellen durch Interaktion gezielt Toleranz induzieren können [4, 5]. Außerdem scheint die Menge an viralem Antigen, welches durch infizierte Hepatozyten auf der Oberfläche präsentiert wird, ebenfalls einen deutlichen Effekt auf die CD8$^+$-T-Zellantwort zu haben, da eine geringere Antigenpräsentation zu einer veränderten und reduzierten CD8$^+$-T-Zellantwort führt [6]. Es ist jedoch wahrscheinlich, dass noch andere Mechanismen für den Zelltod und die Anergie dieser Zellen mit verantwortlich sind [7].

Wird eine Immunantwort gegen ein hepatotropes Virus induziert, erfolgt die klonale Proliferation antigenspezifischer Lymphozyten in den regionalen Lymphknoten. Die aktivierten Lymphozyten treten dann in die Blutbahn ein und werden so in die Leber transportiert, wo sie ihre Effektorfunktionen ausüben. Die meisten bisher durchgeführten Studien analysierten vorwiegend die T-Zellantworten im peripheren Blut. Ob diese Ergebnisse auch die Situation in der virusinfizierten Leber widerspiegeln, ist nicht gesichert [8].

Es hat sich gezeigt, dass beim Vergleich der leberinfiltrierenden T-Lymphozyten und der T-Zellen aus dem peripheren Blut sich in einigen Studien Unterschiede ergaben hinsichtlich der Funktionalität, Spezifität und der Frequenz. Die Bedeutung dieser Kompartimentalisierung ist zurzeit Gegenstand kontroverser Diskussionen.

■ Die unspezifische Immunabwehr

Der unspezifische Teil des Immunsystems dient zur ersten Abwehr und Eindämmung eines eindringenden Erregers. Zu der unspezifischen Immunabwehr gehören die Natürlichen Killerzellen (NK-Zellen) und die NKT-Zellen.

Natürliche Killerzellen sind nicht antigenspezifisch und gehören zum angeborenen Immunsystem. Phänotypisch charakterisiert werden sie über die Expression des Oberflächenantigens CD56 bei gleichzeitiger Abwesenheit des T-Zellmarkers CD3. Die Hauptaufgabe der NK-Zellen ist, virusinfizierte oder tumorveränderte Zellen zu erkennen und durch Zelllyse zu beseitigen. Diese erfolgt über die Erkennung spezifischer Strukturen auf der Oberfläche der Zielzelle. NK-Zellen exprimieren aktivierende und inhibierende Rezeptoren auf ihrer Zelloberfläche. Die Entscheidung, ob die

Lyse der Zielzelle erfolgt oder nicht, hängt vermutlich davon ab, welches Signal welcher Rezeptoren in Summe überwiegt. Jedoch haben NK-Zellen auch noch weitere Aufgaben neben der Zelllyse, sie sind effektive Produzenten von Zytokinen und Chemokinen (u.a. IFNγ), und diese wiederum aktivieren und stimulieren andere Zellen des Immunsystems.

Die Rolle der NK-Zellen in einer Hepatitis-C-Infektion ist bislang noch nicht eindeutig geklärt. Die antivirale Aktivität der NK-Zellen durch Sekretion unter anderem von IFNγ soll die Expression von HCV-RNA unterdrücken können. Es wurde jedoch auch gezeigt, dass die Funktion der NK-Zellen bei einer HCV-Infektion stark inhibiert ist. Das HCV-Hüllprotein E2 scheint über das Oberflächenmolekül CD81 an NK-Zellen zu binden und die Zytotoxizität, Proliferation und Zytokinproduktion und ebenso die Expression von Aktivierungsmarkern auf der Zelloberfläche zu vermindern [9, 10]. Diese Schwächung der ersten Immunabwehr kann dem Virus einen Vorteil in der ersten Ausbreitung im Wirtsorganismus liefern und die Aktivierung des adaptiven Immunsystems verzögern. Allerdings wird die Funktion von NK-Zellen bei einer viralen Hepatitis kontrovers diskutiert. Einige Gruppen beschreiben eine verminderte Funktion und Änderung des Phänotyps bei persistierender HCV-Infektion [9, 11, 12], andere Veröffentlichungen zeigen eine volle Funktionsfähigkeit von NK-Zellen nach Exposition mit HCV [13].

Weiterhin werden zurzeit intensiv sogenannte NKT-Zellen untersucht. Hierbei handelt es sich um Zellen, die sowohl T-Zell-definierende (CD3) als auch NK-Zell-definierende (CD56) Zelloberflächenmarker exprimieren. Diese Zellen werden in besonders hoher Frequenz in der Leber gefunden. Es ist gezeigt worden, dass bei Patienten mit chronischer Hepatitis C die Anzahl dieser besonderen Zellen in der Leber noch weiter zunimmt. Nach Stimulation durch Antigene, die über Nicht-MHC-Moleküle (CD1) präsentiert werden, sezernieren diese Zellen Zytokine wie IL-4 und Interferon-γ. Es wird vermutet, dass diese Zellen eine wichtige Brückenfunktion zwischen der angeborenen und der spezifischen Immunantwort haben. Die Regulierung der Balance zwischen der unspezifischen und der adaptiven Immunantwort aufzuklären ist wahrscheinlich auch ein wichtiger

Schritt, um die Immunantwort gegen das Hepatitis-C-Virus und den Krankheitsverlauf zu verstehen [14].

Bedeutung Dendritischer Zellen

Eine Schlüsselrolle bei der Induktion und Modulation von primären und sekundären Immunantworten spielen Dendritische Zellen. Als professionelle antigenpräsentierende Zellen liefern sie neben den auf MHC-Molekülen gebundenen Peptiden auch die nötigen kostimulatorischen Moleküle, um antigenspezifische T-Zellen zu aktivieren und zur Proliferation anzuregen. Hierbei spielt das Zytokin IL-12 eine Schlüsselrolle, was auch therapeutisch genutzt werden könnte.

Die Aufnahme von HCV-Partikeln durch Dendritische Zellen und somit eine Mitwirkung während der Infektion konnte schon häufiger gezeigt werden [15]. Es gibt den Hinweis, dass die Funktion dendritischer Zellen bei HCV-infizierten Patienten eingeschränkt und ihre Fähigkeit, T-Zellen zu stimulieren, vermindert ist [16, 17]. Neuere Untersuchungen zur Funktion verschiedener Klassen von Dendritischen Zellen haben gezeigt, dass die Reifung und Funktion plasmazytoider Dendritischer Zellen bei chronischer Hepatitis C ebenfalls eingeschränkt ist [18, 19]. Zusätzlich wurde eine verringerte zytotoxische Aktivität der Dendritischen Zellen und verminderte Fähigkeit zur allogenen Stimulation von T-Zellen nachgewiesen [20]. Weiterhin scheinen myeloide Dendritische Zellen gezielt eine Proliferation und Aktivierung sogenannter regulatorischer T-Zellen zu induzieren, welche in der Lage sind, T-Zellantworten zu unterdrücken [21]. Interessanterweise scheint das Hepatitis-C-Virus in dendritischen Zellen, weniger jedoch in anderen Blutzellen, zu replizieren. Dieser Befund kann eine wichtige Bedeutung für die Regulation der HCV-spezifischen Immunantwort haben.

T-Zellantworten bei der akuten Hepatitis C

Einige Studien bei Patienten mit akuter HCV-Infektion zeigen, dass zelluläre Immunantworten eine Schlüsselrolle im Krankheitsverlauf der akuten HCV-Infektion spielen. Dabei sind die Intensität, Epitopspezifität und das Zytokinprofil der T-Zellantwort von Bedeutung [22]. In Analysen bei Menschen und bei Schimpansen war eine starke und auf multiple Epitope gerichtete Antwort von CD8$^+$-T-Zellen assoziiert mit einer Ausheilung der Infektion. Doch es wurde gezeigt, dass eine starke zytotoxische Aktivität von CD8$^+$-T-Zellen allein nicht ausreichend ist, um die Infektion zu beseitigen. Neben einer auf viele verschiedene Epitope gerichteten starken CD8$^+$-T-Zellantwort ist auch eine früh einsetzende und multispezifische Reaktion von CD4$^+$-T-Zellen assoziiert mit einer Ausheilung der Infektion [23]. Dabei ist ein T-Helfer-1-Profil der CD4$^+$-T-Zellen von Vorteil, denn diese fördern die Aktivierung zytotoxischer CD8$^+$-T-Zellen und sezernieren außerdem antivirale Zytokine wie IFNγ. Dagegen scheint die Aktivierung durch T-Helfer-2-Zytokine eher mit der Entwicklung einer chronischen Hepatitis-C-Erkrankung assoziiert zu sein [8, 22]. Die supprimierende Aktivität regulatorischer CD4$^+$-T-Zellen hat dabei einen wichtigen Einfluss auf den Verlauf einer akuten HCV-Infektion. Bei Patienten mit persistierendem Verlauf konnte eine erhöhte inhibierende Aktivität dieser Zellpopulation gezeigt werden [24]. Weiterhin hat das vorherrschende Zytokinmilieu anscheinend einen ebenso großen Einfluss auf die Immunantwort während einer akuten HCV-Infektion, da bei Patienten mit persistierendem Verlauf eine zunehmende Dominanz des Zytokins Interleukin-10 (IL-10) nachgewiesen werden konnte [25].

Des Weiteren ist eine langanhaltende und persistierende T-Zellantwort mit der Bildung von T-Gedächtniszellen ebenso von wichtiger Bedeutung. Ist die T-Zellantwort hingegen nur schwach, uneffizient und kurzweilig, kann die akute HCV-Infektion einen chronischen Verlauf nehmen [26]. Nach der Ausheilung bleiben HCV-spezifische CD4$^+$- und CD8$^+$-T-Zellen über Jahrzehnte im peripheren Blut nachweisbar, während anti-HCV-Antikörper oft nicht mehr detektierbar sind. Somit können HCV-spezifische T-Zellen die einzigen Marker einer früheren ausgeheilten HCV-Infektion darstellen [27]. Bei Schimpansen wurde gezeigt, dass für eine erneute Infektion mit dem Hepatitis-C-Virus das Vorhandensein von Gedächtniszellen häufig entscheidend ist, um eine erneute Infektion mit dem Virus abermals zu beseitigen [28].

■ T-Zellantworten bei der chronischen Hepatitis C

Die Wichtigkeit der T-Zellantwort bei einer Hepatitis-C-Infektion zeigt sich auch darin, dass bei chronisch infizierten Personen die T-Zellen eine verminderte Aktivität aufweisen. So ist die IFNγ-Produktion, Proliferation und die Zytotoxizität der T-Zellen bei einer persistierenden Infektion verringert [29] und auch die Breite der Epitopspezifität ist eingeschränkt, es wird oft nur ein einzelnes virales Epitop erkannt. Bei einer HCV-Infektion ist die Reifung der T-Zellen beeinträchtigt, die HCV-spezifischen T-Zellen weisen einen unreifen Phänotyp auf (CD45RA$^+$ CCR7$^+$ CD27$^+$ CD28$^+$) [30]. Wodurch die Insuffizienz und verminderte Reife der T-Zellen verursacht wird, ist noch nicht eindeutig geklärt. Zudem scheint es, als ob auch nach einer Beseitigung des Virus die volle Funktionsfähigkeit der Immunzellen nicht wieder hergestellt wird [31]. Kürzlich konnte ein möglicher Einfluss des HCV-Core-Proteins auf die Proliferation und Differenzierung der T-Zellen gezeigt werden, indem der Signalweg des Zytokins IL-2 teilweise blockiert wird [32]. Außerdem wurde eine vermehrte Frequenz sogenannter CD4$^+$CD25$^+$-regulatorischer T-Zellen bei chronisch Infizierten nachgewiesen, die die Proliferation und IFNγ-Produktion antigenspezifischer T-Zellen inhibieren können [33].

Aktuell sind verschiedene kostimulatorische Moleküle und deren Rolle bei persistierenden Virusinfektionen in einen besonderen Fokus geraten. In einem Mausmodell wurde gezeigt, dass im Gegensatz zu spontan ausheilenden Virusinfektionen die virus-spezifischen T-Zellen bei persistierenden Infektionen funktionell "erschöpft" sind [34, 35]. Eine Analyse der Genexpression dieser erschöpften T-Zellen zeigte, dass im Vergleich zu normalen T-Zellen das kostimulatorische Molekül *Programmed Death*-1 (PD-1) stark exprimiert ist [36]. Dass dieser inhibierende Rezeptor ebenfalls eine entscheidende Rolle in der antiviralen Immunantwort beim Menschen spielt, wurde kurze Zeit später bei Patienten mit HIV-Infektion nachgewiesen [37, 38]. Folglich konnte auch bei chronischer HCV-Infektion demonstriert werden, dass die Expression von PD-1 auf virusspezifischen CD8$^+$-T-Zellen stark erhöht ist [39, 40] und dass die Expressionsstärke mit dem Verlauf der Infektion zu korrelieren scheint [41, 42]. Auch bei persistierenden der HCV-Infektion führt eine Blockade der Interaktion zwischen PD-1 und seinem Liganden PDL-1 zu einer Verbesserung der Funktionalität der HCV-spezifischen CD8$^+$-T-Zellen [43-45].

Weitere kostimulatorische Moleküle sind derzeit in die Aufmerksamkeit der Forscher gerückt bei der Suche nach Faktoren, die die Funktion virusspezifischer T-Zellen in persistierenden Infektionen negativ regulieren könnten. Ein Kandidat ist dabei CTLA-4 (*Cytotoxic T Lymphocyte Antigen-*4). Dieses inhibitorische kostimulatorische Molekül induziert die Anergie von T-Zellen [46]. Im Fall von Hepatitis C demonstrierten andere Wissenschaftler, dass die eingeschränkte Funktionalität virusspezifischer CD8$^+$-T-Zellen bei persistierenden Infektionen durch eine Blockade des CTLA-4-Signalweges teilweise wiederhergestellt werden kann [47]. Es ist allerdings wiederum anzunehmen, dass auch hier viele verschiedene dieser kostimulatorischen Moleküle an der Induktion und Aufrechterhaltung der T-Zellerschöpfung beteiligt sind und ein komplexes regulatorisches Netzwerk bilden.

■ T-Zellantwort unter Interferon-Therapie

Die Bedeutung zellulärer Immunantworten im Verlauf einer antiviralen Therapie ist nur zum Teil untersucht worden. HCV-spezifische CD4$^+$-T-Zellantworten sind stärker bei Patienten, die auf eine Interferon-Therapie ansprechen, als bei Nonrespondern. Ribavirin verstärkt besonders T-Helfer-1-Antworten (Interferon-γ-Produktion), was ebenfalls mit einer Ausheilung assoziiert ist. Der Einfluss der Therapie auf die anderen Arme der Immunantwort ist zurzeit Gegenstand zahlreicher Untersuchungen. Hierbei wurde gezeigt, dass sowohl die Frequenz HCV-spezifischer CD8$^+$-T-Zellen bei Patienten mit akuter Infektion während einer IFNα-Therapie abnimmt, als auch dass der Phänotyp dieser Zellen sich verändert und dieser Unterschiede zeigt zwischen Patienten mit langfristigem virologischem Ansprechen und Patienten mit rezidivierender Infektion [48] (☞ Tab. 3.1).

	CD4	CD8
Akute Hepatitis C → Ausheilung	++++	+++
Akute Hepatitis C → chronisch	+	+
Langzeitausgeheilte Patienten	++	+
Chronische Patienten	—	—
Interferon-Responder	++	(+)
Interferon-Non-Responder	+	—

Tab. 3.1: Stärke der HCV-spezifischen Immunantwort.

3.2. Die humorale Immunantwort

■ Antikörper

Die humorale Immunantwort trägt zur Viruselimination bei, indem Antikörper an freie Viruspartikel binden und virusneutralisierende Immunkomplexe bilden. Die so gebundenen Viruspartikel werden von antigenpräsentierenden Zellen phagozytiert und T-Zellen präsentiert.

HCV-Antikörper gelten zusammen mit dem Nachweis von HCV-RNA als diagnostischer Nachweis der HCV-Infektion. Bisher identifizierte B-Zellepitope befinden sich innerhalb des HCV-Core-, -Envelope-, -NS3-, und -NS4-Proteins.

Es bestehen Unterschiede im Antikörper-Muster zwischen akut und chronisch infizierten Patienten, wobei letztere eine quantitativ und qualitativ eingeschränkte humorale Immunantwort mit niedrigen Antikörpertitern und vorwiegend IgG1-restringierten Antikörpern zeigen.

Die Existenz neutralisierender HCV-spezifischer Antikörper und ihre Rolle im Krankheitsverlauf werden kontrovers diskutiert. In zahlreichen *In-vitro*-Studien wurden neutralisierende Antikörper, die gegen einen Bereich im Envelopeprotein (E1/E2-Protein) des HCV gerichtet sind, beschrieben. Eine im Infektionsverlauf frühe Àntikörperantwort gegen die sogenannte Hypervariable Region (HVR-1) im E2-Protein scheint mit einem akuten, selbstlimitierenden Verlauf der Hepatitis C assoziiert zu sein. In einer anderen Studie wurde allerdings die Ausheilung der Infektion ohne Antikörperantworten gegen das E1/E2-Protein berich-

tet. Dennoch mehren sich die Hinweise, dass HCV-spezifische Antikörper den Verlauf einer HCV-Infektion beeinflussen können. So wurde gezeigt, dass eine frühzeitige Produktion neutralisierender virus-spezifischer Antikörper mit einer spontanen Ausheilung einer HCV-Infektion assoziiert ist [49].

Zusammenfassend gibt es bisher keine Hinweise, dass es analog zur Hepatitis B auch bei der Hepatitis C einen ausreichenden Antikörpertiter gibt, der vor einer Re-Infektion schützt. Möglicherweise können die Antikörper aber zu einem milderen Verlauf einer erneuten HCV-Infektion und einer geringeren Chronifizierungsrate beitragen [8].

Im Verlauf nach Ausheilung der Infektion fällt der Titer HCV-spezifischer Antikörper ab, so dass oft nach vielen Jahren keine anti-HCV-Antikörper mehr detektierbar sind. Trotz stattgehabter Infektion ist in diesen Fällen somit kein serologischer Nachweis der früheren Infektion mehr möglich [27]. Dadurch kommt es möglicherweise zu einer Unterschätzung der Prävalenz der HCV-Infektion in der Allgemeinbevölkerung (☞ Abb. 3.2).

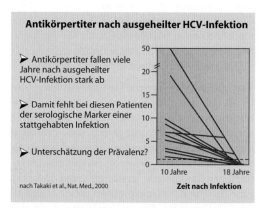

Abb. 3.2: Verlauf der anti-HCV-Antikörpertiter 18 Jahre nach Infektion bei Patienten mit einem selbstlimitierenden Krankheitsverlauf (nach [27]).

3.3. Molekulare und genetische Einflüsse

Einen noch bisweilen wenig bekannten Einfluss haben genetische Faktoren des Wirtsorganismus. Ob und wie genetische Faktoren den Verlauf einer Hepatitis-C-Infektion beeinflussen, ist kaum bekannt. Es wurde eine immunodominante Region im NS3-Protein identifiziert, die bei den HCV-

Genotypen 1a, 1b, 2a und 2b vollständig konserviert ist und eine hohe Bindungsaffinität gegenüber den zehn häufigsten HLA-Klasse-II-Allelen zeigt. In einer Studie wurde ein Zusammenhang zwischen dem Verlauf der Infektion und bestimmten HLA-Genotypen des Wirtes gezeigt. So scheint es, dass spezielle HLA-Klasse 2-Typen Einfluss haben auf eine länger anhaltende und bessere Induktion von $CD4^+$-T-Helfer-Antworten. Kürzlich wurden auch bestimmte MHC-Klasse-I-Allele mit einer Ausheilung einer akuten HCV-Infektion assoziiert (HLA-B-27) [50]. Weiterhin ist die Interaktion eines HLA-C-Allels mit einem inhibierenden Rezeptor auf NK-Zellen mit einer HCV-Ausheilung verbunden [51].

Escape-Mutationen

Einflüsse genetischer Variationen von Seiten des Virus sind hingegen besser bekannt. Das Hepatitis-C-Virus ist ein stark mutagenes Virus, Veränderungen des Erbgutes treten sehr häufig auf. Des Öfteren wurde gezeigt, dass bei Patienten mit persistierender HCV-Infektion sogenannte "Escape-Mutanten" auftreten, d.h. das Virusgenom weist Mutationen in den Bereichen auf, die vom Immunsystem erkannt werden, z.B. häufig in der Hypervariablen Region (HVR-1) des Envelopeproteins. Durch die Bildung von solchen Quasispezies kann das Virus dem Immunsystem entkommen. Dabei begünstigt die häufig bei chronischen Infektionen vorgefundene eingeengte Epitopspezifität der T-Zellen ein Entkommen des Virus vor dem Immunsystem. Werden hingegen multiple Epitope erkannt, können dennoch bei einer eventuellen Mutation eines Epitopes genügend weitere Strukturen durch das Immunsystem erkannt und die Infektion weiterhin bekämpft werden. Zwar scheint das Virus einer effizienten humoralen Immunantwort durch Mutationen und durch die Veränderung seiner Quasispeziesverteilung zu entgehen, auf der anderen Seite traten jedoch bei Schimpansen mit einer chronischen HCV-Infektion über zwei Jahre keine Sequenzvariationen innerhalb des Envelopeproteins auf.

Mehrere Studien im Menschen haben gezeigt, dass verschiedene MHC-Klasse-I-Moleküle einen protektiven Effekt bei einer HCV-Infektion haben. So scheint sowohl die Expression von HLA-A26 als auch von HLA-B08 und HLA-B27 eine spontane Ausheilung der Infektion zu begünstigen. Die Un-

tersuchungen weisen darauf hin, dass Mutationen des Virus in den Bereichen, die für die Bindung des Proteinfragments an das HLA-Molekül wichtig sind und somit zu einem Escape des Virus vor dem Immunsystem des Wirtes führen könnten, die Replikationsfähigkeit und Fitness negativ beeinflussen und eine reduzierte Vermehrung des Virus verursachen [52-54].

Molekulare Interaktionen des Hepatitis-C-Virus

Neben den oben erläuterten Einflüssen auf die Immunantworten auf zellulärer Ebene konnten in den letzten Jahren weitere Interaktionen des HCV auf molekularer Ebene nachgewiesen werden. Diese betreffen insbesondere den Interferonsignalweg und die Funktion von Rezeptoren, die Pathogen-assoziierte Motive (PAMP, *pathogen associated molecular pattern*) erkennen. So wird z.B. der an der intrazellulären Weiterleitung des Interferonsignals beteiligte Signalweg via Jak/STAT gestört, indem das Molekül STAT1 von der NS3/4A-Protease des HCV gespalten wird [55, 56]. Die durch Interferon ausgelöste Signaltransduktion wird weiterhin manipuliert, indem eine Stimulation der SOCS-Moleküle (*suppressors of cytokine signaling*) durch HCV erfolgt, welche die Aktivität des Jak/STAT-Signalweges negativ beeinflusst [57, 58]. Dadurch wird die Induktion der Interferonstimulierten Gene unterbunden und die Immunantwort gegen das HCV zusätzlich vermindert.

Der NS3/4A-Protease des HCV wurde weiterhin nachgewiesen, dass sie die Erkennung viraler Strukturen durch wirtseigene Rezeptoren stören kann. Das intrazelluläre Molekül RIG-I kann im Zytoplasma vorhandene doppelsträngige RNA-Moleküle erkennen und daraufhin eine antivirale Immunantwort induzieren. Es wurde gezeigt, dass das Molekül Cardif, das an der Signaltransduktion des RIG-I beteiligt ist, durch die NS3/4A-Protease gespalten werden kann [59]. Auch die Signalwege der sogenannten *Toll-like Receptors* (TLR), welche virale RNA detektieren können, werden durch die NS3/4A-Protease gestört, indem das Adaptorprotein TRIF (*TIR-domain-containing adapter-inducing interferon-β*) zersetzt wird [60].

T-Zellrezeptor-Repertoire

Die Vielfalt der durch T-Zellen erkannten antigenen Strukturen wird unter anderem auch durch den Aufbau und das große Spektrum an T-Zellrezeptoren (TCR) bedingt. Diese setzen sich aus zwei heterogenen Ketten zusammen (α- und β-Kette), die von mehreren Genen codiert werden. Bei der Entwicklung der T-Zellen werden diese Gene auf vielfältigste Weise zusammengebaut, was unter zufälligem Ausschluss oder Insertion von Nukleotiden geschieht und wodurch die Vielfalt der TCR noch mehr erhöht wird. Die größte Variabilität liegt in der Region des Rezeptors, die für die Erkennung des Antigens zuständig ist.

Über molekularbiologische Methoden lässt sich das Spektrum eines jeden T-Zellrezeptors feststellen. In einer Studie mit Schimpansen wurde bei chronischen Infektionen mit HCV eine limitierte Diversität der T-Zellrezeptoren HCV-spezifischer T-Zellen gezeigt [61]. Durch diese früh auftretende eingeschränkte Variabilität der Antigenerkennung durch T-Zellen sind offensichtlich Escape-Mutationen des infizierenden Virus begünstigt worden, das Virus entkam dem Immunsystem und die Infektion persistierte.

■ Einfluss kreuzreaktiver T-Zellen

Seit einiger Zeit wird der Einfluss der heterologen Immunität auf eine HCV-Infektion diskutiert. Zwischen den Genomen verschiedener Virusstämme können Sequenzhomologien existieren. Es ist denkbar, dass T-Zellen, die für die homologe Region des Virus einer vorausgegangenen Infektion spezifisch sind, bei einer später auftretenden Konfrontation mit dem Hepatitis-C-Virus aktiviert werden. Diese kreuzreaktiven T-Gedächtniszellen wären dann in der Lage, schnell und ohne weitere Stimuli zu proliferieren und andere aufkommende antigenspezifische T-Zellreaktionen zu unterbinden. Damit würde ein singulärer T-Zellklon mit eingeschränktem T-Zellrezeptorrepertoire die Immunantwort dominieren.

Gezeigt werden konnte dieses Phänomen der Kreuzreaktivität zwischen dem Influenza-A- und dem Hepatitis-C-Virus [62]. Dabei wurden zytotoxische T-Zellen sowohl durch das Neuraminidase-Peptid des Influenza-Virus als auch durch das NS3-Peptid des Hepatitis-C-Virus aktiviert. Vergleichbare Resultate wurden in einer anderen Studie erzielt, hierbei schien es eine Assoziation zu geben zwischen Influenza- und HCV-kreuzreagierenden T-Gedächtniszellen und der Schwere des Verlaufs einer Hepatitis-C-Infektion [63].

3.4. Zusammenfassung

Die Interaktion und Manipulation von Immunantworten durch Proteine des Hepatitis-C-Virus sind vielfältig und reichen von der Blockierung intrazellulärer Signalwege und nachfolgender Genexpression bis zur Einschränkung der Aktivität von Immunzellen. Dabei sind sowohl Komponenten des zellulären angeborenen und adaptiven Immunsystems als auch Teile der humoralen Immunität beteiligt. Die zusätzlichen Einflüsse wie genetische Faktoren des Wirtsorganismus und heterologe Immunität sorgen für ein immer komplexer werdendes Bild der Hepatitis-C-Infektion. All diese Aspekte stellen eine große Herausforderung für die Entwicklung von Immuntherapien und Impfstoffen gegen HCV dar.

3.5. Literatur

1. Germain RN. MHC-dependent antigen processing and peptide presentation: providing ligands for T lymphocyte activation. Cell 1994;76(2):287-99.

2. Moser M, Murphy KM. Dendritic cell regulation of TH1-TH2 development. Nat Immunol 2000;1(3):199-205.

3. Kagi D, Ledermann B, Burki K, Zinkernagel RM, Hengartner H. Molecular mechanisms of lymphocyte-mediated cytotoxicity and their role in immunological protection and pathogenesis in vivo. Annu Rev Immunol 1996;14:207-32.

4. Diehl L, Schurich A, Grochtmann R, Hegenbarth S, Chen L, Knolle PA. Tolerogenic maturation of liver sinusoidal endothelial cells promotes B7-homolog 1-dependent CD8+ T cell tolerance. Hepatology 2008; 47(1):296-305.

5. von Oppen N, Schurich A, Hegenbarth S, Stabenow D, Tolba R, Weiskirchen R, Geerts A, Kolanus W, Knolle P, Diehl L. Systemic antigen cross-presented by liver sinusoidal endothelial cells induces liver-specific CD8 T-cell retention and tolerization. Hepatology 2008.

6. Gehring AJ, Sun D, Kennedy PT, Nolte-'t Hoen E, Lim SG, Wasser S, Selden C, Maini MK, Davis DM, Nassal M, Bertoletti A. The level of viral antigen presented by hepatocytes influences CD8 T-cell function. J Virol 2007; 81(6):2940-9.

7. Knolle PA, Limmer A. Neighborhood politics: the immunoregulatory function of organ-resident liver endothelial cells. Trends Immunol 2001;22(8):432-7.

8. Wedemeyer H, Cornberg M, Manns MP. Immunopathogenesis and Therapy of Hepatitis C, in Liver Immunology, Gershwin, ME, Vierling, JM, and Manns,

MP, Editors. 2003, Philadelphia: Hanley & Belfus, Inc. 223-48.

9. Crotta S, Stilla A, Wack A, D'Andrea A, Nuti S, D'Oro U, Mosca M, Filliponi F, Brunetto RM, Bonino F, Abrignani S, Valiante NM. Inhibition of natural killer cells through engagement of CD81 by the major hepatitis C virus envelope protein. J Exp Med 2002; 195(1):35-41.

10. Tseng CT, Klimpel GR. Binding of the hepatitis C virus envelope protein E2 to CD81 inhibits natural killer cell functions. J Exp Med 2002;195(1):43-9.

11. Wen C, He X, Ma H, Hou N, Wei C, Song T, Zhang Y, Sun L, Ma Q, Zhong H. Hepatitis C virus infection downregulates the ligands of the activating receptor NKG2D. Cell Mol Immunol 2008,5(6):475-8.

12. Nattermann J, Feldmann G, Ahlenstiel G, Langhans B, Sauerbruch T, Spengler U. Surface expression and cytolytic function of natural killer cell receptors is altered in chronic hepatitis C. Gut 2006;55(6): 869-77.

13. Yoon JC, Shiina M, Ahlenstiel G, Rehermann B. Natural killer cell function is intact after direct exposure to infectious hepatitis C virions. Hepatology 2009;49(1): 12-21.

14. Biron CA, Brossay L. NK cells and NKT cells in innate defense against viral infections. Curr Opin Immunol 2001;13(4):458-64.

15. Barth H, Ulsenheimer A, Pape GR, Diepolder HM, Hoffmann M, Neumann-Haefelin C, Thimme R, Henneke P, Klein R, Paranhos-Baccala G, Depla E, Liang TJ, Blum HE, Baumert TF. Uptake and presentation of hepatitis C virus-like particles by human dendritic cells. Blood 2005;105(9):3605-14.

16. Bain C, Fatmi A, Zoulim F, Zarski JP, Trepo C, Inchauspe G. Impaired allostimulatory function of dendritic cells in chronic hepatitis C infection. Gastroenterology 2001;120(2):512-24.

17. Kanto T, Hayashi N, Takehara T, Tatsumi T, Kuzushita N, Ito A, Sasaki Y, Kasahara A, Hori M. Impaired allostimulatory capacity of peripheral blood dendritic cells recovered from hepatitis C virus-infected individuals. J Immunol 1999;162(9):5584-91.

18. Mengshol J, Golden-Mason L, Castelblanco N, Im K, Dillon S, Wilson C, Rosen HR. Impaired Plasmacytoid Dendritic Cell Maturation and Differential Chemotaxis in Chronic HCV: Associations with Antiviral Treatment Outcomes. GUT 2009. ahead of print.

19. Saito K, Ait-Goughoulte M, Truscott SM, Meyer K, Blazevic A, Abate G, Ray RB, Hoft DF, Ray R. Hepatitis C virus inhibits cell surface expression of HLA-DR, prevents dendritic cell maturation, and induces interleukin-10 production. J Virol 2008;82(7):3320-8.

20. Ciesek S, Liermann H, Hadem J, Greten T, Tillmann HL, Cornberg M, Aslan N, Manns MP, Wedemeyer H. Impaired TRAIL-dependent cytotoxicity of CD1c-positive dendritic cells in chronic hepatitis C virus infection. J Viral Hepat 2008;15(3):200-11.

21. Dolganiuc A, Paek E, Kodys K, Thomas J, Szabo G. Myeloid dendritic cells of patients with chronic HCV infection induce proliferation of regulatory T lymphocytes. Gastroenterology 2008;135(6):2119-27.

22. Rehermann B, Nascimbeni M. Immunology of hepatitis B virus and hepatitis C virus infection. Nat Rev Immunol 2005;5(3):215-29.

23. Smyk-Pearson S, Tester IA, Klarquist J, Palmer BE, Pawlotsky JM, Golden-Mason L, Rosen HR. Spontaneous recovery in acute human hepatitis C virus infection: functional T-cell thresholds and relative importance of CD4 help. J Virol 2008;82(4):1827-37.

24. Smyk-Pearson S, Golden-Mason L, Klarquist J, Burton JR, Jr., Tester IA, Wang CC, Culbertson N, Vandenbark AA, Rosen HR. Functional suppression by FoxP3+CD4+CD25(high) regulatory T cells during acute hepatitis C virus infection. J Infect Dis 2008;197(1): 46-57.

25. Kaplan DE, Ikeda F, Li Y, Nakamoto N, Ganesan S, Valiga ME, Nunes FA, Rajender Reddy K, Chang KM. Peripheral virus-specific T-cell interleukin-10 responses develop early in acute hepatitis C infection and become dominant in chronic hepatitis. J Hepatol 2008;48(6): 903-13.

26. Gerlach JT, Diepolder HM, Jung MC, Gruener NH, Schraut WW, Zachoval R, Hoffmann R, Schirren CA, Santantonio T, Pape GR. Recurrence of hepatitis C virus after loss of virus-specific CD4(+) T-cell response in acute hepatitis C. Gastroenterology 1999; 117(4): 933-41.

27. Takaki A, Wiese M, Maertens G, Depla E, Seifert U, Liebetrau A, Miller JL, Manns MP, Rehermann B. Cellular immune responses persist and humoral responses decrease two decades after recovery from a single-source outbreak of hepatitis C. Nat Med 2000;6(5): 578-82.

28. Grakoui A, Shoukry NH, Woollard DJ, Han JH, Hanson HL, Ghrayeb J, Murthy KK, Rice CM, Walker CM. HCV persistence and immune evasion in the absence of memory T cell help. Science 2003;302 (5645):659-62.

29. Wedemeyer H, He XS, Nascimbeni M, Davis AR, Greenberg HB, Hoofnagle JH, Liang TJ, Alter H, Rehermann B. Impaired effector function of hepatitis C virus-specific CD8+ T cells in chronic hepatitis C virus infection. J Immunol 2002;169(6):3447-58.

30. Appay V, Dunbar PR, Callan M, Klenerman P, Gillespie GM, Papagno L, Ogg GS, King A, Lechner F, Spina CA, Little S, Havlir DV, Richman DD, Gruener N, Pape G, Waters A, Easterbrook P, Salio M, Cerundolo V, McMichael AJ, Rowland-Jones SL. Memory CD8+ T

cells vary in differentiation phenotype in different persistent virus infections. Nat Med 2002;8(4): 379-85.

31. Gruener NH, Lechner F, Jung MC, Diepolder H, Gerlach T, Lauer G, Walker B, Sullivan J, Phillips R, Pape GR, Klenerman P. Sustained dysfunction of antiviral CD8+ T lymphocytes after infection with hepatitis C virus. J Virol 2001;75(12):5550-8.

32. Accapezzato D, Francavilla V, Rawson P, Cerino A, Cividini A, Mondelli MU, Barnaba V, Subversion of effector CD8+ T cell differentiation in acute hepatitis C virus infection: the role of the virus. Eur J Immunol 2004; 34(2):438-46.

33. Boettler T, Spangenberg HC, Neumann-Haefelin C, Panther E, Urbani S, Ferrari C, Blum HE, von Weizsacker F, Thimme R. T cells with a CD4$^+$CD25$^+$ regulatory phenotype suppress in vitro proliferation of virus-specific CD8$^+$ T cells during chronic hepatitis C virus infection. J Virol 2005;79(12):7860-7.

34. Barber DL, Wherry EJ, Masopust D, Zhu B, Allison JP, Sharpe AH, Freeman GJ, Ahmed R. Restoring function in exhausted CD8 T cells during chronic viral infection. Nature 2006;439(7077):682-7.

35. Shin H, Wherry EJ. CD8 T cell dysfunction during chronic viral infection. Curr Opin Immunol 2007; 19(4):408-15.

36. Wherry EJ, Ha SJ, Kaech SM, Haining WN, Sarkar S, Kalia V, Subramaniam S, Blattman JN, Barber DL, Ahmed R. Molecular signature of CD8$^+$ T cell exhaustion during chronic viral infection. Immunity 2007;27(4): 670-84.

37. Day CL, Kaufmann DE, Kiepiela P, Brown JA, Moodley ES, Reddy,S, Mackey EW, Miller JD, Leslie,AJ, DePierres C, Mncube Z, Duraiswamy J, Zhu B, Eichbaum Q, Altfeld M, Wherry EJ, Coovadia HM, Goulder PJ, Klenerman P, Ahmed R, Freeman GJ, Walker BD. PD-1 expression on HIV-specific T cells is associated with T-cell exhaustion and disease progression. Nature 2006;443 (7109):350-4.

38. Trautmann L, Janbazian L, Chomont N, Said EA, Gimmig S, Bessette B, Boulassel MR, Delwart E, Sepulveda H, Balderas RS, Routy JP, Haddad EK, Sekaly RP. Upregulation of PD-1 expression on HIV-specific CD8+ T cells leads to reversible immune dysfunction. Nat Med 2006;12(10):1198-202.

39. Golden-Mason L, Palmer B, Klarquist J, Mengshol JA, Castelblanco N, Rosen HR, Upregulation of PD-1 expression on circulating and intrahepatic hepatitis C virus-specific CD8+ T cells associated with reversible immune dysfunction. J Virol 2007;81(17):9249-58.

40. Urbani S, Amadei B, Tola D, Massari M, Schivazappa S, Missale G, Ferrari C, PD-1 expression in acute hepatitis C virus (HCV) infection is associated with HCV-specific CD8 exhaustion. J Virol 2006;80(22): 11398-403.

41. Rutebemberwa A, Ray SC, Astemborski J, Levine J, Liu L, Dowd KA, Clute S, Wang C, Korman A, Sette A, Sidney J, Pardoll DM, Cox AL, High-programmed death-1 levels on hepatitis C virus-specific T cells during acute infection are associated with viral persistence and require preservation of cognate antigen during chronic infection. J Immunol 2008;181(12):8215-25.

42. Golden-Mason L, Klarquist J, Wahed AS, Rosen HR. Cutting edge: programmed death-1 expression is increased on immunocytes in chronic hepatitis C virus and predicts failure of response to antiviral therapy: race-dependent differences. J Immunol 2008;180(6):3637-41.

43. Nakamoto N, Kaplan DE, Coleclough J, Li Y, Valiga ME, Kaminski M, Shaked A, Olthoff K, Gostick E, Price DA, Freeman GJ, Wherry EJ, Chang KM. Functional restoration of HCV-specific CD8 T cells by PD-1 blockade is defined by PD-1 expression and compartmentalization. Gastroenterology 2008;134(7):1927-37, 37 e1-2.

44. Penna, A, Pilli, M, Zerbini, A, Orlandini, A, Mezzadri, S, Sacchelli, L, Missale, G, and Ferrari, C, Dysfunction and functional restoration of HCV-specific CD8 responses in chronic hepatitis C virus infection. Hepatology 2007;45(3):588-601.

45. Urbani S, Amadei B, Tola D, Pedrazzi G, Sacchelli L, Cavallo MC, Orlandini A, Missale G, Ferrari C. Restoration of HCV-specific T cell functions by PD-1/PD-L1 blockade in HCV infection: effect of viremia levels and antiviral treatment. J Hepatol 2008;48(4):548-58.

46. Schneider H, Valk E, Leung R, Rudd CE. CTLA-4 activation of phosphatidylinositol 3-kinase (PI 3-K) and protein kinase B (PKB/AKT) sustains T-cell anergy without cell death. PLoS ONE 2008; 3(12): e3842.

47. Nakamoto N, Cho H, Shaked A, Olthoff K, Valiga ME, Kaminski M, Gostick E, Price DA, Freeman GJ, Wherry EJ, Chang KM. Synergistic reversal of intrahepatic HCV-specific CD8 T cell exhaustion by combined PD-1/CTLA-4 blockade. PLoS Pathog 2009;5(2): e1000313.

48. Wiegand J, Cornberg M, Aslan N, Schlaphoff V, Sarrazin C, Kubitschke A, Buggisch P, Ciner A, Ciner E, Jaeckel E, Manns MP, Wedemeyer H. Fate and function of hepatitis-C-virus-specific T-cells during peginterferon-alpha 2b therapy for acute hepatitis C. Antiviral Therapy 2007;12(3):303-16.

49. Pestka JM, Zeisel MB, Blaser E, Schurmann P, Bartosch B, Cosset FL, Patel AH, Meisel H, Baumert J, Viazov S, Rispeter K, Blum HE, Roggendorf M, Baumert TF. Rapid induction of virus-neutralizing antibodies and viral clearance in a single-source outbreak of hepatitis C. Proc Natl Acad Sci USA 2007;104(14):6025-30.

50. Neumann-Haefelin C, McKiernan S, Ward S, Viazov S, Spangenberg HC, Killinger T, Baumert TF, Nazarova N, Sheridan I, Pybus O, von Weizsacker F, Roggendorf M, Kelleher D, Klenerman P, Blum HE, Thimme R. Dominant influence of an HLA-B27 restricted CD8$^+$ T cell response in mediating HCV clearance and evolution. Hepatology 2006;43(3):563-72.

51. Khakoo SI, Thio CL, Martin MP, Brooks CR, Gao X, Astemborski J, Cheng J, Goedert JJ, Vlahov D, Hilgartner M, Cox S, Little AM, Alexander GJ, Cramp ME, O'Brien SJ, Rosenberg WM, Thomas DL, Carrington M. HLA and NK cell inhibitory receptor genes in resolving hepatitis C virus infection. Science 2004; 305(5685): 872-4.

52. Neumann-Haefelin,C, Killinger T, Timm J, Southwood S, McKinney D, Blum HE, Thimme R. Absence of viral escape within a frequently recognized HLA-A26-restricted CD8$^+$ T-cell epitope targeting the functionally constrained hepatitis C virus NS5A/5B cleavage site. J Gen Virol 2007;88(Pt 7):1986-91.

53. Salloum S, Oniangue-Ndza C, Neumann-Haefelin C, Hudson L, Giugliano S, aus dem Siepen M, Nattermann J, Spengler U, Lauer GM, Wiese M, Klenerman P, Bright H, Scherbaum N, Thimme R, Roggendorf M, Viazov S, Timm J. Escape from HLA-B*08-restricted CD8 T cells by hepatitis C virus is associated with fitness costs. J Virol 2008;82(23):11803-12.

54. Dazert E, Neumann-Haefelin C, Bressanelli S, Fitzmaurice K, Kort J, Timm J, McKiernan S, Kelleher D, Gruener N, Tavis JE, Rosen HR, Shaw J, Bowness P, Blum HE, Klenerman P, Bartenschlager R, Thimme R. Loss of viral fitness and cross-recognition by CD8+ T cells limit HCV escape from a protective HLA-B27-restricted human immune response. J Clin Invest 2009; 119(2):376-86.

55. Lin W, Choe WH, Hiasa Y, Kamegaya Y, Blackard JT, Schmidt EV, Chung RT. Hepatitis C virus expression suppresses interferon signaling by degrading STAT1. Gastroenterology 2005;128(4):1034-41.

56. Helbig KJ, Yip E, McCartney EM, Eyre NS, Beard MR. A screening method for identifying disruptions in interferon signaling reveals HCV NS3/4a disrupts Stat-1 phosphorylation. Antiviral Res 2008;77(3): 169-76.

57. Naka T, Narazaki M, Hirata M, Matsumoto T, Minamoto S, Aono A, Nishimoto N, Kajita T, Taga T, Yoshizaki K, Akira S, Kishimoto T. Structure and function of a new STAT-induced STAT inhibitor. Nature 1997;387 (6636):924-9.

58. Starr R, Willson TA, Viney EM, Murray LJ, Rayner JR, Jenkins BJ, Gonda TJ, Alexander WS, Metcalf D, Nicola NA, Hilton DJ. A family of cytokine-inducible inhibitors of signalling. Nature 1997;387(6636): 917-21.

59. Meylan E, Curran J, Hofmann K, Moradpour D, Binder M, Bartenschlager R, Tschopp J. Cardif is an adaptor protein in the RIG-I antiviral pathway and is targeted by hepatitis C virus. Nature 2005;437(7062): 1167-72.

60. Li K, Foy E, Ferreon JC, Nakamura M, Ferreon AC, Ikeda M, Ray SC, Gale M, Jr., Lemon SM. Immune evasion by hepatitis C virus NS3/4A protease-mediated cleavage of the Toll-like receptor 3 adaptor protein TRIF. Proc Natl Acad Sci USA 2005;102(8): 2992-7.

61. Meyer-Olson D, Shoukry NH, Brady KW, Kim H, Olson DP, Hartman K, Shintani AK, Walker CM, Kalams SA. Limited T cell receptor diversity of HCV-specific T cell responses is associated with CTL escape. J Exp Med 2004;200(3):307-19.

62. Wedemeyer H, Mizukoshi E, Davis AR, Bennink JR, Rehermann B. Cross-reactivity between hepatitis C virus and Influenza A virus determinant-specific cytotoxic T cells. J Virol 2001;75(23):11392-400.

63. Urbani S, Amadei B, Fisicaro P, Pilli M, Missale G, Bertoletti A, Ferrari C. Heterologous T cell immunity in severe hepatitis C virus infection. J Exp Med 2005; 201 (5): 675-80.

4. Natürlicher Verlauf der Hepatitis und extrahepatische Manifestationen

4.1. Natürlicher Verlauf

Aus epidemiologischen Studien an anti-HCV-positiven Blutspendern und Patienten mit sporadisch erworbener Infektion ging zunächst hervor, dass 75-85 % der infizierten Patienten die Infektion nicht spontan eliminieren konnten [1, 7]. Neuere Untersuchungen zeigen aber, dass bei Patienten mit symptomatischer Hepatitis nur etwa die Hälfte aller Patienten einen chronischen Verlauf haben [2, 3].

Obwohl die Hepatitis-C-Infektion meist mild verläuft, stellt sie heute den häufigsten Grund für eine Vorstellung beim Hepatologen dar und ist mit 15-50 % der Fälle eine der häufigsten Indikationen für eine Lebertransplantation in westlichen Industrienationen. Dennoch ist der Anteil der Patienten, die durch die Infektion eine Leberzirrhose entwickeln, gering und auf die Gesamtheit der Patienten bezogen niedriger als bislang vermutet.

■ Akute Hepatitis C

Das klinische Bild der Hepatitis C kann im Prodromalstadium durch Symptome eines grippalen Infekts gekennzeichnet sein (☞ Abb. 4.1). Die akute Hepatitis C verläuft in den meisten Fällen asymptomatisch und anikterisch und wird daher in vielen Fällen vom Patienten nicht wahrgenommen. Die Inkubationszeit variiert im Mittel zwischen 6 und 12 Wochen mit Zeitspannen zwischen 2 und 26 Wochen (☞ Abb. 4.2). Die Transaminasen steigen nur selten über 1.000 U/l an. Nur bei etwa 30 % der Patienten treten ein erkennbarer Ikterus oder Hepatitis-typische Beschwerden auf (☞ Abb. 4.3). Die Transaminasen können in der akuten Phase erheblich schwanken, so dass eine Normalisierung der Leberwerte nicht immer eine spontane Ausheilung der Infektion bedeutet und die Leberwerte später wieder ansteigen können. Fulminante Verläufe der akuten Hepatitis C sind extrem selten [34].

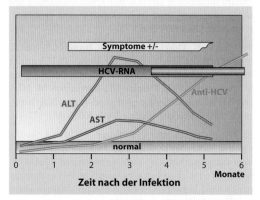

Abb. 4.1: Verlauf der akuten Hepatitis-C-Infektion.

Somit bleibt festzuhalten, dass die akute Hepatitis C den Patienten in der Regel nicht lebensbedrohlich gefährdet, sondern die hohe Chronifizierungsrate (Viruspersistenz >6 Monate) die zwischen 50 % und 85 % beträgt, für den späteren Krankheitsverlauf von Bedeutung ist.

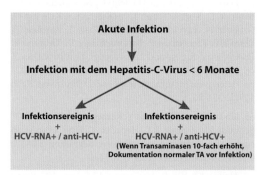

Abb. 4.2: Diagnostik einer akuten HCV-Infektion nach Ausschluss anderer Ursachen: Eine akute HCV-Infektion ist wahrscheinlich, wenn die angegebenen Kriterien zutreffen.

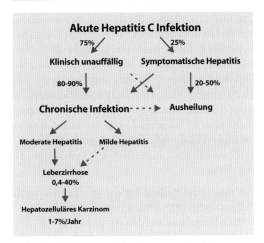

Abb. 4.3: Klinischer Verlauf der Hepatitis C.

■ Chronische Hepatitis C

Die meisten Patienten mit chronischer Hepatitis C weisen asymptomatische Erhöhungen der Transaminasen auf und nur etwa 5 % haben klinische Zeichen einer Lebererkrankung. Es ist zu berücksichtigen, dass bis zu 30 % der Patienten normale Transaminasen haben können. Leicht fluktuierende Verläufe sind beschrieben, weshalb Kontrollen der Leberwerte auch bei normalen Transaminasen im Abstand von mindestens 6 Monaten empfohlen werden.

Die Frage, wieviele Patienten eine progrediente Lebererkrankung mit Ausbildung einer Leberzirrhose entwickeln, wird kontrovers diskutiert (☞ Abb. 4.3). Wenn zusätzliche Risikofaktoren vermieden werden, entwickelt nur ein geringer Anteil der Patienten eine Leberzirrhose. Allerdings können auch deutliche geographische Unterschiede nachgewiesen werden: Während in den USA und in Europa die Zirrhoserate im Durchschnitt bei 15 % liegt, erreicht sie in Japan 30-46 % und liegt damit deutlich höher. Gleiche Beobachtungen können auch bei der Inzidenz des hepatozellulären Karzinoms (HCC) gemacht werden, dessen Inzidenz mit 0,7-13 % in den westlichen Ländern unter der im Fernen Osten und in Japan (10-19 %) liegt [35].

Frühe Studien zur Posttransfusionshepatitis aus den 1970er Jahren zeigen vorwiegend gutartige Verläufe der Hepatitis C, während Studien mit Patienten, die bereits eine chronische Hepatitis entwickelt haben, häufiger ungünstigere Verläufe aufweisen. Mathematische Modelle zeigen, dass beide Ansichten zum Langzeitverlauf der chronischen

Hepatitis C vom Ansatz her richtig sind und der Progress der Erkrankung bei Patienten mit fortgeschrittenerer Erkrankung insgesamt besser beobachtet werden kann. Langzeitbeobachtungen von Patienten aus fünf amerikanischen Transfusions-Überwachungsstudien, die zwischen 1968 und 1980 eine Transfusionshepatitis (meist Hepatitis C) entwickelten, zeigen, dass etwa die Hälfte der Patienten eine chronische Hepatitis mit erhöhten Transaminasen entwickelte. Von diesen Patienten bildeten 30 % eine Leberzirrhose aus [1]. Obwohl 40 % dieser Zirrhosepatienten Zeichen der hepatischen Dekompensation aufwiesen, unterschied sich die Gesamtmortalität nicht von Transfusionspatienten, die keine Hepatitis C hatten. Hieraus lässt sich ableiten, dass die Entwicklung der Zirrhose häufig im fortgeschrittenen Alter zu einem klinischen Problem wird und zu diesem Zeitpunkt die Mortalität durch andere, z.B. kardiovaskulär bedingte Krankheiten ebenfalls ansteigt.

Ähnliche Resultate ergaben Studien aus Irland und Deutschland, in welchen Patienten untersucht wurden, die durch Gabe von Immunglobulinen oder durch eine Anti-D-Prophylaxe mit Hepatitis C infiziert worden waren [3, 10]. Von 1.018 Patientinnen, die durch eine Anti-D-Prophylaxe zwischen 1978 und 1979 mit Hepatitis C infiziert worden waren, wiesen 20 Jahre später nur 0,4 % eine Leberzirrhose auf. Leberbiopsien zeigten überwiegend eine leichte bis mäßig ausgeprägte Hepatitis mit meist milder Fibrose [3]. Eine weitere Nachbeobachtung dieser Kohorte zeigte auch nach 25 Jahren nur bei 0,5 % der Frauen eine manifeste Zirrhose und bei 1,5 % den Befund einer frühen Zirrhose. Nur eine von 1.980 Frauen hatte ein hepatozelluläres Karzinom entwickelt. Die Fibroseentwicklung scheint allerdings jenseits des 40. Lebensjahres an Intensität zuzunehmen, so dass bei einer fortgesetzten Beobachtung der Studienkohorte evtl. mehr Fälle mit Leberzirrhose entdeckt werden. Trotzdem deuten diese Studien insgesamt auf einen überwiegend milden Verlauf der Hepatitis in den ersten 10 bis 20 Jahren nach Infektion hin. Allerdings lassen sich die Daten nicht sicher auf Patienten mit einer Transfusionshepatitis C übertragen. Diese zeigen wesentlich seltener eine spontane Viruselimination. Hier liegt die Zirrhoserate höher und beträgt nach prospektiven Studien zwischen 16 und 24 % nach Zeitverläufen von 8 bis 14 Jahren. Für die Entwicklung eines Leberzellkarzinoms wurde in diesen Studien ein mittlerer Krankheitsverlauf von 30 Jahren ermittelt.

Die bislang längste retrospektive Nachbeobachtung wurde in Österreich bei Patienten durchgeführt, die eine Hepatitis C im Rahmen einer Plasmaspende in den 1970er Jahren akquiriert hatten [36]. In diese Studie wurden 485 Patienten eingeschlossen, die zum Zeitpunkt der HCV-Akquisition im Durchschnitt 22 Jahre alt waren und insgesamt 31 Jahre nachbeobachtet wurden. Der natürliche Verlauf der chronischen Hepatitis C war deutlich schlechter als in den zuvor erwähnten Studien aus Irland und Deutschland. Nach 31 Jahren konnte bei 34 % der Patienten eine fortgeschrittene Fibrose (Metavir F3 und F4) zum Teil mit der Entwicklung eines hepatozellulären Karzinoms beobachtet werden. Die Gesamtmortalität lag in diesem Zeitraum bei 7 %. Im Unterschied zu den eher milden Verläufen der anti-D-Kohorte aus Deutschland wurden hier als mögliche Ursachen mehrere Einflussfaktoren diskutiert. Zum Einen war die Mehrzahl der untersuchten Patienten männlich (91 %), zum Anderen konnte häufig ein ungesunder Lebensstil mit regelmäßigem Alkoholkonsum (in 29 % der Fälle) festgestellt werden. Als weiterer Faktor für den schlechteren Verlauf der Hepatitis C wurde der bei 22 % der Patienten festgestellte Diabetes mellitus Typ II diskutiert. Unabhängig lässt sich aber hieraus auch ableiten, dass der lange Beobachtungszeitraum, der 10-15 Jahre über dem der anderen Studien liegt, als mögliche Erklärung für die hohe Zirrhoserate herangezogen werden kann, was allerdings die Vermutung voraussetzen würde, dass nach mehr als 25 Jahren eine Änderung der Dynamik des Krankheitsverlaufs auftritt.

Die Überlebenswahrscheinlichkeit bei Zirrhosepatienten ohne Dekompensationszeichen (Child-Pugh-Score 5/6) beträgt über 90 % nach 3 Jahren und noch 79 % nach 10 Jahren. Das jährliche Risiko einer hepatischen Dekompensation ist mit etwa 4 % gering. Die Überlebensrate sinkt bei bereits dekompensierter Zirrhose jedoch stark ab und beträgt nach 5 Jahren nur noch 50 %. In einer Multivarianzanalyse konnten erhöhtes Bilirubin, klinische Zirrhosezeichen, portale Hypertension, höheres Alter und niedrige Thrombozyten als unabhängige Risikofaktoren für das Überleben identifiziert werden.

Das Risiko, ein Leberzellkarzinom zu entwickeln, betrifft fast ausschließlich Patienten mit bereits bestehender Leberzirrhose. Das jährliche Risiko beträgt dabei zwischen 1,4 und 7 %. Wenn man berücksichtigt, dass Patienten mit kompensierter Zirrhose über viele Jahre stabil sein können, so steigt das kumulative Risiko, ein HCC zu entwickeln, über 10 Jahre auf bis zu 50 % an. Somit ist ein engeres Monitoring aller Patienten mit Hepatitis-C-assoziierter Leberzirrhose unbedingt zu empfehlen.

Der natürliche Verlauf der chronischen Hepatitis C kann durch externe und interne Kofaktoren erheblich beeinflusst werden (☞ Abb. 4.4).

Zu den viralen Kofaktoren zählen prinzipiell der Genotyp und die Anzahl von Quasispezies. Zu den Wirtsfaktoren werden Alter, Dauer der Infektion, Infektionsweg, Geschlecht, Immunschwäche (HIV-Infektion, Hypogammaglobulinämie), genetische Suszeptibilität, Ko-Infektion mit anderen Hepatitisviren und erhöhte Eiseneinlagerungen in das Lebergewebe durch Hämochromatose oder Alkoholkonsum gerechnet.

Zu den externen Kofaktoren zählen das Ausmaß des täglichen Alkoholkonsums, Ernährungsgewohnheiten (Fettleber), Medikamente, Hepatotoxine und andere, bislang noch nicht identifizierte Umweltfaktoren. Der Einfluss des Nikotinkonsums ist durch Studien noch nicht sicher belegt.

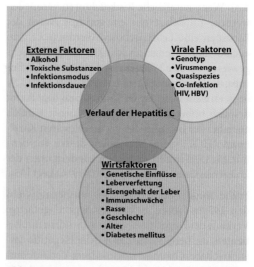

Abb. 4.4: Prognosekriterien für den Verlauf der Hepatitis-C-Infektion.

Autor	Kohorte	Patienten (n)	Follow-up (Jahre)	Zirrhose (%)
Datz et al.	HCV-infizierte Patienten, die sich in einem Plasmapherese-Zentrum angesteckt haben	20	18	20
Vogt et al.	Kinder nach herzchirurgischem Eingriff	458	17	0,3
Wiese et al.	Junge Frauen mit kontaminierter anti-D-Prophylaxe, Deutschland	1018	25	0,5
Kenny-Walsh et al.	Junge Frauen mit kontaminierter anti-D-Prophylaxe, Irland	710	17	2,0
Seef et al.	Postransfusionshepatitis	222	25	35,0 (bei ALT-Erhöhung)
Seef et al.	US-Rekruten	17	45-50	5,9
Poynard et al.	HCV-infizierte Patienten, die sich einer Leberbiopsie unterzogen haben	22	Nicht prospektiv	33,0
Niederau et al.	Prospektive Kohortenstudie	838	9-22	16,0
Ferenci et al.	HCV-infizierte Patienten, die sich in einem Plasmapherese-Zentrum angesteckt haben	485	36	31 *

Tab. 4.1: Studien zum natürlichen Verlauf der Hepatitis C. * Metavir F3 oder F4.

▓ Prognosekriterien für den Verlauf der Hepatitis-C-Infektion

Das Risiko, eine Leberzirrhose zu entwickeln, ist bei Transfusionspatienten mehr als doppelt so hoch verglichen mit Patienten, die durch intravenösen Drogenabusus infiziert wurden. Der HCV-Genotyp spielt für den natürlichen Verlauf der Hepatitis C wahrscheinlich nur eine untergeordnete Rolle. Eine HCV-Genotyp-2-Infektion scheint mit häufigeren spontanen Hepatitis-Schüben assoziiert zu sein, die dann auch mit einer vermehrten Fibroseprogression einhergehen können [5]. Demgegenüber ist der Genotyp 3 mit einer Fettleber assoziiert, welche ebenfalls die Zirrhoseentwicklung begünstigen kann [6, 7]. Weiterhin ist eine hohe HCV-Viruslast nicht mit dem schlechteren Fibrosestadium einer Hepatitis C verbunden. Es gibt im Gegenteil sogar mehrere Untersuchungen, die mildere Verläufe für Patienten mit hoher HCV-Viruslast gegenüber Patienten mit niedriger Virämie beschrieben haben [8].

Der wichtige Faktor Alter ist hinsichtlich des Krankheitprogresses schwierig zu bewerten. Hierbei muss das Alter zum Zeitpunkt der Infektion vom Alter zum Zeitpunkt der Krankheitsdiagnose unterschieden werden. Patienten, die im jungen Alter infiziert wurden, scheinen eine bessere Langzeitprognose aufzuweisen. Sie haben allerdings eine längere Lebensspanne, in welcher sich eine fortgeschrittene Lebererkrankung entwickeln kann. Patienten, bei welchen die Diagnose der Hepatitis C erst spät gestellt wird, können daher bereits fortgeschrittenere Krankheitsstadien aufweisen, sind aber entsprechend lange infiziert. Auch ist bislang unbekannt, ob der Krankheitsverlauf bei älteren Menschen durch altersbedingte Faktoren wie eine Schwächung des Immunsystems beschleunigt wird. Es ist hierbei schwierig, Studien zu konzipieren, die den natürlichen Verlauf der Hepatitis C vom Einfluss altersbedingter Faktoren trennen können.

In den letzten Jahren hat sich zunehmend auch ein aggressiverer Verlauf der chronischen Hepatitis C bei zugleich bestehender Steatosis hepatis gezeigt [37]. Eine wesentliche Ursache für die Steatosis hepatitis stellt dabei ein Diabetes mellitus dar. In einer Metaanalyse konnte anhand mehrerer retro- und prospektiver Studien bestätigt werden, dass das Risiko, durch die HCV-Infektion einen Diabetes mellitus zu entwickeln, signifikant höher ist, als bei Patienten ohne HCV-Infektion [38]. Dabei scheint sowohl ein direkter Einfluss des Hepatitis-C-Virus auf die Beta-Zellen (Beta-Zell-Dysregulation) [39] als auch ein indirekter Einfluss durch die HCV-vermittelte Immunantwort zu bestehen [40]. Umgekehrt scheint es aber auch bei fortgeschrittener Leberfibrose zu einer Glykogendys-regulation zu kommen, was letztlich zu einem pathologischen Glukosestoffwechsel führt [41].

Regelmäßiger und starker Alkoholkonsum stellt das größte Risiko für eine Verschlechterung des Krankheitsverlaufs dar. Aus der Studie von Poynard et al. [9] lässt sich ableiten, dass der Zeitraum bis zur Ausbildung einer Leberzirrhose bei Männern, die in einem Alter von mehr als 40 Jahren infiziert wurden und mehr als 50 g Alkohol am Tag tranken, 13 Jahre betrug, bei Frauen, die vor dem 40. Lebensjahr infiziert wurden und keinen Alkohol tranken, hingegen 42 Jahre. Starker Alkoholkonsum erhöht das Risiko, eine Leberzirrhose zu entwickeln, um das Vierfache (☞ Abb. 4.5).

Auch eine erhöhte Eiseneinlagerung in das Lebergewebe, meist durch Alkohol bedingt, erhöht das Zirrhoserisiko [10]. Patienten, die mit dem HIV-Virus infiziert sind, weisen einen signifikant schlechteren Krankheitsverlauf der chronischen Hepatitis C mit deutlich früherer Ausbildung einer Leberzirrhose auf. In dieser Patientengruppe stellt die Hepatitis C die häufigste Todesursache dar (☞ Kap. 9.).

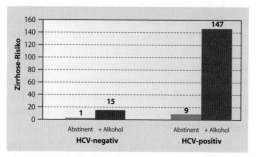

Abb. 4.5: Relatives Risiko für eine Leberzirrhose bei Hepatitis C und Alkohol [2].

Obwohl spezifische humane Leukozytenantigen-Allele wie Klasse-II-DR und DQ-Loci mit dem Progress der Hepatitis-C-Infektion in Verbindung gebracht wurden, ist bislang keine feste genetische Assoziation mit dem Verlauf der Infektion gezeigt worden. Weiterhin sind zahlreiche Zytokinpolymorphismen und andere Gene, die bei der Regulation von Immunantworten beteiligt sind, auf mögliche Assoziationen mit Fibroseprogression oder spontaner Ausheilung bei Hepatitis-C-Patienten untersucht worden [11-16]. Zusammenfassend lässt sich hier feststellen, dass genetische Faktoren

den natürlichen Verlauf einer Hepatitis C sicher beeinflussen, die HCV-Infektion jedoch immer als ein multifaktorielles Geschehen angesehen werden muss. Die Untersuchung bestimmter genetischer Polymorphismen hat für die Behandlung von einzelnen Patienten aktuell noch keine Bedeutung.

4.2. Symptome der Leberentzündung

Viele Patienten mit chronischer Hepatitis C weisen keine Symptome auf. Häufige Beschwerden sind Müdigkeit mit typischem Mittagstief, Depressionen, Oberbauchdruck oder -schmerzen und Verdauungsbeschwerden. Seltener werden Gelenkschmerzen oder trockene Schleimhäute angegeben. Im fortgeschrittenen Krankheitsstadium kann es zu den typischen Symptomen einer Leberzirrhose mit portaler Hypertension kommen. Diese umfassen Aszites, Ödeme, Schwäche durch progredienten Muskelabbau, Konzentrationsstörungen und Vergesslichkeit (☞ Tab. 4.2).

Es gibt kein Hauptsymptom!
Hepatitis-Symptome
• Ikterus evtl. verbunden mit Fieber, Schwäche, Müdigkeit und Durchfall
Unspezifische Hepatitis-Symptome
• Leichter Druck im Oberbauch
• Völlegefühl
• Appetitlosigkeit
• Antriebslosigkeit
• Müdigkeit
• Leistungsinsuffizienz
• Schlafstörungen

Tab. 4.2: Symptome der Hepatitis C.

4.3. Extrahepatische Manifestationen

Eine Infektion mit dem Hepatitis-C-Virus kann nicht nur zu einer Leberentzündung führen. Zahlreiche extrahepatische Manifestationen sind in den letzten 10 Jahren beschrieben worden. Nach der derzeitigen Studienlage entwickeln 40-74 % der Patienten mit chronischer Hepatitis C mindestens einmal während des gesamten Krankheitsverlaufes eine extrahepatische Manifestation [42].

In vielen Fällen ist dabei der genaue Pathomechanismus unbekannt. Von Bedeutung sind zum einen Immunkomplexe und kreuzreagierende Antikörper, sowie die Aktivierung von B-Lymphozyten und Plasmazellen durch bestimmte Proteine des Hepatitis C. So konnte gezeigt werden, dass das HCV-Hüllprotein über eine Bindung an das Zelloberflächenmolekül CD81-B-Zellen zur Proliferation anregt [17]. Dies könnte zu einer vermehrten Antikörperproduktion führen, aber auch eine Transformation einzelner B-Zellen induzieren und somit das gehäufte Vorkommen von B-Zell-Lymphomen und Kryoglobulinämien erklären [18]. Inwiefern der Nachweis von Hepatitis-C-Genom in verschiedenen Zellen des peripheren Blutes direkt zu extrahepatischen Manifestationen beiträgt, ist nicht bekannt. Gesichert ist, dass sich das Hepatitis-C-Virus in dendritischen Zellen vermehren kann und bei einer chronischen Infektion diese Zellen auch in ihrer Funktion beeinträchtigt. Interessanterweise scheint es dabei unterschiedliche Quasispezies zu geben, welche bevorzugt die Leber befallen, während andere Virus-Quasispezies "lymphotrop" sind. Neben dieser allgemeinen Hypothese zur B-zellulären Aktivierung im Rahmen eines HCV-Infektes sind die bei der HCV-Infektion auftretenden Autoantikörper einer der offensichtlichsten Hinweise für einen immunologischen Toleranzverlust im Rahmen einer Virusinfektion, der Ausgangspunkt anderer immunvermittelter Syndrome sein kann. In 2-5 % aller HCV-Patienten werden Leber-Niere-mikrosomale(LKM)-Autoantikörper in Titern über 1:80 detektiert. Dabei gilt es, strikt die serologische Autoimmunität (Präsenz eines Autoantikörper ohne klinisch manifeste Autoimmunerkrankung) von der Autoimmunerkrankung (Autoantikörper mit Vaskulitis, Autoimmunhepatitis, etc.) zu unterscheiden. Komplizierend kommt hinzu, dass bei Lebererkrankungen serologische Autoimmunität nicht selten ist. So werden Autoantikörper gegen Antigene des endoplasmatischen Retikulums (Cytochrom-P450-Proteine-CYP, UDP-Glukuronosyltransferasen-UGT) nicht nur bei der genuinen Autoimmunhepatitis, sondern auch bei der HCV-Infektion (LKM gegen CYP2D6 und andere), der Hepatitis D (LKM-3 gegen UGT), bei der medikamenteninduzierten Hepatitis (LKM gegen CYP2C9, 2E1 etc.) und selbst beim genetisch determinierten Autoimmun-Polyglandulären Syndrom Typ 1 (APS-1) nachgewiesen. Für die meisten Autoimmunerkrankungen ist der genaue Mechanismus, der dem immunologischen Toleranzverlust zugrunde liegt, nicht bekannt. Die Grundhypothese ist derzeit, dass bei geeigneter Prädisposition (Haplotyp A1-B8-DR3/DR4 des humanen Leukozytenantigen-Komplexes und weitere Gene mit Einfluss auf die Immunregulation) ein exogener Stimulus (Virusinfektion, Xenobiotikum), z.B. durch molekulare Mimikry, den Toleranzverlust bedingen kann. Hinweise dafür sind zum Beispiel verwandte Epitope des durch LKM-1-Autoantikörper erkannten CYP2D6-Moleküls mit Herpes-simplex-Virus-Proteinen. Es verwundert daher nicht, dass die bei der HCV-Infektion beobachteten extrahepatischen Manifestationen überwiegend dem Symptomkomplex immun-vermittelter rheumatologischer Erkrankungen entsprechen. Dies mag an einer durch eine chronische Virusinfektion und mögliche Mimikry-Mechanismen demaskierten präexistierenden Prädisposition der betroffenen Patienten liegen. Ein Teil der extrahepatischen Manifestationen ist allerdings auch durch nachweisbare Immunkomplexe erklärbar (Kryoglobulinämie, Vaskulitis, Glomerulonephritis). In diesen Fällen fällt auf, dass HCV-RNA in den Komplexen nachweisbar ist, also das Virus pathogenetischen Anteil an der Komplexbildung hat und bei geeigneten permissiven Wirtsfaktoren auch zur Ausbildung einer vaskulitischen Erkrankung führen kann. Dafür spricht, dass in diesen Fällen durch eine Viruselimination mit dem pro-inflammatorischen Cytokin Interferon-α eine Remission der Vaskulitis erreicht werden kann [19].

Extrahepatische Manifestationen sind in Tab. 4.3 aufgeführt und können sich in einer Vaskulitis der kleinen Gefäße, einer Kryoglobulinämie, Glomerulonephritiden, Porphyria cutanea tarda und gelegentlich auch in B-Zell-Non-Hodgkin-Lymphomen manifestieren.

- Arthralgien
- Arthroparthien
- Transiente Knochenmarkshypoplasien
- Kryoglobulinämie (mit Vaskulitis)
- membranoproliferative Glomerulonephritis
- Immunthyreopathie
- Porphyria cutanea tarda
- Sicca Syndrom
- Periphere Neuropathie (möglicherweise über Vaskulitis)
- Lichen planus

Tab. 4.3: Extrahepatische Manifestationen.

Eine im Jahre 1999 veröffentlichte prospektive Studie untersuchte die Prävalenz von klinischen und biologischen extrahepatischen Manifestationen der Hepatitis-C-Virus (HCV)-Infektion [20]. Dabei wurden 1.614 Patienten mit chronischer HCV-Infektion eingeschlossen, die aus einer einzelnen monozentrischen Kohorte stammten. Die Prävalenz von dermatologischen, rheumatologischen, neurologischen und nephrologischen Manifestationen, Diabetes, Bluthochdruck, Autoantikörper und Kryoglobulinen wurden bewertet. Bei 1.202 der Patienten wurde mindestens eine extrahepatische Manifestation festgestellt. Fünf klinische Manifestationen wurden in einer Häufigkeit >10 % gefunden: Arthralgien (23 %), Parästhesien (17 %), Myalgien (15 %), Pruritus (15 %) und ein Sicca-Syndrom (11 %). Darüberhinaus fanden sich Kryoglobuline bei 40 % aller Patienten, und Autoantikörper (antinukleäre Antikörper und anti-glatte Muskel-Antikörper) bei etwa 10 %. Erniedrigte Thyroxin-Werte als Zeichen einer Schilddrüsenerkrankung lagen ebenfalls bei etwa 10 % der Patienten vor.

Diese Studie und andere Studien lassen den Schluss zu, dass extrahepatische klinische Manifestationen relativ häufig bei HCV-Patienten zu beobachten sind und hauptsächlich die Gelenke, die Muskeln und die Haut betreffen. Gemischte Kryoglobuline, antinukleäre Antikörper und anti-glatte-Muskel-Antikörper wurden als bedeutende Marker immunologischer Dysfunktion evaluiert. Extrahepatische Manifestationen finden sich häufiger im Alter, also bei Patienten, bei denen die Inzidenz rheumatologischer Erkrankungen und Serum-Autoantikörper höher ist, bei weiblichen Pa-

tienten, die allgemein eine höhere Inzidenz autoimmunologischer Erkrankungen aufweisen, und bei Individuen, die bereits eine fortgeschrittene Leberfibrose aufweisen. Diese Daten deuten an, dass extrahepatische Manifestionen einen permissiven Wirtsfaktor voraussetzen, der gemeinsam mit der Virusinfektion zur beobachteten Klinik führt. Der Nachweis von Autoantikörpern allein ist für die klinische Manifestation nicht ausreichend.

4.4. Lebensqualität

Die meisten Patienten mit chronischer Hepatitis C haben unspezifische Beschwerden, die die Bewältigung des Alltag erheblich beeinträchtigen. Müdigkeit mit Mittagstief ist das häufigste Symptom und ist unabhängig von der Aktivität der Hepatitis und dem Stadium der Fibrose zu beobachten. Auch über zunehmende Vergesslichkeit wird häufig geklagt. Selbst bei Patienten mit normalen Leberwerten kann eine schwere Müdigkeit vorhanden sein. Die Ursache hierfür ist weitgehend unklar und wirkungsvolle therapeutische Möglichkeiten fehlen. Viele Patienten sind dadurch in ihrer beruflichen Tätigkeit beeinträchtigt, einige müssen sie sogar beenden. Neuere Studien konnten zeigen, dass das Hepatitis-C-Virus auch im Liquor gefunden werden kann. Weiterhin konnten mittels Magnetresonanztomographie Aktivitätsänderungen in bestimmten Hirnarealen bei Patienten mit chronischer Hepatitis C festgestellt werden. Schließlich sind zuletzt sogar kognitive Leistungseinschränkungen einer Infektion mit dem Hepatitis-C-Virus zugeschrieben worden.

Weitere Symptome, die die Lebensqualität beeinträchtigen, sind die bereits erwähnten Arthralgien sowie Oberbauchbeschwerden und Verdauungsstörungen. Häufig ist das körperliche und seelische Wohlbefinden generell beeinträchtigt, ohne dass eindeutige Krankheitsbeschwerden geäußert werden. Die Gründe hierfür bleiben unklar. Es kann jedoch festgestellt werden, dass eine erfolgreiche antivirale Therapie häufig zu einem Verschwinden dieser unspezifischen Beschwerden führt und sich die berufliche Situation oft bessert. In den Interferon-Studien, in welchen die Lebensqualität durch Fragebögen evaluiert wurde, konnte eine deutliche Besserung bei Patienten festgestellt werden, die auf die Therapie ansprachen. Auch gibt es Hinweise dafür, dass allein die Kenntnis der Diagnose die Lebensqualität beeinträchtigt. Interessant und aufschlussreich ist eine prospektive Studie der Deutschen Leberhilfe e. V. und des Kompetenznetzes Hepatitis, in der mittels standarsiertem Fragebogen (SF12) herausgefunden werden konnte, dass die Lebensqualität HCV-infizierter Patienten (n=714) gegenüber der Allgemeinbevölkerung deutlich reduziert ist. Die Hepatitis C hat für die meisten Patienten einen erheblichen Einfluss auf die Gesamtsituation. Zudem scheint sie oft auch zu sozialen Nachteilen zu führen. Die Ergebnisse des SF12-Fragebogens zeigten, dass es Hepatitis-C-Patienten sowohl physisch als auch psychisch schlechter geht als der Allgemeinbevölkerung. Insgesamt berichteten 80 % der Patienten, dass die Hepatitis C ihr Leben beeinträchtige. Dabei hatten Patienten mit negativer HCV-RNA und normalem Leberwert GPT eine deutlich bessere Lebensqualität als Patienten mit hoher HCV-RNA und hoher GPT. Je mehr Therapien die Patienten erfolglos hinter sich gebracht hatten, desto schlechter war die körperliche und seelische Gesamtverfassung. Je höher die GPT und die HCV-RNA waren, desto schlechter war die seelische Verfassung. Die körperliche Verfassung verschlechterte sich nur mit steigender GPT, während die Höhe der HCV-RNA hier keinen Einfluss hatte.

Bei vielen Patienten wird die Partnerschaft durch die Infektiosität beeinträchtigt. Oft herrscht große Angst, Familienmitglieder anzustecken. Bei Frauen wird oft Angst vor einer Schwangerschaft wegen der Ansteckungsgefahr für das Neugeborene angetroffen. Die Lebensqualität kann in solchen Fällen durch eine umfassende Aufklärung des Patienten oft erheblich verbessert werden.

Zusammengefasst kann die HCV-Infektion zu einer deutlichen Einschränkung der Lebensqualität führen. Bei vielen Betroffenen kommt es zu sozioökonomischen Problemen mit Versicherungen, Arbeitslosigkeit und vorzeitiger Berentung.

4.5. Müdigkeit und ZNS: Hepatitis C als "neurologische Erkrankung"?

Die weitaus häufigste extrahepatische Komplikation der Hepatitis C ist eine hochgradige Tagesmüdigkeit, welche sich bei mindestens der Hälfte der Patienten findet. Knapp ein Fünftel der Patienten klagt über schwere Müdigkeit [25]. Eine Depression wird bei 5-10 % der Patienten diagnostiziert, wobei die Depression signifikant mit der Müdigkeit assoziiert ist [25]. Die Kombination aus Müdigkeit und Muskel- oder Gelenkschmerzen fand sich in der französischen Studie bei 19 % der Patienten, unter den müden Patienten litten 35 % gleichzeitig an Muskel- oder Gelenkschmerzen.

Die Ursache der chronischen Müdigkeit bei Hepatitis C ist noch nicht bekannt. Goh et al. [26] gingen der Frage nach, ob eventuell eine Abhängigkeit zwischen der Ausprägung der Müdigkeit - gemessen mittels der sogenannten *Fatigue Impact Scale* (FIS) - und dem Grad der Lebererkrankung beziehungsweise der Präsenz begleitender Autoimmun-Phänomene wie einer Kryoglobulinämie, Sicca-Symptomatik etc. besteht. Sie konnten zeigen, dass die Kranken im Vergleich zu einer gesunden Kontrollgruppe signifikant höhere FIS-Scores aufweisen. Dabei zeigte sich jedoch interessanterweise kein Unterschied zwischen Patienten mit oder ohne Virusreplikation, keine Abhängigkeit vom Stadium der Lebererkrankung und auch kein Unterschied zwischen den Patientengruppen mit oder ohne begleitende Autoimmunerkrankung. Schon früher war wiederholt festgestellt worden, dass die chronische Hepatitis C mit einer signifikanten Reduktion der Lebensqualität einhergeht, ohne dass diese Befunde aber mit dem Stadium der Lebererkrankung korrelieren [27].

Bisher gibt es nur wenige Untersuchungen, die sich mit den möglichen Ursachen der gesteigerten Müdigkeit bei Kranken mit chronischer Hepatitis C befassen. Die Arbeitsgruppe von Howard Thomas in London hat postuliert, dass eventuell eine der HIV-Enzephalitis ähnliche "HCV-Enzephalitis" bei den Patienten vorliegen könnte. Diese Vermutung stützt sich auf ihre Beobachtung, dass Patienten mit chronischer Hepatitis C ähnliche MR-spektroskopische Veränderungen des Gehirns zeigen wie Patienten mit einer HIV-Enzephalopathie. Sie fanden bei Patienten mit Hepatitis C im Vergleich zu gesunden Kontrollen und im Gegensatz zu Patienten mit Hepatitis B einen Anstieg der Cholin-Signalintensität (angegeben als Verhältnis zur Creatin-Signalintensität) im Bereich der Basalganglien und der weißen Substanz. Solch ein Befund wird allgemein als Hinweis auf einen vermehrten Zellmembran-Umsatz oder als Korrelat der Deposition von Zell-Debris angesehen [28]. Im Verlauf konnten Forton et al. [29] zeigen, dass die HCV-RNA-positiven Patienten signifikant schlechtere Ergebnisse in Konzentrations- und Aufmerksamkeitstests zeigten als gesunde Kontrollen und auch PCR-negative Patienten.

Weissenborn et al. führten bei 30 HCV-infizierten Patienten eine umfassende neurologische und neuropsychologische Untersuchung sowie eine EEG-Untersuchung und eine Kernspintomographie und Kernspinspektroskopie durch [30]. Eingeschlossen wurden ausschließlich Patienten ohne Einschränkung von Leber-Synthese- und Entgiftungsleistung. Als Kontrollen dienten 15 nach Alter und Ausbildung angepasste gesunde Probanden. Es konnte gezeigt werden, dass bei jenen Hepatitis-C-Patienten, die über eine beeinträchtigende, über das normale Maß hinausgehende Tagesmüdigkeit klagen, deutliche kognitive Funktionsstörungen vorliegen, wobei sich Defizite vor allem in Aufmerksamkeitstests ergaben, und dass selbst die Patienten, die sich subjektiv unbeeinträchtigt fühlen, Aufmerksamkeitsdefizite aufweisen. Das EEG war bei 2 Patienten in der Gruppe "nicht müder" Patienten und 5 "müden" Patienten pathologisch verlangsamt. Die neurologische Untersuchung ergab bei allen Patienten einen Normalbefund, ebenso die Kernspintomographie. Kernspinspektroskopisch wurden die weiße Substanz, occipitaler Cortex, Basalganglien und Pons untersucht. Es fand sich im Gegensatz zu den Ergebnissen von Forton et al. in beiden Patientengruppen cortical eine signifikante Reduktion der N-Acetyl-Aspartat-Signalintensität, sowie tendenziell auch eine Verringerung des N-Acetyl-Aspartat-Signals in den Basalganglien und der Brücke, jedoch keinerlei signifikante Veränderungen hinsichtlich der Cholin- bzw. Myo-Inositol-Signalintensität.

Grover und seine Mitarbeiter konnten mittels Positronen-Emissions-Tomographischer (PET) Untersuchungen ([11C] (R)-PK11195-PET) auf dem *International Symposium on Hyperammonemia and Hepatic Encephalopathy 2007* in Valencia, Spanien (Abstrakt) zeigen, dass bei 11 Patienten mit histologisch gesicherter milder chronischer Hepatitis C eine erhöhte Bindung von [11C] (R)-PK11195 im Nucleus caudatus im Vergleich zur gesunden Kontrolle vorlag, was den Schluss nahe legt, dass Patienten mit chronischer Hepatitis C eine erhöhte Mikroglia-Aktivität besitzen.

Unterstützt wird die Annahme einer Beteiligung des zentralen Nervensystems (ZNS) an der HCV-Infektion auch von einer Untersuchung von Kramer et al. zu Veränderungen der sogenannten P300-Welle bei Patienten mit chronischer Hepatitis C [31]. Die P300-Welle gilt als hirnelektrisches Korrelat von cerebralen Stimulusbewertungsprozessen. Eine Latenzverlängerung dieses Potentials findet sich bei einer Vielzahl von ZNS-Erkrankungen. Kramer et al. konnten eine signifikante Verlängerung der P300-Latenz bei den Hepatitis-C-Patienten im Vergleich zu gesunden Kontrollen zeigen. 17 von 100 Patienten zeigten eine pathologische P300-Latenz.

Bisher gibt es keine klare Vorstellung davon, wie die kognitiven Funktionsstörungen bei chronischer Hepatitis C oder auch die abnorme Müdigkeit zustande kommen, und noch weniger, wie sie behandelt werden könnten. Durch Zufall stellte E.A. Jones bei einer Patientin, welche wegen chronischer Übelkeit und Pruritus mit Ondansetron, einem Serotonin-(5-HT3)-Rezeptor-Antagonisten, behandelt wurde, fest, dass unter der Therapie nicht nur die Übelkeit, sondern auch die Müdigkeit verschwand. Im Alltag machte sich dies dadurch bemerkbar, dass die Patientin, welche zuvor Schwierigkeiten hatte, ihr vorgegebenes Arbeitspensum an einem Fließband einzuhalten, jetzt problemlos mitarbeiten konnte [32]. Die Beobachtung von E.A. Jones legt eine Beteiligung der serotonergen Neurotransmission an der Entstehung der Müdigkeit bei Patienten mit HCV-Infektion nahe. Unter diesem Gesichtspunkt führten wir bei einigen Patienten, welche zur Abklärung einer fortschreitenden kognitiven Beeinträchtigung und zunehmender Tagesmüdigkeit zu einer neurologischen Abklärung in unsere Klinik kamen, Untersuchungen der Bindungsfähigkeit der cerebralen Serotonin- und Dopamintransporter durch. Es zeigte sich, dass insbesondere bei jenen Patienten, welche ausgeprägte kognitive Einbußen aufwiesen, eine signifikante Verminderung der cerebralen Dopamin- und Serotonin-Transporter-Bindung vorlag [33]. Piche und seine Mitarbeiter führten eine randomisierte, plazebokontrollierte Studie durch, in der sie den Effekt von Ondansetron auf die Müdigkeit bei chronischer Hepatitis C untersuchten [44]. Sie beobachteten, dass hierdurch bei 30 % der Patienten eine Verbesserung der Müdigkeitssymptomatik mittels Fatigue-Impact-Scale (FIS) bereits nach 15, 30 und 60 Tagen Behandlung eintrat, während sich in der Plazebo-Gruppe der FIS nicht änderte. Cozzi und seine Mitarbeiter nehmen an, dass Alterationen der serotoninergen Neurotransmission bei Patienten mit chronischer Hepatitis C eine Rolle spielen. Sie fanden verminderte Serum-Tryptophan-Konzentrationen bei Patienten mit chronischer Hepatitis C (n=39) im Vergleich zur Hepatitis B (n=10) und zur Kontrollgruppe (n=40) [45].

Umstritten ist, wie es zu einer Störung der Hirnfunktion und zu einer möglichen Schädigung von Nervenzellen kommt. Es gibt Hinweise, dass es bei HCV-Infektion auch im Hirn zu einer Virusreplikation kommt [29]. Die Beobachtungen führten zu der Hypothese, dass das Virus über periphere Makrophagen die Blut-Hirn-Schranke überwindet, dort auf Mikrogliazellen übertragen wird und eine Entzündungsreaktion anstößt, welche langfristig zu einer Beeinträchtigung der Hirnfunktions führt. Zukünftige Arbeiten werden klären müssen, ob die ZNS-Symptomatik direkte Folge der Infektion ist, oder ob, durch die Infektion angestoßen, andere - z.B. autoimmune - Krankheitsmechanismen relevant sind.

4.6. Zusammenfassung

Die retro- und prospektiven Studien zum Langzeitverlauf der chronischen Hepatitis C lassen den Schluss zu, dass eine sichere Assoziation zwischen der Infektion und der Ausbildung einer fortgeschrittenen Lebererkrankung und eines Leberzellkarzinoms besteht. Auch der hohe Anteil an Patienten mit chronischer Hepatitis C, die wegen einer Lebererkrankung im Endstadium eine Lebertransplantation benötigen, zeigt die Relevanz der Hepatitis C auf. Dennoch muss betont werden, dass ein wesentlich größerer Teil der Hepatitis-C-Patienten einen milden und langsam progredienten Krankheitsverlauf aufweist, der bei einem Teil der Patienten zu ernsthaften Krankheitsfolgen führt. Nur etwa 20 % der Erwachsenen zeigen in prospektiven Studien 20 Jahre nach Infektion Zeichen einer fortgeschrittenen Erkrankung; bei Patienten, die im Kindes- oder Jugendalter infiziert wurden, sogar nur weniger als 5 %. Daher werden etwa 80 % der Patienten mit chronischer Hepatitis C nach einem Krankheitsverlauf von zwei Jahrzehnten entweder ausgeheilt sein, eine kompensierte chronische Hepatitis haben oder werden an anderen Krankheiten verstorben sein. Nach mathematischen Modellen könnte es sogar sein, dass Hepatitis-C-Patienten, die innerhalb der ersten 20 Jahre keine fortgeschrittene Lebererkrankung entwickelt haben, auch künftig keine solche entwickeln werden. Ob der Progress der Fibrose zur Zirrhose dabei linear verläuft, ist fraglich. Durch Komorbiditäten im Alter (z.B. durch einen Diabetes mellitus Typ II, durch die Notwendigkeit der Einnahme von potentiell hepatotoxischen Substanzen oder durch Substanzen, die das Immunsystem beeinträchtigen etc.) und/oder ein sich ändernder Lebensstil kann sich die Dynamik des Krankheitsverlaufs deutlich ändern. Deswegen sollten die zuvor erwähnten Zahlen nicht dazu verleiten, die Hepatitis C als unbedeutendes Problem einzuschätzen; dagegen spricht die insgesamt hohe Zahl an Infektionen und die hieraus resultierende große Zahl an Patienten mit fortgeschrittener Leberzirrhose. Daher ist es wichtig, frühe Prädiktoren für den möglichen Verlauf der Hepatitis C zu definieren, um Risikopatienten möglichst früh zu behandeln. Ein wichtiger Aspekt ist zudem, die betroffenen Patienten über die notwendigen Änderungen der Lebensführung aufzuklären. Die Lebensqualität der Patienten kann auch bei wenig aktiver Hepatitis erheblich beeinträchtigt sein. Ängste vor den Folgen der Erkrankung und vor der Ansteckungsgefahr lassen sich durch eine ausführliche Aufklärung oft erheblich mindern. Durch eine erfolgreiche antivirale Therapie kann die Lebensqualität von Patienten mit chronischer Hepatitis C erheblich gebessert werden. Bei Patienten mit ausgeprägten Beschwerden sollte unabhängig von der Aktivität und dem Stadium der Erkrankung eine antivirale Therapie erwogen werden.

4.7. Literatur

1. Seeff LB, Hollinger FB, Alter HJ, Wright EC, Cain CM, Buskell ZJ, Ishak KG, Iber FL, Toro D, Samanta A, Koretz RL, Perrillo RP, Goodman ZD, Knodell RG, Gitnick G, Morgan TR, Schiff ER, Lasky S, Stevens C, Vlahcevic RZ, Weinshel E, Tanwandee T, Lin HJ, Barbosa L. Long-term mortality and morbidity of transfusion-associated non-A, non- B, and type C hepatitis: A National Heart, Lung, and Blood Institute collaborative study. Hepatology 2001;33:455-63.

2. Gerlach JT, Diepolder HM, Zachoval R, Gruener NH, Jung MC, Ulsenheimer A, Schraut WW, Schirren CA, Waechtler M, Backmund M, Pape GR. Acute hepatitis C:

high rate of both spontaneous and treatment-induced viral clearance. Gastroenterology 2003;125:80-8.

3. Wiese M, Berr F, Lafrenz M, Porst H, Oesen U. Low frequency of cirrhosis in a hepatitis C (genotype 1b) single-source outbreak in germany: a 20-year multicenter study. Hepatology 2000; 2:91-6.

4. Wiese M, Gruengreiff K, Guthoff W, Lafrenz M, Oesen U, Porst H. Outcome in a hepatitis C (genotype 1b) single source outbreak in Germany - a 25-year multicenter study. J Hepatol 2005;43:590-8.

5. Rumi MG, De Filippi F, La Vecchia C, Donato MF, Gallus S, Del Ninno E, Colombo M. Hepatitis C reactivation in patients with chronic infection with genotypes 1b and 2c: a retrospective cohort study of 206 untreated patients. Gut 2005; 4:402-6.

6. Rubbia-Brandt L, Fabris P, Paganin S, Leandro G, Male PJ, Giostra E, Carlotto A, Bozzola L, Smedile A, Negro F. Steatosis affects chronic hepatitis C progression in a genotype specific way. Gut 2004;53:406-12.

7. Adinolfi LE, Utili R, Andreana A, Tripodi MF, Rosario P, Mormone G, Ragone E, Pasquale G, Ruggiero G. Relationship between genotypes of hepatitis C virus and histopathological manifestations in chronic hepatitis C patients. Eur J Gastroenterol Hepatol 2000;12:299-304.

8. Seeff LB, Hoofnagle JH. National institutes of health consensus development conference: management of hepatitis C: 2002. Hepatology 2002;36:S1-S2.

9. Poynard T, Bedossa P, Opolon P. Natural history of liver fibrosis progression in patients with chronic hepatitis C. The OBSVIRC, METAVIR, CLINIVIR, and DOSVIRC groups. Lancet 1997;349:825-32.

10. Alla V, Bonkovsky HL. Iron in nonhemochromatotic liver disorders. Semin Liver Dis 2005;25:461-72.

11. Constantini PK, Wawrzynowicz-Syczewska M, Clare M, Boron-Kaczmarska A, McFarlane IG, Cramp ME, Donaldson PT. Interleukin-1, interleukin-10 and tumour necrosis factor-alpha gene polymorphisms in hepatitis C virus infection: an investigation of the relationships with spontaneous viral clearance and response to alpha-interferon therapy. Liver 2002;22:404-12.

12. Wasmuth HE, Werth A, Mueller T, Berg T, Dietrich CG, Geier A, Schirin-Sokhan R, Gartung C, Lorenzen J, Matern S, Lammert F. CC chemokine receptor 5 delta32 polymorphism in two independent cohorts of hepatitis C virus infected patients without hemophilia. J Mol Med 2004;82:64-9.

13. Sarrazin C, Berg T, Weich V, Mueller T, Frey UH, Zeuzem S, Gerken G, Roggendorf M, Siffert W. GNB3 C825T polymorphism and response to interferon-alfa/ribavirin treatment in patients with hepatitis C virus genotype 1 (HCV-1) infection. J Hepatol 2005;43:388-93.

14. Mueller T, Mas-Marques A, Sarrazin C, Wiese M, Halangk J, Witt H, Ahlenstiel G, Spengler U, Goebel U, Wiedenmann B, Schreier E, Berg T. Influence of interleukin 12B (IL12B) polymorphisms on spontaneous and treatment-induced recovery from hepatitis C virus infection. J Hepatol 2004;41:652-8.

15. Mueller T, Gessner R, Sarrazin C, Graf C, Halangk J, Witt H, Kottgen E, Wiedenmann B, Berg T. Apolipoprotein E4 allele is associated with poor treatment response in hepatitis C virus (HCV) genotype 1. Hepatology 2003; 38:1592-3.

16. Bahr MJ, el Menuawy M, Boeker KH, Musholt PB, Manns MP, Lichtinghagen R. Cytokine gene polymorphisms and the susceptibility to liver cirrhosis in patients with chronic hepatitis C. Liver Int 2003;23:420-5.

17. Masciopinto F, Freer G, Burgio VL, Levy S, Galli-Stampino L, Bendinelli M, Houghton M, Abrignani S, Uematsu Y. Expression of human CD81 in transgenic mice does not confer susceptibility to hepatitis C virus infection. Virology 2002;304:187-96.

18. Hofmann WP, Herrmann E, Kronenberger B, Merkwirth C, Welsch C, Lengauer T, Zeuzem S, Sarrazin C. Association of HCV-related mixed cryoglobulinemia with specific mutational pattern of the HCV E2 protein and CD81 expression on peripheral B lymphocytes. Blood 2004;104:1228-9.

19. Strassburg CP, Vogel A, Manns MP. Autoimmunity and hepatitis C. Autoimmun Rev 2003;2:322-31.

20. Cacoub P, Poynard T, Ghillani P, Charlotte F, Olivi M, Piette JC, Opolon P. Extrahepatic manifestations of chronic hepatitis C. MULTIVIRC Group. Multidepartment Virus C. Arthritis Rheum 1999;42:2204-12.

21. Vogt M, Lang T, Frosner G, Klingler C, Sendl AF, Zeller A, Wiebecke B, Langer B, Meisner H, Hess J. Prevalence and clinical outcome of hepatitis C infection in children who underwent cardiac surgery before the implementation of blood-donor screening. N Engl J Med 1999; 341:866-70.

22. Kenny-Walsh E. Clinical outcomes after hepatitis C infection from contaminated anti-D immune globulin. Irish Hepatology Research Group. N Engl J Med 1999; 340:1228-33.

23. Seeff LB, Miller RN, Rabkin CS, Buskell-Bales Z, Straley-Eason KD, Smoak BL, Johnson LD, Lee SR, Kaplan EL. 45-year follow-up of hepatitis C virus infection in healthy young adults. Ann Intern Med 2000;132:105-11.

24. Niederau C, Lange S, Heintges T, Erhardt A, Buschkamp M, Hurter D, Nawrocki M, Kruska L, Hensel F, Petry W, Haussinger D. Prognosis of chronic hepatitis C: results of a large, prospective cohort study. Hepatology 1998;28:1687-95.

25. Poynard T, Cacoub P, Ratziu V, Myers RP, Dezailles MH, Mercadier A, Ghillani P, Charlotte F, Piette JC, Moussalli J. Fatigue in patients with chronic hepatitis C. J Viral Hepat 2002;9:295-303.

26. Goh J, Coughlan B, Quinn J, O'Keane JC, Crowe J. Fatigue does not correlate with the degree of hepatitis or the presence of autoimmune disorders in chronic hepatitis C infection. Eur J Gastroenterol Hepatol 1999;11: 833-8.

27. Foster GR, Goldin RD, Thomas HC. Chronic hepatitis C virus infection causes a significant reduction in quality of life in the absence of cirrhosis. Hepatology 1998;27:209-12.

28. Forton DM, Allsop JM, Main J, Foster GR, Thomas HC, Taylor-Robinson SD. Evidence for a cerebral effect of the hepatitis C virus. Lancet 2001;358:38-9.

29. Forton DM, Allsop JM, Cox IJ, Hamilton G, Wesnes K, Thomas HC, Taylor-Robinson SD. A review of cognitive impairment and cerebral metabolite abnormalities in patients with hepatitis C infection. AIDS 2005;19(3): S53-S63.

30. Weissenborn K, Krause J, Bokemeyer M, Hecker H, Schuler A, Ennen JC, Ahl B, Manns MP, Boker KW. Hepatitis C virus infection affects the brain-evidence from psychometric studies and magnetic resonance spectroscopy. J Hepatol 2004;41:845-51.

31. Kramer L, Bauer E, Funk G, Hofer H, Jessner W, Steindl-Munda P, Wrba F, Madl C, Gangl A, Ferenci P. Subclinical impairment of brain function in chronic hepatitis C infection. J Hepatol 2002;37:349-54.

32. Jones EA. Relief from profound fatigue associated with chronic liver disease by long-term ondansetron therapy. Lancet 1999;354:397.

33. Weissenborn K, Ennen JC, Bokemeyer M, Tillmann HL, Trebst C, Berding G. Alteration of cerebral serotonin and dopamine transporter binding in hepatitis C virus infected patients without liver dysfunction. Journal of Hepatology 2004;40:154.

34. Deterding K, Wiegand J, Grüner N, Hahn A, Jäckel E, Jung MC, Buggisch P, Galle P, Berg T, Hinrichsen H, Potthoff A, Zeuzem S, Cornberg M, Manns M, Wedemeyer H. The German Hep-Net Acute Hepatitis C Cohort: Impact of Viral and Host Factors on the Initial Presentation of Acute Hepatitis C Virus Infection. Z Gastroenterol 2009;47(6):531-540.

35. Ascione A, Tartaglione T, Di Costanzo GG. Natural history of chronic hepatitis C virus infection. Dig Liver Dis 2007;39(1):S4-7.

36. Ferenci P, Ferenci S, Datz C, Rezman I, Oberaigner W, Strauss R. Morbidity and mortality in paid Austrian plasma donors infected with hepatitis C at plasma donation in the 1970s. J Hepatol 2007;47(1):31-6.

37. Camma C, Bruno S, Di Marco V, et al. Insulin resistance is associated with steatosis in nondiabetic patients with genotype 1 chronic hepatitis C. Hepatology 2006; 43(1):64-71.

38. White DL, Ratziu V, El-Serag HB. Hepatitis C infection and risk of diabetes: a systematic review and meta-analysis. J Hepatol 2008;49(5):831-44.

39. Masini M, Campani D, Boggi U, et al. Hepatitis C virus infection and human pancreatic beta-cell dysfunction. Diabetes Care 2005;28(4):940-1.

40. Shintani Y, Fujie H, Miyoshi H, et al. Hepatitis C virus infection and diabetes: direct involvement of the virus in the development of insulin resistance. Gastroenterology 2004;126(3):840-8.

41. Petrides AS, Vogt C, Schulze-Berge D, Matthews D, Strohmeyer G. Pathogenesis of glucose intolerance and diabetes mellitus in cirrhosis. Hepatology 1994;19(3): 616-27.

42. Galossi A, Guarisco R, Bellis L, Puoti C. Extrahepatic manifestations of chronic HCV infection. J Gastrointestin Liver Dis 2007;16(1):65-73.

43. Niederau C, Bemba G, Kautz A. Changes in socio-economics, quality of life and knowledge of patients with chronic hepatitis C during the Hepatitis Competence Net Project. Z Gastroenterol 2008;46(1):22-33.

44. Piche T, Vanbiervliet G, Cherikh F, et al. Effect of ondansetron, a 5-HT3 receptor antagonist, on fatigue in chronic hepatitis C: a randomised, double blind, placebo controlled study. Gut 2005;54(8):1169-73.

45. Cozzi A, Zignego AL, Carpendo R, et al. Low serum tryptophan levels, reduced macrophage IDO activity and high frequency of psychopathology in HCV patients. J Viral Hepat 2006;13(6):402-8.

46. Datz C, Cramp M, Haas T, Dietze O, Nitschko H, Froesner G, Muss N, Sandhofer F, Vogel W. The natural course of hepatitis C virus infection 18 years after an epidemic outbreak of non-A, non-B hepatitis in a plasmapheresis centre. Gut 1999;44(4):563-7.

5. Diagnostik der Virus-Hepatitis C

In den 1960er bzw. Anfang der 1970er Jahre war es gelungen das Hepatitis-A- und das Hepatitis-B-Virus nachzuweisen. Dennoch konnten auch weiterhin Posttransfusions-Hepatitiden nicht verhindert werden. Diese offensichtlich nicht durch das Hepatitis-A-Virus (HAV) oder Hepatitis-B-Virus (HBV) ausgelösten Hepatitiden wurden als non-A-, non-B-Hepatitis bezeichnet und ein weiteres Virus als Ursache vermutet. Erst 1987 gelang es Wissenschaftlern der Chiron Corp. in den USA mittels Immunoscreening einen Klon zu identifizieren, der mit non-A-, non-B-Hepatitis-Seren reagierte. Die sukzessive Erweiterung der zunächst identifizierten Sequenz ermöglichte den Aufbau eines ersten Testsystems. Die Häufigkeit der HCV-Infektion wurde anfangs eher unterschätzt, da die Expression von bestimmten Antikörpern bei HCV-Infektionen mit akutem wie chronischem Verlauf der Lebererkrankungen ausbleiben kann. Sehr geringe Viruskonzentrationen können unter Umständen auch mit der PCR nicht erfasst werden, und häufig reicht auch die Untersuchung nur einer Serumprobe nicht aus, um eine HCV-Infektion mit Sicherheit auszuschließen. Das Risiko einer falsch-negativen PCR ist allerdings mit der Einführung hoch-sensitiver Methoden wie TMA- oder TAQ-MAN-PCRs nur noch minimal. Es gibt zwar Anzeichen für okkulte HCV-Infektionen, bei denen HCV-RNA im Serum nicht nachweisbar, in peripheren mononukleären Zellen (PBMC) oder in Lebergewebe jedoch vorhanden ist. Diese Erkenntnisse gelten allerdings als noch nicht abschließend gesichert.

Aufgrund der meist asymptomatisch verlaufenden akuten HCV-Infektion werden Patienten fast immer erst im Stadium der chronischen Infektion entdeckt. Außer in der Hoch-Risikogruppe der i.v.-Drogenabhängigen gibt es bisher nur selten strukturierte diagnostische Vorgehensweisen zur Diagnose der unerkannt chronisch infizierten Personen in Deutschland. Zusätzlich erschwert wird die Diagnose durch das unspezifische Beschwerdebild der Patienten sowie die Höhe der Serumtransaminasen, die typischerweise bei der chronischen Hepatitis C nur marginal erhöht sein können.

Vermehrte diagnostische Anstrengungen nicht nur in Risikokollektiven, sondern unter Berück-sichtigung potentieller Expositionen und Symptome auch in der Allgemeinbevölkerung sind notwendig.

Prinzipiell sollte bei unspezifischer Symptomatik wie Müdigkeit, Abgeschlagenheit und Leistungsminderung routinemäßig der ALT-Wert mitbestimmt werden. Sowohl bei erhöhter ALT als auch bei einem HCV-spezifischen Risiko sollte immer eine HCV-Infektion ausgeschlossen werden. Dieses Vorgehen wird durch die Empfehlung des Robert-Koch-Instituts gestützt, die explizit einen differentialdiagnostischen Ausschluss der Virushepatitiden B und C schon bei leicht erhöhten Leberwerten fordert.

5.1. Serologische Diagnostik der Hepatitis C

Die anti-HCV-ELISA-Teste der 1. und 2. Generation (☞ Tab. 5.1) wurden weitgehend durch die Teste der 3. Generation abgelöst, die zusätzlich ein Antigen aus der NS5-Region enthalten.

Test	Anti-gene	Region des Hepatitis-C-Virus
1. Generation	C100-3	aa 1569-1931 NS3/NS4
2. Generation	C100-3	aa 1569-1931 NS3/NS4
	C33	aa 1192-1457 NS3
	C22-3	aa 1-150 Core
3. Generation	C100-3	aa 1569-1931 NS3/NS4
	C200	aa 1192-1931 NS3/NS4
	HCr43	aa 1-150 Core + 1192-1457 NS3
	NS5	aa 2054-2995 NS5

Tab. 5.1: Anti-HCV-Antikörperteste.

Im Falle eines positiven anti-HCV-Screeningtests sollte sich obligat eine Untersuchung auf HCV-RNA oder HCV-Antigen anschließen. Ist das HCV-Antigen negativ, sollte in jedem Fall die HCV-RNA bestimmt werden. Bei negativer HCV-RNA kann ein Immunoblot zur Bestätigung des anti-HCV-Screeningtests durchgeführt werden. Beim Immunoblot gilt ein Nachweis von mindestens zwei Antikörpern (von mindestens 4 möglichen) als positiv. Bei HCV-RNA-positiven Patienten bringt der Immunoblot keine zusätzliche Information.

Es ist zu berücksichtigen, dass in wenigen Fällen mit akuter Hepatitis C trotz Nachweis einer HCV-Virämie keine anti-HCV-Antikörper nachweisbar sein können und auch nach spontaner Ausheilung einer Infektion nicht detektiert werden. Weiterhin kann die Bildung von anti-HCV-Antiköpern bei immunsupprimierten Patienten eingeschränkt sein. Daher ist in Zweifelsfällen neben der serologischen Diagnostik eine direkte Bestimmung der HCV-RNA erforderlich.

■ HCV-Antikörper der IgM-Klasse

Untersuchungen über die diagnostische Wertigkeit verschiedener Antikörperklassen zeigten, dass bei akuten Infektionen IgM- wie IgG-Antikörper nachzuweisen sind und bei chronischen Erkrankungen HCV-IgM-Antikörper mit der Schwere der Entzündung korrelieren. So ist auch bei über 50 % der Patienten mit HCV induzierter Leberzirrhose vor Lebertransplantation HCV-IgM nachweisbar. Die endgültige Relevanz eines HCV-IgM-Antikörper-Test ist jedoch noch nicht gesichert. Der Test hat sich bislang nicht durchgesetzt und wird in der Regel nicht verwendet.

■ HCV-Antigen-Assay

Als neue serologische Methode und Alternative zum HCV-RNA-Nachweis war ein HCV-Core-Antigen Assay entwickelt worden. Der Nachweis von HCV-Core-Protein korreliert eng mit der Viruslast und hat sich ebenfalls als nützlich im Monitoring einer antiviralen Therapie erwiesen. Ein erster Test wurde nicht kommerzialisiert, aktuell gibt es jedoch erneut Bemühungen, einen solchen Test einzuführen, so dass unser 2005 publizierter Algorithmus erneut sinnvoll wird [Tillmann et al. 2005]. Vermutlich ist hierbei eine Unterscheidung zwischen normwertigen und erhöhten Transaminasen sinnvoll, welche damals noch nicht in den Algorithmus eingeflossen war, da anti-HCV-positive Patienten mit erhöhten Transaminasen i.d.R. auch HCV-Antigen- und HCV-RNA-positiv sind. In diesem Fall wäre dann der preiswerte Antigentest eine Alternative. Bei anti-HCV-positiven Patienten mit normalen Transaminasen ist jedoch das HCV-Antigen oft negativ, so dass hier direkt die sensitivere HCV-RNA-Testung sinnvoll ist (☞ Abb. 5.1).

5.2. Molekularbiologische Diagnostik der Hepatitis C

Da ein Teil der Patienten mit HCV-Infektionen keine oder erst verspätet Antikörper gegen Virus-Proteine bildet, ist bei ihnen die Infektion nur durch den Nachweis des Virus zu sichern. Dies begründet, dass vor der Einführung der Testung von Blutprodukten mittels NAT (Nukleinsäure Teste, z.B. PCR oder bDNA) Hepatitis-C-Virus induzierte Post-Transfusionshepatitiden auftreten konnten. In Deutschland wird jedoch jedes Blutprodukt auf HCV-RNA untersucht, sodass eine Übertragung von HCV durch Blutprodukte praktisch ausgeschlossen ist und nur bei Versagen des Nukleinsäuretests denkbar wäre.

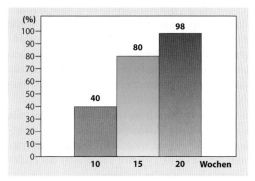

Abb. 5.1: Auftreten der HCV-Antikörper nach Infektion. Anti-HCV-Antikörper lassen sich 10 Wochen nach Infektion bei weniger als der Hälfte der Patienten nachweisen. Erst nach 5 Monaten entwickeln fast alle Patienten Antikörper.

Wegen seiner vergleichsweise geringen Konzentrationen im Serum ist das HCV mit den üblichen Nachweisverfahren für Nukleinsäure-Sequenzen, wie der Dot-Blot-Hybridisierung oder auch der Luminiszenz markierten Hybridisierung, im Serum kaum nachweisbar. Notwendig ist die "Target-Amplifikation" der Nukleinsäure mittels einer Polymerase-Ketten-Reaktion (PCR) oder *"target-mediated Amplification"* (TMA®), zu deutsch "Zielstruktur-vermittelte Amplifikation" erforderlich oder aber die Signalverstärkung wie bei dem sogenannten bDNA-Assay *(branched DNA signal amplification)*. Alle drei Verfahren eignen sich prinzipiell für eine Quantifizierung, wenngleich diese für die TMA noch nicht entwickelt sind.

Den drei Verfahren liegen unterschiedliche Prinzipien zugrunde. Die bDNA-Methode hat eine geringere Kontaminationsgefahr, da ausschließlich das Signal, nicht aber das Produkt amplifiziert wird. Spezifische Sonden lagern sich an das Genom und tragen verzweigte Arme, an denen Signalamplifikatoren lokalisiert sind. Die heute kommerziell zur Verfügung stehende Variante hat eine Sensitivität von <600 IE/ml, eine lineare Quantifizierung ist über mehrere Log-Stufen bis in den Bereich einer sehr hohen Viruslast von $>1 \times 10^7$ IE/ml möglich.

Die PCR hat den Vorteil relativ einfach als *"in house"*-Assay entwickelt werden zu können, jedoch ist diese Methode weniger robust und anfällig für Kontaminationen. In der klinischen Diagnostik werden heute weitgehend kommerzielle PCR-Kits verwendet, wobei i.d.R. ein Mechanismus eingebaut ist, der das Kontaminationsrisiko vermindert, indem zuvor amplifizierte Produkte durch ein spezifisches Enzym zerstört werden, wohingegen die HCV-RNA bei diesem Schritt erhalten bleibt. Für die Quantifizierung gibt es mittlerweile gut validierte kommerzielle Assays als *"realtime-PCRs"* mit einer Sensitivität von 10 IE/ml, und einem linearen Bereich bis 10^8 IE/ml. Als Primer für die PCR ist die Nukleotidsequenz der 5'-nicht-kodierenden Region wegen ihrer guten Konservierung bei ansonsten großer Variabilität des HCV-Genoms besonders gut geeignet.

Als drittes Verfahren zum Nachweis von HCV-RNA gibt es die TMA (Sensitivität 5 IE/ml). Da hierbei nur RNA-Transkripte entstehen, ist die Kontaminationsgefahr geringer.

Die Virusmenge wird heute standardisiert als IE/ml (internationale Einheiten/ml) angegeben.

Dies erlaubt eine bessere Vergleichbarkeit der Ergebnisse mit verschiedenen Testsystemen. Von einer hohen Virämie wird ab Werten von 600.000 bis 800.000 IE/mL gesprochen.

Grundsätzlich sind für die molekularbiologische Diagnostik eine adäquate Probeentnahme, ein zügiger Transport sowie eine umgehende Probenvorbereitung essentiell. Proben sollten innerhalb von 6 Stunden zentrifugiert und idealerweise auch eingefroren sein, da sonst mit Degradation der RNA zu rechnen ist und falsch niedrige oder gar falsch negative Werte möglich sind. Längerfristig sollten Serumproben bei −80° C gelagert werden.

■ Hepatitis-C-Virus-Genotypisierung

Der Vergleich zahlreicher Virus-Isolate auf Nukleotid-, wie Aminosäuren-Homologien zeigte, dass sich 6 verschiedene Genotypen des Virus unterscheiden lassen. Wegen der Vielzahl verschiedener Nomenklaturen zur Einteilung der HCV-Genotypen wurde ein Konsens notwendig, der 2005 erneut aktualisiert wurde. Diese Einteilung basiert auf Ähnlichkeit der Nukleinsäuresequenz. Neu identifizierte HCV-Genome können gemäß ihrer Homologie zu bereits bekannten Genotypen oder Subtypen klassifiziert werden. Eine Homologie von weniger als 72 % in der NS5-Region würde für einen neuen Genotyp sprechen, eine Ähnlichkeit zwischen 75-86 % für einen neuen Subtyp.

Die Genotypen 1a und 1b sind mit unterschiedlichen Prävalenzen weltweit verteilt. Häufungen vom Typ 4 wurden im mittleren Osten, vom Typ 6 in Hongkong und vom Typ 5 in Südafrika gefunden. In Deutschland dominiert der Typ 1b. Alle Hauptgenotypen teilen sich in viele Subtypen, so sind beispielsweise für den Genotyp 3 mindestens 7 Subtypen identifiziert worden.

Test	Methode	Sensitivität	Kommentar
bDNA	Anlagerung spezifischer Sonden mit Signalamplifikatoren an die HCV-RNA	600 IE/ml	linearer Bereich bis $>10^7$ IE/ml
PCR	Umschreiben in cDNA, Amplifikation mittels PCR	50-600 IE/ml	Preisgünstige in house-Assays möglich; Kontaminationsgefahr; Linearer Bereich nur bis 800.000 IE/ml
TMA	Zielstruktur-vermittelte Signalamplifikation	5-50 IE/ml	Nur qualitativ
Realtime-PCR	Kontrolle über Amplifikation in jedem Zyklus	5-10 IE/ml	linearer Bereich bis $>10^7$ IE/ml

Tab. 5.2: Nachweisverfahren für HCV-RNA.

Relevanz hat die Bestimmung des HCV-Genotyps vor allem für die Therapie der Hepatitis C (☞ Kap. 8.).

HCV-Quasispezies

Die ausgeprägte Heterogenität der RNA-Viren ist Folge einer hohen Fehlerrate bei der Virusreplikation. Es ist anzunehmen, dass die meisten RNA-Viren eine heterogene Mischung von zirkulierenden verwandten Genomen sind, mit einer dominierenden Sequenz und einem großen Spektrum von Mutanten - eine Genomverteilung, die als Quasispezies bezeichnet wurde. Diese gemischten Viruspopulationen haben einen großen Adaptationsvorteil, da zahlreiche variante Genome (bei einer zusätzlich hohen Generationsrate neuer Varianten) eine sehr rasche Selektion bei Änderungen der Umweltbedingungen ermöglichen. Ansonsten wird die Quasispezies in einem stabilen Gleichgewicht bleiben, ohne wesentliche Veränderungen der dominierenden Sequenz. Diagnostisch haben die Quasispezies bislang keine Relevanz erfahren.

Analyse einzelner HCV-Genombereiche

Die Hüllproteine (E1-E2) mit den hypervariablen Bereichen weisen die höchste Divergenz bei verschiedenen Hepatitis-C-Virusisolaten auf, somit ist diese Region besonders geeignet mittels Sequenzvergleich Infektionsketten aufzuweisen bzw. zu widerlegen.

Der NS5-Region war eine gewisse Bedeutung für das Therapieansprechen zugesagt worden, wobei Patienten mit einer vom Wildtyp in bestimmten Bereichen des NS5a-Proteins abweichenden Sequenz bessere Therapie-Ansprechraten zeigten. Wegen unzureichender Sensitivität und Spezifität hat dies jedoch keine klinische Relevanz erlangt.

5.3. Klinisch-chemische Parameter

Die Veränderung klinisch-chemischer Parameter bei der akuten Hepatitis C unterscheidet sich nicht grundsätzlich von der bei anderen akuten Virus-Hepatitiden. Der Anstieg der Transaminasen im Serum ist durchschnittlich etwas geringer als bei den akuten Hepatitis-A-Virus- oder Hepatitis-B-Virus-Infektionen. Die Spiegel der Leberexportproteine (Cholinesterase, Albumin, Gerinnungsfaktoren) im Serum sinken nur bei den sehr selte-

nen schweren Erkrankungen deutlich ab. Relativ häufig findet sich ein geringer Anstieg der Gammaglobuline ohne wesentliche Beteiligung von IgM. Die Gipfelwerte der Transaminasenaktivitäten - Anstiege bis etwa zum 15-fachen der Norm - fallen rasch ab und erreichen bei ausheilender Erkrankung je nach der Schwere der Leberschädigungen in 5-12 Wochen wieder den Normbereich. Bei Übergang in eine chronische Erkrankung bleiben sie teilweise mäßig erhöht - auf das 2- bis 5-fache der Norm. Bei bis zu einem Drittel der chronisch mit HCV Infizierten sind die Transaminasen aber langfristig normwertig.

Charakteristisch für die chronische Hepatitis C ist, dass das Ausmaß der Enzymerhöhung nicht konstant ist, sondern es immer wieder, häufig in mehrmonatigen Abständen, sowohl zu stärkeren Anstiegen wie auch zur zeitweiligen Normalisierung der Enzymaktivitäten kommen kann. Erst mit dem Voranschreiten der Erkrankung stabilisieren sich die weiterhin erhöhten Werte. Häufiger als bei anderen chronischen Viruserkrankungen sind auch die Aktivitäten der AP und besonders die der γ-GT auf etwa das dreifache der Norm erhöht. Histologisch zeigt sich bei den Patienten mit stark erhöhter γ-GT-Aktivität auch eine deutlich stärkere Schädigung der Gallenwege und eine Leberverfettung. Die Lebersyntheseparameter (z.B. Gerinnungsfaktoren, Cholinesterase und Albumin) bleiben lange Zeit im Normbereich und fallen nur bei akuten schweren Exazerbationen vorübergehend ab. Erst mit zunehmendem Leberumbau zur Zirrhose bleiben sie mit abfallender Tendenz permanent erniedrigt. Auch die Gammaglobulinspiegel, speziell IgG, sind in den ersten Jahren kaum erhöht und steigen erst im weiteren Verlauf an. Die Haptoglobinkonzentrationen im Serum sind erniedrigt mit einer negativen Korrelation zur histologischen Aktivität der chronischen Hepatitis.

Serum-Fibrosemarker

Es sind in den letzten Jahren verschiedene Indices entwickelt worden, deren Ziel es ist, durch eine Kombination verschiedener Serummarker Stadium und Aktivität der Hepatitis bei HCV-infizierten Patienten ohne Leberbiopsie zu bestimmen. Tab. 5.3 gibt einen Überblick über einige Scores, die zwischen 2001 und 2005 publiziert worden sind. Grundsätzlich ist es möglich, für einen Teil der Patienten mit ausreichender Sicherheit eine

Score	Marker	Autor	Kommentar
Fibro-test	• α2-Makroglobulin • Haptoglobin • γ-GT • Bilirubin • Apolipoprotein A1 • Alter, Geschlecht	Impbert-Bismut, Poynard et al., Lancet 2001	• Der Test ist patentiert • In Europa bereits weit verbreitet • Es liegen bereits Metaanalysen vor • Evaluiert für HCV und HBV
APRI	• (AST/oberer Normwert AST/Thrombozyten × 100) • Wert <0,5 → Ausschluss von Fibrose ≥F2 • Wert >2,0 → mit hoher Wahrscheinlichkeit Zirrhose	Wai, Lok et al., Hepatology 2003	• Einfacher Test • Ca. 50 % der Patienten klassifizierbar • Ausschluss signifikanter Fibrosen mit Spezifität von 90-95 %
Forns-Index	• Thrombozyten • γ-GT • Cholesterin • Alter	Forns et al., Hepatology 2002	• Komplizierte Formel • Ca. 50 % der Patienten klassifizierbar • Ausschluss signifikanter Fibrosen mit Spezifität von 90 %
ELF-Score	• Alter • PIIINP • Hyaluronan • TIMP-1	Rosenberg et al., Gastroenterology 2004	• Fibrose-Detektion: Sensitivität 90 % • Ausschluss signifikanter Fibrosen: negativ-prädiktiver Wert: 92 % • Auch für nicht virale Hepatitiden evaluiert

Tab. 5.3: Scoringsysteme zur Vorhersage einer Leberfibrose bei Hepatitis C.

signifikante Fibrose mit diesen Markern oder mit einer Kombination verschiedener Scores auszuschließen bzw. das Vorhandensein von Fibrose oder Zirrhose vorherzusagen. Das Problem ist allerdings, dass viele Patienten nicht in die Extrembereiche der Scores fallen und somit nicht eindeutig klassifizierbar sind. Eine Leberbiopsie ist für diese Patienten weiterhin notwendig. Ein weiterer Vorteil der Histologie gegenüber den Serummarkern besteht darin, dass zusätzlich Informationen über mögliche andere Ursachen der Lebererkrankung gewonnen werden. Daher ist insbesondere bei zusätzlichen Risikofaktoren oder nicht eindeutigen Situationen eine Leberbiopsie nach wie vor zu empfehlen.

■ α-Fetoprotein

Das α-Fetoprotein (AFP), ein Marker für das Hepatozelluläre Karzinom (HCC), ist bei der Hepatitis-C-induzierten Zirrhose häufiger pathologisch erhöht, ohne dass ein HCC vorliegt, als bei den durch Alkohol- oder Hepatitis-B-induzierten Leberzirrhosen. Weitere Studien müssen zeigen, ob ein erhöhtes AFP in diesen Fällen nicht die spätere

Entwicklung eines HCCs anzeigt. Häufig verläuft die Hepatitis-C-Virus-Infektion jedoch weitgehend inapparent, so dass die Erkrankung weitgehend unbemerkt bis zur Zirrhose fortschreiten kann.

5.4. Bildgebende Diagnostik

Die bildgebende Diagnostik bei einer chronischen Hepatitis C stützt sich primär auf die Sonographie. Kernspintomographie und Computertomographie spielen nur zur Abklärung unklarer Raumforderungen bei Zirrhosepatienten eine Rolle.

Die Sonographie der Leber zeigt bei Patienten mit Hepatitis C häufig ein Muster, welches einer leichten Verfettung der Leber entspricht, die meist auch bioptisch nachweisbar ist (☞ Abb. 5.2a). Der Nachweis einer Leberverfettung hat prognostische Bedeutung für den natürlichen Verlauf und auch für das Therapieansprechen. Darüberhinaus ist die wesentliche Domäne der Sonographie die Möglichkeit, nicht-invasiv einen Anhalt für den Schweregrad der fibrotischen Veränderungen zu gewinnen. Die klassischen sonomorphologischen Kriterien eines Leberumbaus bestehen aus unebener Leberoberfläche, verzogenen Lebervenen und abgerundetem Leberrand (☞ Abb. 5.2b). Die Farbdopplersonographie kann weitere Hinweise über das Stadium der Erkrankung, insbesondere bei fortgeschrittener Zirrhose, geben. So ist zum Beispiel ein Zeichen der ausgeprägten portalen Hypertension eine Umkehr des Pfortaderflusses, wie exemplarisch in Abb. 5.2c dargestellt. Ist kein Blutfluss der Pfortader nachzuweisen, so spricht der Befund für eine Pfortaderthrombose, was auch ein Hinweis für ein neues Malignom sein kann.

Ein typischer Befund bei der Hepatitis C ist der Nachweis von Lymphknoten im Ligamentum hepatoduodenale (☞ Abb. 5.2d). Das Ausmaß der Lymphknotenvergrößerung korreliert dabei mit der entzündlichen Aktivität in der Leber und Veränderungen im Verlauf einer Therapie können mit einem Ansprechen der Behandlung assoziiert sein.

Zusammenfassend gibt die Sonographie wichtige Hinweise für das Ausmaß der Lebererkrankung. Sie sollte obligat bei jeder Erstdiagnose einer Hepatitis C durchgeführt werden. Liegt eine Zirrhose vor, so sind regelmäßige Untersuchungen alle 3-6 Monate zu fordern, um frühzeitig ein hepatozelluläres Karzinom zu entdecken. Grundsätzlich gibt es aber keine sonomorphologischen Veränderungen, die krankheitsspezifisch für eine chronische Hepatitis C sind. Analog zu anderen Lebererkrankungen bleibt auch bei der HCV-Infektion die Leberbiopsie der Goldstandard zur Beurteilung des Stadiums und der Aktivität der Erkrankung.

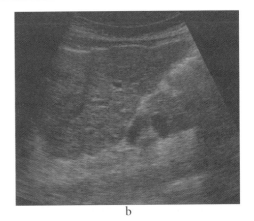

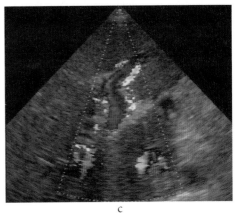

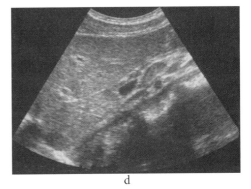

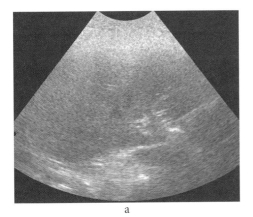

Abb. 5.2a-d: Typische sonographische Befunde einer chronischen Hepatitis C. **a:** Die Hepatitis C ist in 20-50 % der Fälle mit einer ausgeprägten Steatosis vergesellschaftet: Helle Textur, erhöhte Dämpfung proximaler Reflex. **b:** Typisches Bild einer Leberzirrhose. **c:** Retrograder Pfortaderfluss im Farbdoppler als Zeichen des ausgeprägten Leberumbaus mit portaler Hypertension. **d:** Lymphknotenvergößerung im Ligamentum hepatoduodenale. Ein häufiger Befund, der mit der entzündlichen Aktivität in der Leber und dem Therapieansprechen korreliert.

■ Fibroscan

Um die Leberbiopsie, zumindest als Verlaufspara-
meter, zu umgehen, gibt es Bemühungen die Fi-
brosestadien ohne Leberbiopsie diagnostizieren zu
können, und Zu- oder Abnahmen derselben zu
erkennen.

Als ein Ultraschall-gestütztes System ist der sogenannte "Fibroscan®" entwickelt worden, bei dem
die abnehmende Elastizität bei zunehmender
Fibrose genutzt wird. Nach ersten publizierten
Studien zeigt sich eine gute Unterscheidbarkeit
bzgl. eines Fibrosegrad größer oder kleiner F2, was
für die Entscheidung zu einer antiviralen Therapie
von Bedeutung ist. Außerdem kann mit dem Test
eine Zirrhose gut nachgewiesen werden. Der
Fibroscan® scheint sowohl dem preiswerten APRI-
Score als auch dem FibroTest gegenüber überlegen
zu sein. Allerdings zeigen neuere Untersuchungen,
dass der Test z.B. bei akuter Hepatitis oder Cholestase durchaus anfällig ist.

5.5. Diagnostischer Algorithmus

Das Vorgehen bei Verdacht auf eine HCV-Infektion ist in Abb. 5.3 zusammengefasst. Der Verdacht auf eine Infektion sollte in unklar erhöhten
Transaminasen oder einem eindeutigen Infek-
tionsereignis begründet sein. Weiterhin sollten Risikopatienten auch bei normalen Transaminasen
auf anti-HCV untersucht werden. Dies beinhaltet
Patienten, die vor 1990 eine Bluttransfusion erhalten haben, und ehemalige Drogenabhängige. Fällt
der Antikörpertest negativ aus, so ist ein direkter
Nachweis des HCV-Genoms nur bei weiter bestehendem begründeten Verdacht auf eine Infektion
indiziert. Bei positivem Antikörpertest führen wir
immer eine PCR oder einen bDNA-Assay durch,
alternativ bietet sich auch ein HCV-Antigen-Test
an. Da eine einmalige negative HCV-RNA-Testung
mit diesen Verfahren eine Infektion nicht aus-
schließt, ist eine Wiederholung zu empfehlen.
Bleibt das Ergebnis der PCR negativ, so führen wir
einen   Immunoblot-Antikörperbestätigungstest
durch, der allerdings klinisch wenig Relevanz hat.
Bei ausgeheilter Hepatitis C sollten die Patienten
halbjährlich nachuntersucht werden. Einfache
Transaminasenbestimmungen reichen aus. Bei
nachgewiesener replikativer Hepatitis C empfehlen wir eine biochemische Diagnostik zur Bestimmung von Lebersynthese- und Leberentgiftungs-
parametern. Eine Sonographie wie auch Bestimmung von HCV-Genotyp und Viruslast sollten

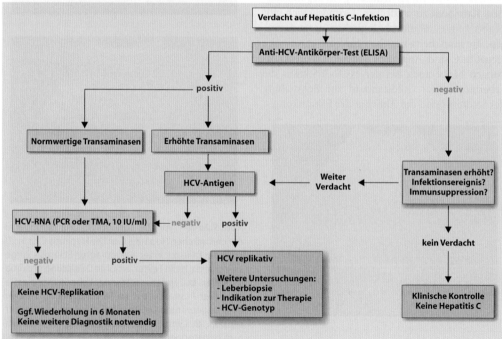

Abb. 5.3: Diagnostischer Algorithmus bei Verdacht auf eine HCV-Infektion.

sich anschließen. Eine Leberbiopsie sollte angestrebt werden, um die Notwendikeit einer antiviralen Therapie beurteilen zu können, sofern keine
Ausschlusskriterien vorliegen.

5.6. Literatur

Akatsuka T, Donets M, Scaglioni L, Ching W-M, Shih
JW-K, DiBisceglie AM, Feinstone SM. B cell epitopes on
the hepatitis C virus nucleocapsid protein determined by
human monospecific antibodies. Hepatology 1993;18,
503-510

Castera L, Vergniol J, Foucher J, Le Bail B, Chanteloup E,
Haaser M, Darriet M, Couzigou P, De Ledinghen V. Prospective comparison of transient elastography, Fibrotest,
APRI, and liver biopsy for the assessment of fibrosis in
chronic hepatitis C. Gastroenterology 2005;128:343-50.

Choo QL, Kuo G, Weiner AJ, Overby LR, Bradley DW,
Houghton M. Isolation of a c-DNA derived from a blood
born non-A, non-B viral hepatitis genome. Science 1989;
244:359-362.

Clemens JM, Taskar S, Chau K, Vallari D, Shi JWK, Alter
HJ, Schleicher JB, Mimms LT. IgM antibody response in
acute hepatitis C viral infection. Blood 1992; 79, 169-172

Colletta C, Smirne C, Fabris C, Toniutto P, Rapetti R,
Minisini R, Pirisi M. Value of two noninvasive methods
to detect progression of fibrosis among HCV carriers
with normal aminotransferases. Hepatology 2005;42:
838-45.

Forns X, Ampurdanes S, Llovet JM, Aponte J, Quinto L,
Martinez-Bauer E, Bruguera M, Sanchez-Tapias JM, and
Rodes J. Identification of chronic hepatitis C patients
without hepatic fibrosis by a simple predictive model.
Hepatology 2002;36:986-992.

Foucher J, Chanteloup E, Vergniol J, Castera L, Le Bail B,
Adhoute X, Bertet J, Couzigou P, de Ledinghen V. Diagnosis of cirrhosis by transient elastography (Fibro-
scan(R)): a prospective study. Gut. 2005 Jul 14; [Epub
ahead of print]

Garson JA, Ring C, Tuke P, Tedder RS. Enhanced detection by PCR of hepatitis C virus RNA. Lancet 1990;336,
878-879

Ghany MG, Doo E. Assessment of liver fibrosis: palpate,
poke or pulse? Hepatology 2005;42:759-61.

Imbert-Bismut F, Ratziu V, Pieroni L, Charlotte F, Benhamou Y, Poynard T. Biochemical markers of liver fibrosis in patients with hepatitis C virus infection: a prospective study. Lancet 2001;357:1069-1075.

Kuo G, Choo QL, Alter HJ et al. An assay for circulating
antibodies to a major etiologic virus of human non A,
non B hepatitis. Science 1989;244:362-364

Lee CH, Cheng C, Wang J, Lumeng L. Identification of
hepatitis C viruses with a nonconserved sequence of the
5'untranslated region. J Clin Microbiol 1992;30:1602-
1604

Lesniewski R, Okasinski G, Carrick R, Van Sant C, Desai
S, Johnson R, Scheffel J, Moore B: Antibody to hepatitis
C virus second envelope (HCV-E2) glycoprotein: A new
marker of HCV infection closely associated with viremia.
J Med Virol1995;45:415-422

Lok AS, Chien D, Choo QL, Chan TM, Chiu EK, Cheng
IK, Houghton M, Kuo G. Antibody response to core, envelope and nostructural hepatitis C virus antigens: comparison of immunocompetent and immunosuppressed
patients. Hepatology 1993;18:497-502

Machida A, Ohnuma H, Tsuda F, Munekata E, Tanaka T,
Akahane Y, Okamoto H, Mishiro S. Two distinct subtypes of hepatitis C virus defined by antibodies directed
to the putative core protein. Hepatology 1992;16:886-
891

Michitaka K, Tillmann HL, Walker D, Manns MP. Ge-
notyping of hepatitis C virus in Germany. Int Symp Viral
Hepatitis and Liver Disease, 10.-14.5.93 Tokio (Abstr
331) (Hepatitis C Virus)

Pradat P, Chossegros P, Bailly F, Pontisso P, Saracco G,
Sauleda S, Thursz M, Tillmann H, Vlassopoulou H, Alberti A, Braconier J, Esteban J, Hadziyannis S, Manns M,.
Rizzetto M, Thomas HC, Trepo C. Comparison between
three quantitative assays in patients with chronic hepatitis C and their relevance in the prediction of response to
therapy. J Viral Hepat 2000;7(3):203-210.

Rosenberg WM, Voelker M, Thiel R, Becka M, Burt A,
Schuppan D, Hubscher S, Roskams T, Pinzani M, Arthur
MJ. Serum markers detect the presence of liver fibrosis: a
cohort study. Gastroenterology 2004;127:1704-1713.

Sandrin L, Fourquet B, Hasquenoph JM, Yon S, Fournier
C, Mal F, Christidis C, Ziol M, Poulet B, Kazemi F, Beau-
grand M, Palau R. Transient elastography: a new noninvasive method for assessment of hepatic fibrosis. Ultrasound Med Biol 2003;29:1705-13.

Schmidt E, Schmidt FW Clinical pathology of viral hepatitis. pp. 411-487 in: Deinhardt F, Deinhardt J (Edts) Viral hepatitis laboratory and clinical science. M. Decker
Inc. N.Y./Basel 1983

Simmonds P, Alberti A, Alter HA, Bonino F, Bradley
DW, Brechot C, Brouwer JT, Chan SW, Chayama K,
Chen DS: A proposed system for the nomenclature of he-
patitis C viral genotypes. Hepatology 1994;19:1321-1324

Tillmann H, Rehermann B, Trautwein C, Seifert U, Vo-
ckel A, Michel G, Oldhafer K, Böker K, Pichlmayr R,
Manns MP. Anti-HCV IgM bei Reinfektion nach Lebertransplantation. Z Gastroenterol 1995;33:3.90 (Abstr)

Tillmann HL, Chen DF, Trautwein C, Kliem V, Grundey A, Berning-Haag A, Böker K, Kubicka S, Ladislav P, Stangel W, Manns MP. Low frequency of HLA-DRB1*11 in hepatitis C virus induced end stage liver disease. Gut 2001;48:714-718.

Tillmann HL, Wiegand J, Glomb I, Jelineck A, Picchio G, Wedemeyer H, Manns MP. Diagnostic algorithm for chronic hepatitis C virus infection: role of the new HCV-core antigen assay. Z Gastroenterol 2005;43(1):11-6.

Urdea MS. Branched DNA signal amplification. Bio/Technology 1994;12:926-927

Vrielink H, van der Poel CL, Reesik HW, Zaajer HL, Lelie PN. Transmission of hepatitis C virus by anti-HCV-negative blood transfusion. Case report. Vox Sang 1995; 68:55-56

Wai CT, Greenson JK, Fontana RJ, Kalbfleisch JD, Marrero JA, ConjeevaramHS, Lok AS. A simple noninvasive index can predict both significant fibrosis and cirrhosis in patients with chronic hepatitis C. Hepatology 2003; 38:518-526.

Zaaijer HL, Cuypers HTM, Reesink HW, Winkel IN, Gerken G, Lelie PN. Reliability of polymerase chain reaction for detection of hepatitis C virus. Lancet 1993;341, 722-724

6. Histopathologie der Hepatitis C

6.1. Stellenwert der Histopathologie in Diagnose und Verlaufskontrolle der Hepatitis C

Ein krankheitsspezifisches und damit histologisch-diagnostisches Bild der Hepatitis C existiert nicht. Dennoch gibt es einige typische Merkmale, die insbesondere in der Differentialdiagnose von begleitenden anderen Lebererkrankungen von Bedeutung sind (☞ Kap. 6.3.).

Die Aktivität der Erkrankung (nach früherer Nomenklatur "chronisch-aggressive" oder "chronisch-persistierende Hepatitis") und der damit auch fortschreitende Leberumbau korreliert stärker und zuverlässiger mit dem histologischen Bild als mit den "Leberwerten" und anderen klinischen Parametern [16].

Die erste Histologie sichert also den Status bezüglich Entzündungsaktivität und Fibrose. Daraus wird sich ergeben, ob der natürliche Verlauf oder der Verlauf unter Therapie bioptisch weiterverfolgt wird. Im Verlauf wird dann immer wieder neu über die Einleitung oder Änderung des Therapieschemas anhand der Histologie zu entscheiden sein.

6.2. Grading und Staging

Zur Standardisierung der histologischen Parameter bei der Verlaufsbeurteilung der nekroinflammatorischen Aktivität und der Fibrosierung wurde ab 1981 der semiquantitative "HAI"-Score (hepatitis activity index) von Knodell et al., kurz "Knodell-Score", eingesetzt. Resultierend aus Konsenus-Konferenzen der wesentlichen Lehrbuchverfasser wurde eine modifizierte Form (mHAI) vorgeschlagen, die nach dem Erstautor auch "Ishak-Score" genannt wird und eine weite Verbreitung gefunden hat [10]. Daneben existieren simplifizierte Schemata (z.B. das französische METAVIR-System [25], Einteilung nach Desmet und Scheuer et al. [23, 24]), die aber wichtige Einzelinformationen nur summarisch wiedergeben, was Longitudinalbeobachtungen erschweren kann. Der Ishak-Score kann nachträglich leicht in die simpleren Schemata transferiert werden, andersherum ist dies nach Befundlage nicht möglich. Wir empfehlen deshalb den Ishak-Score, für das Staging haben

wir als Übersetzungshilfe die korrespondierenden Werte im Scheuer/METAVIR System in Klammern eingefügt.

Die Leberpunktion stellt im wahrsten Sinne des Wortes nur eine "Stichprobe" des gesamten Organs dar. Trotzdem können sich zuverlässig Aussagen zur entzündlichen Aktivität und zum Fibrosestatus aus einer Biopsie ergeben: Voraussetzung ist eine technisch optimale Biopsiegewinnung und Gewebeaufarbeitung, die in die Hand des erfahrenen Untersuchers gehört, dann treten Komplikationen auch bei ambulanter Durchführung kaum auf [14]. Im Gegensatz zur Tumordiagnostik, bei der eine 0,7 mm Feinnadel oft ausreichen mag, ist bei der Verlaufskontrolle der Hepatitis C eine klassische Menghini-Biopsie (Durchmesser 1,6 mm) einzusetzen. Die Biopsie muss eine Mindestlänge von 1,5 cm aufweisen, was durch Kontrolle unmittelbar nach Entnahme zu sichern ist - bei Unterschreiten der Mindestlänge wird eine weitere Biopsie in gleicher Sitzung empfohlen. Eine ausreichende Biopsiegröße minimiert die Gefahr eines Probenfehlers (sampling error; [22]). Entscheidend für die Güte der histologischen Gewebeaufarbeitung ist der sofortige Fixierungsbeginn, in Routinefällen also in neutral gepuffertem 10 % Formalin (entspr. 4 % Formaldehydlösung). Für spezielle Fragestellungen sind andere Fixative einzusetzen, z.B. für Elektronenmikroskopie 3 % gepuffertes Glutaraldehyd.

Eine Formalinfixierung ist erst nach 18-24 h abgeschlossen, unabhängig von der Gewebegröße. Schnelleinbettungen oder Gefrierschnitte zur Beschleunigung der Bearbeitungszeit sind möglich, führen aber oft zu einer deutlich eingeschränkten Beurteilbarkeit und sollten deshalb sehr strengen Indikationsstellungen vorbehalten bleiben. Die technischen Voraussetzungen einer Leberbiopsie und deren Bearbeitung sind in Tab. 6.1 zusammengefasst.

Die Frage, ab wann eine Biopsie "repräsentativ" ist, kann naturgemäß nicht objektiv beantwortet werden und hängt auch von den differentialdiagnostischen Fragen an das Gewebe ab. Entscheidende histologische Indikatorläsionen können in Einzelfällen in winzigen Stanzpartikeln erfasst sein und damit eine zuverlässige Diagnose erlauben. Für die

Verlaufskontrolle einer Hepatitis C sind mindestens 6 Portalfelder nachzuweisen, sonst sollte die Biopsie als "eingeschränkt beurteilbar" oder "nicht repräsentativ" eingestuft werden. Bei 10 oder mehr Portalfeldern kann von einer repräsentativen Biopsie ausgegangen werden.

Entnahme
• Ausreichende Größe (1,5 cm Länge, >1,2 mm Durchmesser, gut: 1,6 mm)
• Sofortige Fixierung in ausreichend Fixans (10 % Formalin ≙ 4 % Formaldehydlösung)
• Vollständiger Untersuchungsauftrag einschließlich relevanter klinischer Daten (serologische Parameter) und klare Fragestellung
Bearbeitung und Beurteilung
• Multiple Schnittstufen (≥8), mindestens 6 Portalfelder nachweisbar
• Sonderfärbungen (mindestens): Eisen, PAS, Faserfärbung
• Vollständige Beurteilung mit Stellungnahme zu den Parametern: Chronizität, Grading, Staging und Ätiologie

Tab. 6.1: Technische Anforderungen/Voraussetzungen für die Leberbiopsie (nach [29]).

Ähnlich der Klassifikation maligner Tumoren wird ein "Scoring" der entzündlichen Aktivität mit Kategorien von A bis D und ein "Grading" der Fibrose von Grad 1 bis 6 (Zirrhose) vorgenommen (☞ Tab. 6.2). Die Kategorien A bis D erfassen dabei getrennt

* die "Mottenfraß-AktivitätAktivität" oder besser *"Interface-Hepatitis"* periportal und periseptal (**A**) (früher entsprechend dem Grad der "chronisch-aggressiven" Hepatitis = CAH) (☞ Abb. 6.1, 6.2)
* die prognostisch besonders ungünstigen Brückennekrosen (**B**)
* die lobuläre nekroinflammatorische Aktivität (früher CLH=chronisch-lobuläre Hepatitis) (**C**) (☞ Abb. 6.3) und
* das Ausmaß der lympho-plasmazellulären Infiltration der Portalfelder (in gewisser Weise dem Ausmaß der früheren "chronisch-persistierenden" Hepatitis = CPH entspechend) (**D**)

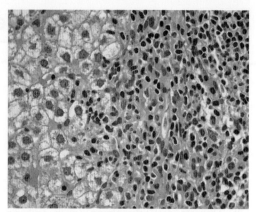

Abb. 6.1: *"Interface*-Hepatitis" mit Übergreifen der Lymphozyten auf das periportale Parenchym. Hematoxylin-Eosin, 630-fach.

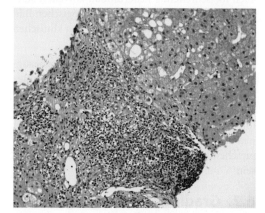

Abb. 6.2: Dichtes lymphozytäres Infiltrat im verbreiterten Portalfeld mit follikulärer Aggregation und leichter *"Interface"*-Aktivität. Mäßig verfettetes Parenchym. Hematoxylin-Eosin, 20-fach.

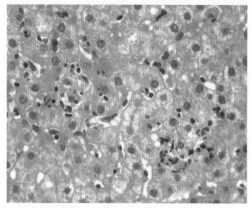

Abb. 6.3: "Nekroinflammatorische Herde" im Lobulus. Hematoxylin-Eosin, 630-fach.

	Score
A. Periportale und periseptale "*Interface*-Hepatitis"	
Keine	0
Minimal (fokal, wenige Portalfelder)	1
Minimal/mäßig (fokal, die meisten Portalfelder)	2
Mäßig (kontinuierlich um < als 50 % der Portalfelder/Septen)	3
Schwer (kontinuierlich um > als 50 % der Portalfelder/Septen)	4
B. Konfluierende Nekrose	
Keine	0
Fokal	1
Zone-3-Nekrosen in einigen Arealen	2
Zone-3-Nekrosen in den meisten Arealen	3
Zone-3-Nekrosen und einzelne porto-zentrale Brücken	4
Zone-3-Nekrosen und viele porto-zentrale Brücken	5
Panazinäre oder multiazinäre Nekrosen	6
C. Fokale lobuläre nekroinflammatorische Herde/Apoptosen	
Keine	0
≤1 Herd pro 10 × Objektiv	1
2-4 Herde pro 10 × Objektiv	2
5-10 Herde pro 10 × Objektiv	3
>10 Herde pro 10 × Objektiv	4

D. Portale Entzündung	
Keine	0
Gering, einige oder alle Portalfelder	1
Mäßig, einige oder alle Portalfelder	2
Mäßig/stark, einige oder alle Portalfelder	3
Stark, alle Portalfelder	4
Staging: Fibrose bis Zirrhose (in Klammern: METAVIR/Scheuer-Staging)	
Keine	0 (0)
Fibröse Expansion einiger Portalfelder, mit oder ohne kurze Septen	1 (1)
Fibröse Expansion der meisten Portalfelder, mit oder ohne kurze Septen	2 (2)
Fibröse Expansion der meisten Portalfelder, mit gelegentlichen porto-portalen Brücken	3 (2)
Fibröse Expansion der Portalfelder, mit ausgeprägten porto-portalen aber auch porto-zentralen Brücken	4 (3)
wie 4, aber mit gelegentlichen Pseudolobuli (inkomplette Zirrhose)	5 (4)
Zirrhose, definitiv oder sehr wahrscheinlich	6 (4)

Tab. 6.2: Konsensus-Klassifikation der Virushepatitis C nach Ishak et al.

Sehr frühe oder nicht-entzündlich aktive Infektionen können allerdings kaum von einer unspezifischen Entzündung in den Portalfeldern unterschieden werden und nur in Zusammenschau mit der Serologie als chronische Virushepatitis eingeordnet werden (Score 0 in Kategorie A, seltener in D).

Die Fibrose (*"Staging"*) wird anhand von Versilberungen (Retikulinfaserfärbung) (☞ Abb. 6.4) und zusätzlichen Bindegewebefärbungen (Elastika van Gieson, Azan, Trichromfärbungen, Ladewig oder Siruis-Rot) graduiert. Dabei kann es durchaus unter Therapie zu einem graduellen Rückgang kommen. Grad 6 (Zirrhose, ☞ Abb. 6.5) ist allerdings fast immer irreversibel.

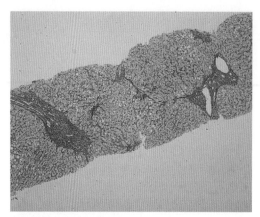

Abb. 6.4: Fibrose Grad F 2-3, erst zart angedeutete porto-portale Septen. Versilberung, 50-fach.

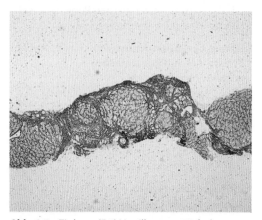

Abb. 6.5: Zirrhose (F 6) Versilberung, 50-fach.

6.3. Aus der Histologie erhältliche Zusatzinformationen/Differentialdiagnosen

Relativ typische Merkmale der Hepatitis C sind die "Trias": lymphozytäre noduläre Aggregate (seltener echte Lymphfollikel mit Keimzentren), bevorzugt grobtropfige (☞ Abb. 6.2), aber auch mikrovesikuläre Verfettung, lymphozytäre Gallengangsläsionen (☞ Abb. 6.6).

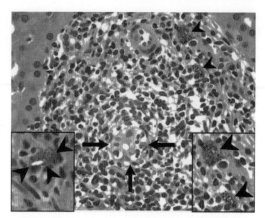

Abb. 6.6: Dichtes lympho-plasmazelluläres Infiltrat in einem Portalfeld mit Infiltration des Gallengangepithels (Pfeile). Ablagerung von braunem Pigment in Makrophagen bei Drogenabusus (Pfeilspitzen und Inset rechts) Doppelbrechende Talkumkristalle (Inset links). Hematoxylin-Eosin, 630-fach.

Differentialdiagnostisch sind dabei die Lymphfollikel kaum zu verwerten, sie sind bei anderen Hepatitiden seltener, kommen aber vor. Pseudofollikel müssen von kleinzelligen Lymphomen/ chronischen lymphatischen Leukämien differenziert werden. Zur Verfettung ☞ unten HCV, ASH, NAFLD, NASH. Zur lymphozytären Infiltration der Gallengänge ☞ PBC, Autoimmuncholangitis, Transplantatabstoßung.

Mit anderen Hepatitiden gemeinsam ist das lympho-plasmazelluläre Entzündungszellinfiltrat. Anhand der Menge der Plasmazellen ist gegenüber früheren Vermutungen keine Abgrenzung gegen eine Autoimmunhepatitis möglich. Viele eosinophile Granulozyten sollten allerdings eher bei einer PBC oder medikamentös-toxischen Hepatitis vorkommen. Mit Ausnahme der sehr raren "cholestatisch-fibrosierenden Hepatitis" sind neutrophile Granulozyten eher bei äthyltoxischer Genese und obstruktiver Cholangiopathie/Cholangitis anzutreffen.

■ Verfettung (Steatose)

Eine Verfettung der Hepatozyten kann im Rahmen einer Hepatitis C auftreten, wobei die Verfettung mit dem Verlauf der Erkrankung und dem Vorliegen spezifischer HCV-Genotypen assoziiert sein soll [26, 27]. Eine HCV-assoziierte Verfettung wird als periportal akzentuiert bis diffus beschrieben. Abzugrenzen, aber histopathologisch nicht immer sicher zu unterscheiden sind andere Ursachen einer Verfettung, die im Gegensatz ein perivenulär akzentuiertes Verteilungsmuster besitzen: die medikamentös-toxische Verfettung (☞ unten), die Alkohol-induzierte Steatitis (ASH: *alcoholic steatohepatitis*) und die nicht-alkoholische Steatose (NAFLD: *nonalcoholic fatty liver disease*) bzw. deren entzündliche Steigerung, die nicht-alkoholische Steatohepatitis (NASH: *nonalcoholic steatohepatitis*).

NAFLD und NASH stellen in Ländern mit westlicher Lebensweise zunehmend häufiger beobachtete Lebererkrankungen dar, die als hepatische Manifestation eines metabolischen Syndroms gelten, in wechselnden Anteilen bedingt durch Fettsucht, Insulinresistenz, Diabetes Typ II, Hypertonie und Hyperlipidämie. Die steigende Prävalenz führt auch zu einer zunehmenden Koinzidenz mit einer chronischen Hepatitis C. Für beide Entitäten gilt, dass die Leberbiopsie als Goldstandard in der Diagnostik und Verlaufskontrolle anzusehen ist. Keine andere Untersuchung ist in der Lage, eine Steatohepatitis, das Ausmaß der entzündlichen Schädigung, den Grad der Fibrose und deren Charakter sowie den Grad der Architekturstörung zu erfassen.

Zu den histopathologischen Parametern zählen makrovesikuläre Verfettung, charakteristische Zytoplasmaschwellung *("ballooning"),* lobuläre Entzündung mit Nachweis von Granulozyten und eine perisinusoidale Fibrose (Zone 3) sowie Mallory-Hyalin.

Die genannten histologischen Veränderungen können auch bei einer alkoholbedingten Steatohepatitis (ASH) auftreten. Zusätzliche Kriterien, die auf eine alkoholische Genese hindeuten, sind: vermehrtes Mallory-Hyalin, netzig-irreguläres Fibrosemuster mit Fasereinschluss einzelner Hepatozyten ("Maschendrahtfibrose") mit teils perivenulärer Beteiligung, duktuläre Proliferation, Cholangiolitis und akute Cholestase sowie sklerosierende hyaline Nekrosen.

Hinweise auf eine additive äthyltoxische Belastung sind nicht allzu selten und müssen im histologischen Befund mitgeteilt werden, weil dabei das Risiko einer Entwicklung von Zirrhose und Leberkarzinom stark erhöht ist [13]. Ähnliches gilt auch für NAFLD und NASH: bei übergewichtigen Patienten mit "kryptischer Zirrhose" fand sich eine vergleichbare Inzidenz von Leberzellkarzinomen

wie bei Hepatitis C assoziierten Zirrhosen (nicht aber bei "kryptischen Zirrhosen" schlanker Patienten) [28].

■ Hepatitis B

"Milchglashepatozyten" lassen an eine koexistierende Hepatitis B denken, die histologisch leicht durch eine Immunhistochemie mit Antikörpern gegen HBsAg, HBcAg, HBeAg abgesichert werden kann. Das Risiko bezüglich Fibrose und Karzinomentstehung ist bei Koinfektionen stark erhöht.

■ Autoimmunhepatitis (AIH)

Eine ungewöhnlich starke "Interface"- und lobuläre Aktivität mit periportalem Parenchymkollaps/Brückennekrosen lässt differentialdiagnostisch an eine Autoimmunhepatitis denken. Das Vorkommen von Autoantikörpern und "autoimmunen" Erkrankungen wie Morbus Sjögren (Sialadenitis sicca) oder Lichen ruber bei Hepatitis C hatte die Diskussion über die Differentialdiagnose und Abgrenzung von der Autoimmunhepatitis angeregt [20]. Inzwischen ist aber klar, dass die Kriterien der neuesten Definition der AIH fast nie erfüllt werden [1]. Der kürzlich berichtete Nachweis von Hepatitis-C-Viren in der Speicheldrüse bei Hepatitis-C-assoziiertem M. Sjögren spricht in diesem Fall für eine direkte immunologische Reaktion auf das Virus [2]. Eine zusätzliche Möglichkeit der Differentialdiagnose ist die immunhistochemische Darstellung der T4/T8-Ratio der T-Zellen mit paraffingängigen Antikörpern. Bei AIH überwiegen CD4-positive gegen CD8-positive Lymphozyten vice versa zur Virushepatitis.

■ PBC/Autoimmuncholangitis ("AMA-negative PBC")

Das oft nur fokale Vorkommen der für die Primär Biliäre Cirrhose typischen Gallengangsläsionen kann dazu führen, dass in der Histologie das Bild einer meist kaum aktiven chronischen Hepatitis zu finden ist. Erschwerend kommt hinzu, dass lymphozytäre Infiltrate des Gallengangepithels auch bei Hepatitis C vorkommen. Hier hilft nur die Aufarbeitung der Biopsie mit Stufenschnitten. Bei PBC findet sich dann doch oft die stärker destruierende lymphozytäre Cholangitis mit einem charakteristischen Saum aus Histiozyten. Diese sind manchmal auch epitheloid und granulombildend. In einigen Fällen verhilft nur die Serologie zur endgültigen Diagnose.

▉ PSC

Die primär sklerosierende Cholangitis ist eine endoskopische Diagnose. Bioptisch-histologisch ist sie nicht von einer sekundär sklerosierenden Cholangitis (SSC) zu unterscheiden. Die "zwiebelschalenförmige periduktale Fibrose" gibt es auch bei der SSC. Die für PSC relativ typischen "nodulären Narben" im Bereich untergegangener Gallengänge findet man gelegentlich bei der Aufarbeitung explantierter Lebern, aber kaum in der Biopsie. Selten sieht eine PSC wie eine kaum aktive Hepatitis C aus.

▉ Morbus Wilson

Das typische Bild ist eine schwere chronisch-aktive Hepatitis mit Brückennekrosen bei der Dekompensation im jugendlichen Erwachsenenalter. Die histologische Differentialdiagnose ist eher die Autoimmunhepatitis. Der histochemische Kupfernachweis mit der Rhodamin-Färbung ist leider nicht immer zuverlässig. Wie bei den histologisch eher uncharakteristischen "Spät-Wilsons" ist eine quantitative Kupferbestimmung nach Veraschung eines nativen Leberzylinders zur Diagnosesicherung notwendig. Massive Rhodamin-positive Kupferablagerungen finden sich bei chronisch-cholestatischen Lebererkrankungen, besonders der PBC. Bei der Hepatitis C scheint Kupfer eine geringe Rolle zu spielen [9]

▉ Drogenabusus

Stellt bekanntlich einen Infektionsweg der Hepatitis C dar. Hinweise können sich durch Ablagerung von Streckmitteln als graue stäubige Partikel in Makrophagen der Portalfelder (☞ Abb. 6.6, Inset rechts) oder als Talkum in Form polarisationsoptisch weiß doppelbrechender Kristalle (Abb. 6.6, Inset links) finden. Als Aufheller in Tabletten verwandtes Titanium soll eine pinkfarbige Brechung zeigen [4a].

▉ Alpha-1-Antitrypsinmangel

Globuläre periportale Ablagerungen von Alpha-1-Antitrypsin lassen sich immunhistochemisch, aber auch schon gut durch eine PAS (Perjod-Schiff)-Reaktion nach Diastaseverdauung darstellen. Neuere Untersuchungen zeigen auch bei PiZZ-Heterozygoten ein erhöhtes Risiko für Fibrose, aber auch im präzirrhotischen Stadium häufiger Leberkarzinome, vor allem cholangiozellulärer Differenzierung [21]. Eine histologische Ähnlich-

keit existiert eher zur sklerosierenden Cholangitis, die Koexistenz der Erkrankung als Risikofaktor sollte aber bedacht werden.

▉ Hepatitis-C-assoziierte Siderose/ genetische Hämochromatose

Durch eine Preussisch-Blau-Färbung darstellbare Eisenablagerungen in Hepatozyten und mesenchymalen Zellen finden sich nicht selten bei Hepatitis C. Eisen, gleich welcher Ursache, wirkt additiv hepatotoxisch und sollte mit erwähnt werden. Offenbar korreliert die Eisenablagerung auch mit dem Verlauf der Hepatitis C [18] und nimmt bei erfolgreicher Therapie ab [11]. Eine starke Siderose, besonders mit Beteiligung der Gallengänge, sollte zum Ausschluss einer genetischen Hämochromatose mit Veraschung eines nativen Leberzylinders und Bestimmung des "Eisenindex", der zum Lebensalter im Verhältnis steht, führen [16, 12].

▉ Cholestatische Hepatitis

Tritt als meist kanalikuläre Form bei akuter Virushepatitis auf, ist bei chronischer Hepatitis eher ungewöhnlich und sollte differentialdiagnostisch an eine biliäre Erkrankung oder medikamentös-toxische Ursache denken lassen. Bei Patienten unter Immunsuppression (meist transplantierte Patienten) kommt es gelegentlich bei Hepatitis B, selten auch bei Hepatitis C zu einer "cholestatisch-fibrosierenden Hepatitis" mit Cholestase, Gallengangproliferation und Dominieren von Granulozyten, ein Bild, das leicht mit einer Gallenwegsobstruktion oder Cholangitis verwechselt werden kann. Während es sich dabei bei Hepatitis B um regelrecht mutierte Virusstämme (oft precore-S-Gen) handelt, werden bei der Hepatitis C "Quasispecies" als Ursache vermutet [15].

▉ Kleinzellige Lymphome/ chronische lymphatische Leukämie

Kleinzellige Lymphome/chronische lymphatische Leukämien befallen oft auch die Leber in Form pseudofollikulärer Infiltrate in den Portalfeldern, teils auch intrasinusoidal. Frühe Infiltrate können eine inaktive Hepatitis C vortäuschen. Das monotone Zellbild sollte zu einer Klonalitätsanalyse bezüglich eines Schwerkettenrearrangements führen, die sich am Paraffinmaterial meist problemlos durchführen lässt.

Differentialdiagnose Rezidiv der Hepatitis C/Abstoßungsreaktion im transplantierten Organ

Eine Hepatitis-C-Reinfektion des transplantierten Organs tritt nahezu immer auf und erfolgt oft bereits Stunden nach der Transplantation. Erhöhte Leberwerte (Faktor 1,5-2) 6-8 Wochen nach Transplantation können das erste Korrelat für die Reinfektion darstellen. Die Immunsuppression begünstigt dabei die Virusreplikation im transplantierten Organ, wobei die Viruslast mit dem Krankheitsverlauf assoziiert ist. Eine rekurrente Hepatitis-C-Infektion verläuft häufig aggressiver als in der Eigenleber. Es finden sich vermehrt Brückennekrosen, auch ist der Übergang in eine Fibrose und Zirrhose akzeleriert, nach 5 Jahren zeigen 10-20 % der Patienten eine komplette Zirrhose. Als seltene Variante der HCV-Reinfektion im Transplantat kann eine fibrosierende cholestatische Form auftreten.

Vor diesem Hintergrund ist die Bedeutung der manchmal sehr schwierigen Differentialdiagnose zwischen zellulärer (akuter) Abstoßung und Reinfektion zu sehen: eine Behandlung der Abstoßungsepisode kann die zirkulierende Viruslast erhöhen und damit die Geschwindigkeit und Schwere der rekurrenten Hepatitis-C-Infektion begünstigen. Rekurrente HCV-Infektionen zählen zu den häufigsten Ursachen von Morbidität und Mortalität nach Lebertransplantation. Andererseits kann die medikamentöse Therapie einer HCV-Infektion (IF-2) selbst Veränderungen im Transplantat auslösen, bzw. eine zelluläre Abstoßungsepisode triggern. Die Histomorphologie der Hepatitis-C-Entzündung bietet dabei prinzipiell das gleiche Bild wie im nicht-transplantierten Organ.

Die Diagnose der zellulären Abstoßung erfordert mindestens zwei Kriterien der Trias: gemischtes Portalfeld-assoziiertes Infiltrat (> T-Lymphozyten) mit Plasmazellen und Eosinophilen, Endothelialitis und lymphozytärer Gallengangsschaden. Ähnlich wie bei der PBC und Hepatitis C kommen bei der zellulären Abstoßung lymphozytäre Gallenganginfiltrate vor. Bei einer (rekurrenten) Hepatitis C lässt sich eine Gallengangsdestruktion allerdings nicht beobachten. Das Bild der Hepatitis-C-Reinfektion variiert durchaus im zeitlichen Verlauf und geht dabei von einer akuten Phase (lobuläres Infiltrat, Architekturstörung, makrovesikuläre Verfettung Zone 2+3, spärliches intraepitheliales Gallengangsinfiltrat) und eine Übergangsphase (Verschiebung des Entzündungsschwerpunktes in die Portalfelder, follikuläre Lymphozytenaggregate, Interface-Aktivität, beginnende duktuläre Metaplasie) schließlich in Analogie zur Virushepatitis im nicht-transplantierten Organ in eine chronische Form über (mononukleäre, noduläre Portalfeldaggregate, geringer Gallengangsschaden, Interface-Aktivität, Proliferation von Neoduktuli). Tab. 6.3 zeigt eine Auswahl nützlicher Parameter zur Abgrenzung zwischen beiden Entitäten.

	Rekurrente Hepatitis C	Zelluläre Abstoßung
Portale Veränderungen		
Entzündung	Lymphozyten	Gemischt
Periportale Aktivität	Ja, abhängig von der Phase	Gering (*spill-over*)
Gallengangsentzündung	Gering	Ja
Gallengangsverlust	Nein	Variabel (chronisch !)
Endothelialitis/Venulitis	Fehlend bis gering	Ja
Fibrose	Ja	Nein
Lobuläre Veränderungen		
Entzündung - Aktivität	Abhängig von der Phase	Meist gering
Entzündung - Muster	Herdförmig	Konfluierend
Entzündung - Verteilung	Zufällig	Zonal (perivenulär)
Cholestase	Selten	Häufig
Verfettung	Ja	Nein
Einzelzellnekrosen	Häufig	Weniger häufig

Tab. 6.3: Parameter der histopathologischen Differentialdiagnostik: Abstoßung vs. rekurrente Hepatitis C im Transplantat.

Neben klaren histologischen Bildern einer zellulären Abstoßung (schwere Endothelialitis mit abgehobenem Epithel und typisches eosinophilenreiches gemischtes Portalfeldinfiltrat mit ödematöser Lockerung) kommen aber auch diskrete Veränderungen und Mischformen vor, die nicht sicher zuzuordnen sind bzw. auch einem kombinierten Krankheitsbild (Reinfektion plus Abstoßung) entsprechen können. Eine deutliche Interface-Aktivität mit lobulärer Entzündungskomponente und sonst nur geringen Zeichen einer Abstoßung lässt die Diagnose einer rekurrenten Hepatitis C zu, die dann nach Ishak semiquantitativ beschrieben wird. Wichtig ist auch eine Betrachtung des zeitlichen Zusammenhanges mit der Transplantation: die meisten zellulären Abstoßungen treten in den ersten vier Wochen nach TX auf, während eine Hepatitis-C-Reinfektion erst nach dieser Phase (ab 3.-6. Woche) häufig auftritt.

Bei einer Dysfunktion in der transplantierten Leber und Nachweis eines Portalfeld-assoziierten entzündlichen Infiltrates sind neben Abstoßung und Hepatitis-C-Reinfekt weitere Differentialdiagnosen in Betracht zu ziehen: rekurrente oder *De-novo*-HBV-Infekte, Autoimmunhepatitis (Grunderkrankung oder *de novo*), PBC, Medikamentenschäden, obstruktive Cholangiopathie.

In Grenzfällen ist eine enge Abstimmung zwischen Kliniker und Pathologen notwendig, wie sie bei regelmäßigen klinisch-pathologischen Fallkonferenzen erfolgen sollte.

Medikamentös-toxische Hepatitis

Diese Hepatitis kann prinzipiell alle anderen Hepatitiden imitieren und durch mehrere hundert Substanzen hervorgerufen werden, die sich als direkt hepatotoxisch oder indirekt (idiosynkratisch) toxisch einordnen lassen. Nach serologischem Ausschluss einer Virushepatitis oder AIH sind letztlich die Medikamentenanamnese und ein Auslassversuch ausschlaggebend, wobei es auch chronische Formen nach Absetzen des Medikaments gibt. Häufiger wird bei dieser Hepatitis beschrieben: Cholestase/Cholatstase, Verfettung, gemischtes zelluläres Infiltrat mit Eosinophilie, Nekrosen ohne klinische Hinweise auf Durchblutungstörungen, Beteiligung der Gallengänge.

Akute Hepatitis C

Dieses Stadium wird kaum biopsiert, die wenigen Erfahrungen berichten aber über prinzipiell gleichartige Veränderungen wie bei der stark aktiven chronischen Hepatitis. Viele Gruppen- und azidophile Einzelzelluntergänge führen zum Einschluss der Autoimmunhepatitis und medikamentös-toxischen Hepatitis in die Differentialdiagnose.

Hepatozelluläres Karzinom (HCC)

Meist in der zirrhotischen Leber, selten auch vorher, entstehen bei Virushepatitis C und B gehäuft Leberzellkarzinome (sehr viel häufiger als z.B. in der alkoholischen Zirrhose). Zugrunde liegt wohl zum Teil die ständig erhöhte Zellproliferation bei der chronischen Entzündung. Wie genau die in das Genom integrierten B-Viren (DNA) oder gar die nicht integrierten (RNA) C-Viren sonst noch transformierend wirken, ist noch nicht bekannt. Erhöhte AFP-Werte oder zunehmende Raumforderungen in der Bildgebung führen zur bioptischen Abklärung. Nach unseren Erfahrungen ist die diagnostische Treffsicherheit mit 0,7-mm-Feinnadelbiopsien sehr hoch. Nach der Literatur gibt es keine Beeinflussung des Überlebens durch sehr selten auftretende und chirurgisch leicht zu resezierende Stichkanalmetastasen [3, 4]. Der wesentliche technologische Schritt ist die Sicherung der oft kaum mit dem bloßen Auge sichtbaren Partikel durch Zentrifugation und Einbettung in Gelmatrix, ein Verfahren aus der Zytologie (☞ Abb. 6.7).

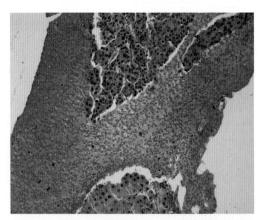

Abb. 6.7: Einbettung von Feinnadelpartikeln in Gelmatrix nach Zytozentrifugation (Gel=bläulicher Hintergrund mit eingeschlossenen Erythrozyten): Bild unten: nicht-neoplastischer Leberzellkomplex; Bild oben HCC G-2 mit stark verschobener Kern-Plasma-Relation. Hematoxylin-Eosin, 200-fach.

Damit erhält man meist größere Zellkomplexe, die manchmal sogar Tumor und nicht-neoplastische Leber enthalten (☞ Abb. 6.7, 6.8) Das derzeit noch gültige klassische Kriterium in der Unterscheidung des HCC von Regeneratknoten oder Präneoplasien ist der Verlust des Retikulingerüsts in der Silberfärbung [7] (☞ Abb. 6.8).

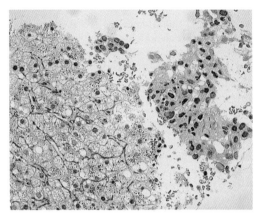

Abb. 6.8: Technik wie 6.7: links erhaltenes Silbergerüst (und erhaltene Kern-Plasma-Relation) in der nichtneoplastischen Leber, die in diesem Fall auch viele Eisengranula enthält, rechts schlecht differenziertes HCC (G-3) mit Verlust der Gitterfasern. Versilberung, 400-fach.

Bei Nachweis dieses Verlustes ist nach unserer Erfahrung die richtig-positive Karzinomdiagnose immer möglich. Bei der Aufarbeitung von Operationspräparaten sieht man jedoch immer wieder erhaltene Silberstrukturen in eindeutigen HCC. In diesen Fällen haben wir allerdings bisher immer mit Fluoreszenz-*in-situ*-Hybridisierung chromosomale numerische Aberrationen nachweisen können. Diese Technik ist inzwischen bei uns auch gut an Biopsien etabliert [8, 19].

◼ Direkter Nachweis der Hepatitis-C-Viren im histologischen Präparat/Paraffingewebe

Bei der Hepatitis C spielt der immunhistochemische Nachweis der Viren wegen der hohen Rate an falsch-positiven und falsch-negativen Ergebnissen der derzeit erhältlichen Antikörper keine wesentliche Rolle. Bei speziellen klinischen Fragestellungen ist allerdings eine deutlich spezifischere *In-situ*-Hybridisierung oder der direkte Virusnachweis nach Extraktion aus dem Paraffinblock und reverser Transkriptase PCR prinzipiell gut mög-

lich. Besonders sinnvoll kann die Abklärung bei Antikörper-positiven, aber Serum-Virus-RNA-negativen Fällen sein [5, 17].

6.4. Literatur

1. Alvarez F, Berg PA, Bianchi FB, Bianchi L, Burroughs AK, Cancado EL, Chapman RW, Cooksley WG, Czaja AJ, Desmet VJ, Donaldson PT, Eddleston AL, Fainboim L, Heathcote J, Homberg JC, Hoofnagle JH, Kakumu S, Krawitt EL, Mackay IR, MacSween RN, Maddrey WC, Manns MP, McFarlane IG, Meyer zum Buschenfelde KH, Zeniya M, et al. International Autoimmune Hepatitis Group Report: review of criteria for diagnosis of autoimmune hepatitis. J Hepatol 1999;31(5):929-38

2. Arrieta JJ, Rodriguez-Inigo E, Ortiz-Movilla N, Bartolome J, Pardo M, Manzarbeitia F, Oliva H, Macias DM, Carreno V. In Situ Detection of Hepatitis C Virus RNA in Salivary Glands. Am J Pathol 2001;158(1):259-264

3. Borzio M, Borzio F, Macchi R, Croce AM, Bruno S, Ferrari A, Servida E. The evauation of fine-needle procedures for the diagnosis of focal lesions of the liver in cirrhosis. J Hepatol 1994;20(1):117-121

4. Chapoutout C, Perney P, Fabre D et al. Needle tract seeding after ultrasound guided puncture of hepatocellular carcinoma. A study of 150 patients. Gastroenterol Clin Biol 1999;23(5):552-556

4a. Coelho Filho JC, Moreira RA, Crocker PR, Levison DA, Corrin B. Identification of titanium pigment in drug addicts' tissues. Histopathology 1991;19(2): 190-2

5. Dries V, von Both I, Muller M, Gerken G, Schirmacher P, Odenthal M, Bartenschlager R, Drebber U, Meyer zum Buschenfeld KH, Dienes HP. Detection of hepatitis C virus in paraffin-embedded liver biopsies of patients negative for viral RNA in serum. Hepatology 1999;29(1):223-9.

6. Fargion S, Mattioli M, Fracanzani AL, Fiorelli G. Iron and liver diseases Can J Gastroenterol 2000;(14,D):89D-92D

7. Ferell LD, Crawford JM, Dhillon AP, Scheurer PJ, Nakanuma Y. Proposal for standard criteria for the diagnosis of benign, borderline, and malignant hepatocellular lesions arising in chronic advanced liver disease. Am J Surg Pathol 1993;17(11):1113-1123

8. Flemming P, Kreipe HH. Pathologische Anatomie primärer Lebertumoren. Der Onkologe 2000;6(4):284-291

9. Hatano R, Ebara M, Fukuda H, Yoshikawa M, Sugiura N, Kondo F, Yukawa M, Saisho H. Accumulation of copper in the liver and hepatic injury in chronic hepatitis C. J Gastroenterol Hepatol 2000;15(7):786-91

10. Ishak K, Baptista A, Bianchi L, Callea F, De Groote J, Gudat F, Denk H, Desmet V, Korb G, MacSween RN et

al. Histological grading and staging of chronic hepatitis. J Hepatol. 1995;22(6):696-9

11. Kakizaki S, Takagi H, Ichikawa T, Abe T, Yamada T, Suzuki K, Kojima A, Takayama H, Takezawa J, Nagamine T, Mori M. Histological change after interferon therapy in chronic hepatitis C in view of iron deposition in the liver. Biol Trace Elem Res 2000;73(2):151-62

12. Lal P, Fernandes H, Koneru B, Albanese E, Hameed M. C282Y mutation and hepatic iron status in hepatitis C and cryptogenic cirrhosis. Arch Pathol Lab Med 2000; 124(11):1632-5

13. Marsano LS, Pena LR The interaction of alcoholic liver disease and hepatitis C. Hepatogastroenterology 1998;45(20):331-9

14. Montalto G, Soresi M, Carroccio A, Bascone F, Tripi S, Aragona F, Di Gaetano G, Notarbartolo A. Percutaneous Liver Biopsy: A Safe Outpatient Procedure? Digestion 2001;63(1):55-60

15. Pessoa MG, Bzowej N, Berenguer M, Phung Y, Kim M, Ferrell L, Hassoba H, Wright TL. Evolution of hepatitis C virus quasispecies in patients with severe cholestatic hepatitis after liver transplantation. Hepatology 1999 (6):1513-20.

16. Rossini A, Ravaggi A, Agostinelli E, Bercich L, Gazzola GB, Radaeli E, Callea F, Cariani E. Virological characterization and liver histology in HCV positive subjects withnormal and elevated ALT levels. Liver 1997;17(3): 133-8.

17. Svoboda-Newman SM, Greenson JK, Singleton TP, Sun R, Frank TS. Detection of hepatitis C by RT-PCR in formalin-fixed paraffin-embedded tissue from liver transplant patients. Diagn Mol Pathol 1997; 6(2):123-9.

18. Vergani A, Bovo G, Trombini P, Caronni N, Arosio C, Malosio I, Fossati L, Roffi L, Piperno A. Semiquantitative and qualitative assessment of hepatic iron in patients with chronic viral hepatitis: relation with grading, staging and haemochromatosis mutations. Ital J Gastroenterol Hepatol 1999;31(5):395-400.

19. Wilkens L, Bredt M, Flemming P, Schwarze Y, Becker T, Mengel M, v Wasielewski R, Klempnauer J, Kreipe H. Diagnostic impact of fluorescence in situ hybridization in the differentiation of hepatocellular adenoma and well differentiated hepatocellular carcinoma. J Mol Diagn. 2001 May;3(2):68-73.

20. Zauli D, Cassani F, Bianchi FB. Auto-antibodies in hepatitis C. Biomed Pharmacother 1999; 53(5-6):234-41

21. Zhou H-P. Fischer Leberveränderungen bei heterozygotem alpha-1-Antitrypsin-Mangel PiZ. Der Pathologe 2000;21(6):433-44022.

22. Snover DC. Biopsy Diagnosis of Liver Disease: Technical Aspects of the Evaluation of Liver Biopsies. Baltimore, Williams and Wilkins, 1992, Seiten 2-22

23. Scheuer PJ. The nomenclature of chronic hepatitis: Time for a change. J Heptal 1995;22:112-114

24. Desmet VJ, Gerber M, Hoofnagle JH, et al.: Classification of chronic hepatitis: Diagnosis, grading and staging. Hepatology 1994;19:1513-1520

25. Poynard T, Bedossa P, Opolon P. Natural history of liver fibrosis progression in patients with chronic hepatitis C. The OBSVIRC, METAVIR, CLINVIR, and DOSVIRC groups. Lancet 1979;349:825-832

26. Adinolfi L, Utili R, Andreana A et al. Serum HCV RNA levels correlate with histological live damage and concur with steatosis in the progression of chronic hepatitis C. Dig Dis Sci 2001;46:1677-1683

27. Adinolfi L, Gambardella M, Andreana A et al. Steatosis accelerates the progression of liver damage of chronic hepatitis C patients and correlates with specific HCV genotype and visceral obesity. Hepathology 2001;33:1358-1364

28. Ratziu V, Bonyhay L, Di Martino V et al. Survival liver failure and hepatocellular carcinoma in obesity-related cryptogenic cirrhosis. Hepatology 2002;35:1485-1493

29. Schirmacher P, Fleig W, Tannapfel A et al. Bioptische Diagnostik der chronischen Hepatitis. Pathologe 2004; 25:337-348

7. Therapie der akuten Hepatitis C

Seit 1999 werden alle Blutprodukte in Deutschland mittels PCR auf HCV-Virusgenom untersucht, so dass eine Infektion mit dem Hepatitis-C-Virus durch Blutprodukte praktisch ausgeschlossen ist. Häufigste Ursache für eine Hepatitis-C-Infektion ist heute daher intravenöser Drogenabusus. Auch wenn die Übertragung des Hepatitis-C-Virus durch Geschlechtsverkehr selten ist, so ist bei selektionierten Studienpatienten in ca. einem Fünftel aller Fälle Sexualkontakt zu einem HCV-positiven Partner der einzige identifizierbare Risikofaktor. Daneben existieren Risikofaktoren, die bisher oft unterschätzt wurden. In mehreren europäischen Studien wurden hierbei insbesondere invasive medizinische Prozeduren oder Krankenhausaufenthalte in bis zu 67 % der Fälle identifiziert [1-3]. Interessanterweise lässt sich dabei zwischen verschiedenen Altersgruppen ein unterschiedliches Risikoprofil nachweisen. Während Infektionen aufgrund eines Drogenabusus vor allem bei jungen Patienten auftreten und eine sexuelle Exposition in verschiedenen Altersgruppen gleich verteilt ist, treten medizinische Prozeduren insbesondere bei Patienten, die älter als 50 Jahre sind, in den Vordergrund (☞ Abb. 7.1) [4]. Diese Beobachtung bedarf in der Zukunft dringend einer genaueren Analyse, da es sich bei Infektionen durch medizinische Prozeduren um potentiell vermeidbare Krankheitsfälle handelt, bei denen wahrscheinlich Hygienevorschriften nicht eingehalten wurden [5]. Außerdem muss in Zukunft der hohe Anteil an Infektionen mit unklarem Akquisitionsmodus, insbesondere bei älteren Patienten, weiter aufgeklärt werden (☞ Abb. 7.1), um auch in diesen Fällen präventive Maßnahmen zur Verhinderung einer Infektion einleiten zu können.

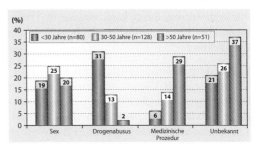

Abb. 7.1: Der Akquisitionsmodus einer akuten Hepatitis-C-Infektion ändert sich mit zunehmendem Alter. Während junge Patienten durch Drogenkonsum erkranken, stehen bei Patienten >50 Jahre medizinische Prozeduren im Vordergrund. In dieser Altersgruppe kann bei vielen Fällen der Infektionsweg auch nicht aufgeklärt werden.

Wie in Kap. 4. bereits erwähnt, verläuft die akute Hepatitis häufig asymptomatisch. Die Identifizierung einer HCV-Infektion in der Akutphase wird hierdurch häufig erschwert.

Faktoren, die mit einer spontanen Ausheilung der HCV-Infektion assoziiert zu sein scheinen, sind ein niedrigeres Alter, HCV-Genotyp 3, weibliches Geschlecht und bestimmte Histokompatibilitätskomplex-Gene (NIH, Bethesda, 2002). Es konnte eine Assoziation eines selbstlimitierenden oder chronischen Verlaufs mit spezifischen MHC-Allelen beobachtet werden. Der genetische Hintergrund scheint in der Verlaufsform also eine nicht unwesentliche Rolle zu spielen [6].

Zur Zeit gibt es keinen einheitlichen Konsens zur Behandlung der akuten Hepatitis C. Dabei muss beachtet werden, dass die akute Hepatitis C ein sehr heterogenes Krankheitsbild ist und asymptomatische bis schwer ikterische Verläufe annehmen kann, die möglicherweise unterschiedliche Behandlungskonzepte erfordern. In Anbetracht der nach wie vor nur teilweise erfolgreichen Therapie der chronischen Hepatitis C ist es in jedem Falle sinnvoll, eine Chronifizierung der akuten Infektion zu verhindern. Prinzipiell stehen dabei zwei verschiedene Konzepte zur Verfügung: eine möglichst frühzeitige Therapie der akuten Hepatitis C oder ein verzögertes Behandlungskonzept, bei dem zunächst abgewartet wird, ob es zu einer spontanen Ausheilung der Infektion kommt. Entscheidend ist dabei die Wahl des bestmöglichen

Therapiezeitpunkts. Eine frühzeitige Therapie kann zu einer unnötigen Behandlung von Patienten führen, die das Hepatitis-C-Virus spontan eliminieren würden. Ein zu lange verzögerter Therapiestart begünstigt eventuell eine Chronifizierung der Infektion.

Eine Postexpositionsprophylaxe (z.B. bei Stichverletzungen mit HCV-kontaminierten Nadeln) ist bei der Hepatitis C nicht indiziert. Eine prophylaktische antivirale Therapie ist keinesfalls indiziert, Transaminasenbestimmungen nach 2-4 Wochen und eine HCV-RNA-PCR nach 2-4 und evtl. zusätzlich nach 6-8 Wochen werden empfohlen [7]. Es ist zu beachten, dass das Infektionsrisiko nach Nadelstichverletzung nur bei ca. 0,43 % liegt und damit deutlich geringer als bei Hepatitis B und wahrscheinlich auch leicht geringer als bei HIV ist [8]. Weiterhin stehen mittlerweile erfolgreiche Strategien zur Verhinderung einer Chronifizierung zur Verfügung. Schließlich muss der in der überwiegenden Mehrzahl der Fälle sehr benigne Verlauf berücksichtigt werden.

Sollte es zu einer akuten Virusinfektion kommen, lässt sich die Rationale für eine frühzeitige Therapie auf folgende Überlegungen gründen. Bei einer akuten Hepatitis-C-Infektion liegen viele Voraussetzungen vor, die im Falle einer chronischen Hepatitis C als positive prädiktive Faktoren für einen Therapieerfolg einer Interferontherapie identifiziert werden konnten: eine kurze Krankheitsdauer, geringe Anzahl von HCV-Quasispezies, das Fehlen einer Fibrose und häufig ein junges Alter. Somit liegen häufig gute Voraussetzungen für eine Interferontherapie vor. Außerdem hat gerade die Erfahrung in der Therapie der HIV-Infektion gelehrt, dass eine frühe Therapie dieser Infektion einen günstigen Einfluss auf den Verlauf der Erkrankung hat [9]. In Therapiestudien der akuten HIV-Infektion und ebenfalls bei Analysen der Immunantwort einer LCMV-Infektion bei Mäusen konnte belegt werden, dass eine frühe Kontrolle der Virusreplikation die Deletion und Anergisierung von virusspezifischen $CD4^+$- und $CD8^+$-T-Zellen verhindern kann.

Verschiedene Pilotstudien zur Interferon-α-Therapie der akuten Hepatitis C zeigten trotz unterschiedlicher Patientenkollektive und Therapieschemata einen Trend, dass durch eine verlängerte Behandlungsdauer und eine höhere Interferon-

dosis ein besserer Therapieerfolg zu erzielen ist [10-17]. Eine 24-wöchige Therapie war effektiver als eine Behandlung über 12 Wochen und diese effektiver als nur 4 Wochen Therapie. Die tägliche Applikation von Interferon hatte außerdem einen positiven Einfluss, was mit der Kinetik der HCV-Viruselimination zusammenhängen könnte [18].

Basierend auf diesen Ergebnissen wurde zwischen 1998 und 2001 eine deutschlandweite Studie durchgeführt, bei der Patienten mit akuter HCV-Infektion innerhalb von 4 Monaten nach der Infektion mit 5 Mio. IE Interferon-α2b täglich s.c. in den ersten 4 Wochen, gefolgt von 5 Mio IE Interferon-α2b 3 ×/Woche s.c. für weitere 20 Wochen behandelt wurden. Am Ende der Studie waren 43 der 44 behandelten Patienten (98 %) HCV-RNA-negativ (☞ Abb. 7.2) [19]. Eine Langzeitnachbeobachtung konnte zeigen, dass ein dauerhaftes virologisches Ansprechen bis zu 224 Wochen nach Therapieende nachweisbar war [20].

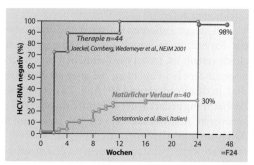

Abb. 7.2: Virologisches Ansprechen einer frühzeitigen Therapie mit konventionellem Interferon-α2b. F24= Follow-up Woche 24 (nach [1]).

Diese Ergebnisse sind in mehrfacher Hinsicht von Bedeutung: Zum einen wurde das Konzept, eine akute Virusinfektion möglichst frühzeitig zu behandeln, bestätigt. Weiterhin ist die Gabe von Ribavirin bei Patienten mit akuter Hepatitis C nicht erforderlich, was mit verminderten Nebenwirkungen und deutlich geringeren Kosten einhergeht.

Nachdem sich die Therapie der chronischen Hepatitis C ab dem Jahr 2001 von den konventionellen Interferonen zu den pegylierten Interferonen weiterentwickelte [21-23], wurden auch in der Therapie der akuten Hepatitis C pegylierte Interferone eingesetzt (☞ Abb. 7.3). Im Rahmen der von dem Kompetenznetz Hepatitis durchgeführten deutschen akuten HCV II-Studie konnten zwischen

2001 und 2004 89 Patienten in 53 verschiedenen Zentren rekrutiert werden. Diese Patienten wurden ohne Induktionsphase mit 1,5 µg/kg pegyliertem Interferon-α2b für 24 Wochen behandelt. Die virologischen Ansprechraten am Ende der Nachbeobachtungszeit lagen bei 71 % der Gesamtpopulation, weil 10 Patienten kein dauerhaftes virologisches Ansprechen erzielen konnten und 13 Personen sich nicht bis zum geplanten Studienende bei ihrem behandelnden Arzt vorstellten. Die virologischen Ansprechraten bei den Patienten, die mindestens 80 % der Interferondosis innerhalb 80 % des geplanten Therapiezeitraums erhielten, lagen allerdings bei 89 %, so dass in dieser Population vergleichbare Ergebnisse wie bei der Therapie mit konventionellem Interferon erzielt werden konnten [24]. Nachfolgende italienische Studien konnten mit einer frühzeitigen Therapie mit 1,5 µg/kg pegyliertem Interferon-α2b und einer von 24 auf 12 Wochen verkürzten Therapiedauer Erfolgsraten von 72-74 % erzielen [25, 26]. Dieses Konzept erscheint interessant, weil von der verkürzten Therapiedauer eventuell insbesondere schwierig zu behandelnde Patienten (z.B. Patienten mit erst kürzlich beendetem Drogenabusus mit erhöhtem Rückfallrisiko oder Patienten mit schlechter Therapieverträglichkeit) profitieren könnten [27].

Zusammenfassend kann festgehalten werden, dass sowohl eine frühzeitige Monotherapie mit konventionellem als auch mit pegyliertem Interferon-a sehr hohe dauerhafte virologische Ansprechraten erzielt. Die optimale Dosierung der Medikation kann jedoch bisher noch nicht genau festgelegt werden. Direkte Vergleichsstudien zwischen konventionellem und pegyliertem Interferon-α fehlen. Bei nicht-pegyliertem Interferon nehmen durch steigende wöchentliche Dosierung innerhalb der ersten Behandlungsmonate die Heilungsraten von 5 auf 90 % zu [28]. Bei pegyliertem Interferon-α2b sollte aufgrund der italienischen Studien die wöchentliche Dosierung bei mindestens 1,33 µg/kg liegen [27].

Es sollte allerdings bedacht werden, dass es bei 10-30 % der Patienten mit akuter HCV-Infektion zu einer spontanen Ausheilung kommt, so dass diese Patienten bei einer frühzeitigen Interferontherapie unnötig mit einem Medikament behandelt werden, das kostenintensiv ist und multiple Nebenwirkungen hervorrufen kann, die in Einzelfällen auch langanhaltend sein können [20]. Eine aus-

führliche Prüfung der Therapieindikation und eine Aufklärung der Patienten sind daher vor der Therapieeinleitung unerlässlich.

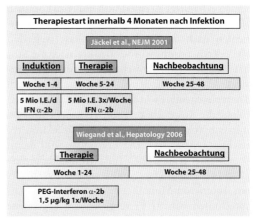

Abb. 7.3: Therapieschemata der frühzeitigen Therapie der akuten Hepatitis-C-Infektion mit konventionellem und pegyliertem Interferon-α2b. Es ist zu berücksichtigen, dass die Therapie der akuten Hepatitis C mit pegyliertem Interferon nicht zugelassen ist und dementsprechend erfahrenen Zentren vorbehalten bleiben sollte.

Leider ist der optimale Therapiezeitpunkt schwierig zu definieren, weil zuverlässige Parameter, die den Verlauf einer akuten HCV-Infektion und deren spontane Ausheilung prognostizieren, bisher nicht identifiziert werden konnten. Wirtsfaktoren wie Geschlecht, ethnische Zugehörigkeit, HLA-Status oder Zytokinpolymorphismen sind ausführlich untersucht worden, haben sich in praxi jedoch nicht als Entscheidungskriterium für oder gegen eine Interferontherapie bewährt [29]. Die Kinetik des Abfalls der HCV-RNA in den ersten Wochen einer akuten HCV-Infektion ist eventuell mit einer spontanen Ausheilung assoziiert [30], allerdings erscheint eine häufige Analyse der HCV-RNA nicht routinemäßig durchführbar. Die Kinetik der ALT korreliert nicht mit einer HCV-Elimination; dem Vorhandensein oder der Abwesenheit einer klinisch symptomatischen Infektion scheint allenfalls eine unsichere Relevanz für den spontanen Erkrankungsverlauf zuzukommen [30-34]. Es erschien daher notwendig, therapeutische Alternativen zu einer frühzeitigen Interferontherapie zu entwickeln.

Gerlach et al. warteten den Verlauf bei 60 Patienten mit akuter HCV-Infektion ab, bevor eine antivirale Therapie eingeleitet wurde [31]. Eine spontane Viruselimination trat bei 43 % der klinisch symptomatischen Patienten innerhalb der ersten 12 Wochen auf. Bei symptomatischen Patienten schien es häufiger zu einer Ausheilung zu kommen als bei asymptomatischen Fällen. Waren die Patienten nach der Beobachtungsphase weiterhin HCV-RNA-positiv, wurde im Mittel nach 5-6 Monaten nach Beginn klinischer Symptome eine antivirale Therapie eingeleitet. Mit unterschiedlichen Therapieschemata wurden am Ende der Studie virologische Ansprechraten von 91 % bei Patienten mit symptomatischer akuter HCV-Infektion erreicht (☞ Abb. 7.4). Die Ergebnisse sind damit denen einer frühzeitigen Interferontherapie vergleichbar. Eine weitere Studie mit einer verzögerten Interferon-Monotherapie zeigte mit Ansprechraten von 94 % vergleichbare Ergebnisse [34]. Wie bei der frühzeitigen Interferontherapie besteht daher auch bei der verzögerten Behandlung bisher keine Indikation für den Einsatz von Ribavirin.

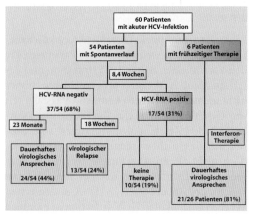

Abb. 7.4: Virologische Ansprechraten bei einer verzögerten Therapie der akuten Hepatitis-C-Infektion (nach [31]). Dies sind kumulative Daten, gewonnen über 10 Jahre, in einem deutschen Zentrum. Verschiedene Interferon-Schemata wurden eingesetzt.

Bei einer verzögerten Therapie muss bedacht werden, dass der Beginn der Behandlung nicht zu spät erfolgen darf. In einer japanischen Studie wurden nur virologische Ansprechraten von 40 % erreicht, wenn eine Interferontherapie nach einem Beobachtungszeitraum von einem Jahr eingeleitet wurde, wohingegen in 87 % der Fälle eine Viruselimination herbeigeführt werden konnte, wenn die

Therapie nur um 8 Wochen verzögert war [32]. Bei europäischen Patienten scheint das Risiko eines Therapieversagens auch von der Zeit zwischen Erstvorstellung und der Einleitung einer Behandlung abhängig zu sein [35].

Es gibt somit zunehmend Hinweise darauf, dass eine verzögerte Interferontherapie bei akuter HCV-Infektion erfolgreich ist. Im Rahmen des Kompetenznetzes Hepatitis wurde daher 2004 ein Studienprotokoll entwickelt, das eine frühzeitige und eine verzögerte Interferontherapie direkt miteinander vergleicht [7]. Für eine Studienteilnahme in Frage kommende Patienten sollten daher in die "HEP-NET akute HCV III-Studie" aufgenommen werden, um die Therapie der akuten Hepatitis C weiter optimieren zu können (☞ Abb. 7.5).

Neben dem Vergleich unterschiedlicher Therapieoptionen sollten zukünftige Studien auch versuchen, außer den oben genannten Parametern weitere prädiktive Faktoren für den Spontanverlauf einer akuten HCV-Infektion zu identifizieren. Hierzu sollte bei allen Patienten auch eine HCV-Genotypisierung vor Therapiebeginn durchgeführt werden. Bei einer chronischen HCV-Infektion sind die Genotypen 1 und 4 schwer zu behandeln. Im Fall einer akuten Erkrankung sprechen diese Genotypen jedoch gut auf eine Interferontherapie an [19, 24, 33, 36]. Auf der anderen Seite sollte beachtet werden, dass es bei Patienten mit einer Genotyp-3-Infektion häufig zu einer spontanen Viruselimination kommt [37]. Da diese Patienten im Falle einer Chronifizierung mit pegyliertem Interferon plus Ribavirin erfolgreich behandelt werden können, kann die Therapieindikation bei diesen Fällen eher zurückhaltend gestellt werden.

Vor der Einleitung einer Therapie sollte auch der soziale Hintergrund der Patienten ausführlich beachtet werden. Während bei Infektionen nach Nadelstichverletzungen bei Angehörigen medizinischer Berufe eine Verzögerung einer antiviralen Therapie aufgrund potentiell entscheidender beruflicher und privater Konsequenzen zu risikoreich erscheinen kann, sollte bei Drogenabhängigen die Therapieindikation genau geprüft werden. Eine Schweizer Studie bei i.v.-Drogenabhängigen mit akuter HCV-Infektion konnte insbesondere bei Frauen und Personen mit anhaltendem Drogenabusus eine schlechte Compliance nachweisen

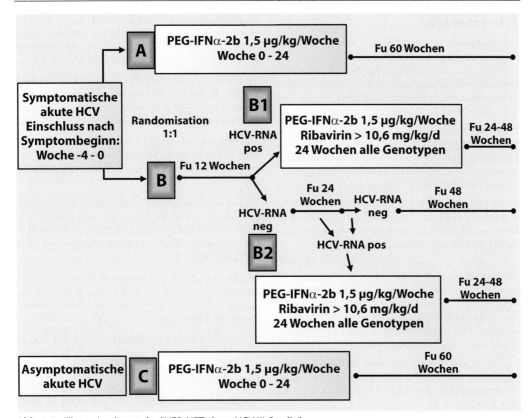

Abb. 7.5: Therapieschema der "HEP-NET akute HCV III-Studie".

[38]. In der deutschen akuten HCV II-Studie waren weibliches Geschlecht und Drogenabusus zwar nicht mit der Therapiezuverlässigkeit der Patienten assoziiert, allerdings konnte nachgewiesen werden, dass sowohl während der Therapie als auch in der Nachbeobachtungsphase eine engmaschige Kontrolle bei Patienten mit akuter HCV-Infektion für eine ausreichende Compliance notwendig erscheint, da trotz streng definierter Ein- und Ausschlusskriterien und dem Ausschluss von Patienten mit anhaltendem Drogenabusus eine konsequente Durchführung der Therapie häufig nicht gewährleistet war [24].

■ Prophylaxe

Leider ist bis heute keine effektive prophylaktische aktive oder passive Impfung gegen die Hepatitis-C-Virusinfektion entwickelt worden, da eine hohe Mutationsrate des Virus (RNA-Virus!) die Entwicklung eines Aktivimpfstoffes sehr schwierig macht. Ein chronischer Verlauf konnte bei der Immunisierung von Schimpansen mit Glykoproteinen der Virushülle (gpE1 und gpE2 des Genotyps

1) verhindert werden. Sowohl bei den homologen wie auch bei den heterologen Viren des 1a-Subtyps konnte diese Beobachtung gemacht werden. Die chronische Verlaufsform war in 14 % der geimpften und 70 % der nicht-geimpften Schimpansen zu beobachten [39]. Eine akute Infektion konnte jedoch nicht immer verhindert werden.

Aufgrund dieser Einschränkung zielen neue Impfstrategien auf die Induktion insbesondere von zellulären Immunantworten ab. Hepatitis-C-spezifische CD4$^+$- und CD8$^+$-T-Zellantworten konnten in zahlreichen Studien im Mausmodell mittels DNA-Vakzine induziert werden. Jedoch ist zu beachten, dass diese Studien nur eingeschränkt auf den Menschen übertragbar sind, da zum einen Immunantworten bei Primaten nach DNA-Vakzinierung häufig schwächer als bei Mäusen sind, zum anderen Mäuse nicht mit Hepatitis C infiziert werden und so keine Aussagen zur Protektion gemacht werden können. Aktuelle Daten zur Impfstoffentwicklung sind in Kap. 15. zusammengefasst.

7.1. Literatur

1. Santantonio T, Medda E, Ferrari C, Fabris P, Cariti G, Massari M, Babudieri S, Toti M, Francavilla R, Ancarani F, Antonucci G, Scotto G, Di M, Pastore G, Stroffolini T. Risk factors and outcome among a large patient cohort with community-acquired acute hepatitis C in Italy. Clin Infect Dis 2006;43:1154-1159

2. Martinez-Bauer E, Forns X, Armelles M, Planas R, Sola R, Vergara M, Fabregas S, Vega R, Salmeron J, Diago M, Sanchez-Tapias JM, Bruguera M. Hospital admission is a relevant source of hepatitis C virus acquisition in Spain. J Hepatol 2008;48:20-27

3. Deterding K, Wiegand J, Gruner N, Wedemeyer H. Medical procedures as a risk factor for HCV infection in developed countries: Do we neglect a significant problem in medical care? J Hepatol 2008;48:1019-1020

4. Deterding K, Wiegand J, Grüner N, Hahn A, Jäckel E, Jung MC, Buggisch P, Galle P, Berg T, Hinrichsen H, Potthoff A, Zeuzem S, Cornberg M, Manns M, Wedemeyer H. The German Hep-Net Acute Hepatitis C Cohort: Impact of Viral and Host Factors on the Initial Presentation of Acute Hepatitis C Virus Infection. Z Gastroenterol 2009;47(6):531-540.

5. Thompson ND, Perz JF, Moorman AC, Holmberg SD. Nonhospital health care-associated hepatitis B and C virus transmission: United States, 1998-2008. Ann Intern Med 2009;150: 33-39

6. Thursz M, Yallop R, Goldin R, Trepo C, Thomas HC. Influence of MHC class II genotype on outcome of infection with hepatitis C virus. The HENCORE group. Hepatitis C European Network for Cooperative Research. Lancet 1999;354(9196):2119-2124.

7. www.kompetenznetz-hepatitis.de. Kompetenznetz Hepatitis. 2005.

8. Kubitschke A, Bader C, Tillmann HL, Manns MP, Kuhn S, Wedemeyer H. Injuries from needles contaminated with hepatitis C virus: how high is the risk of seroconversion for medical personnel really? Internist (Berl) 2007;48:1165-1172

9. Rosenberg ES, Altfeld M, Poon SH, Phillips MN, Wilkes BM, Eldridge RL et al. Immune control of HIV-1 after early treatment of acute infection. Nature 2000;407: 523-526.

10. Viladomiu L, Genesca J, Esteban JI, Allende H, Gonzalez A, Lopez-Talavera JC et al. Interferon-alpha in acute posttransfusion hepatitis C: a randomized, controlled trial. Hepatology 1992;15(5):767-769.

11. Lampertico P, Rumi M, Romeo R, Craxi A, Soffredini R, Biassoni D et al. A multicenter randomized controlled trial of recombinant interferon-alpha 2b in patients with acute transfusion-associated hepatitis C. Hepatology 1994;19(1):19-22.

12. Hwang SJ, Lee SD, Chan CY, Lu RH, Lo KJ. A randomized controlled trial of recombinant interferon alpha-2b in the treatment of Chinese patients with acute posttransfusion hepatitis C. J Hepatol 1994;21(5):831-836.

13. Calleri G, Colombatto P, Gozzelino M, Chieppa F, Romano P, Delmastro B et al. Natural beta interferon in acute type-C hepatitis patients: a randomized controlled trial. Ital J Gastroenterol Hepatol 1998;30(2):181-184.

14. Omata M, Yokosuka O, Takano S, Kato N, Hosoda K, Imazeki F et al. Resolution of acute hepatitis C after therapy with natural beta interferon. Lancet 1991;338 :914-915.

15. Takano S, Satomura Y, Omata M. Effects of interferon beta on non-A, non-B acute hepatitis: a prospective, randomized, controlled-dose study. Japan Acute Hepatitis Cooperative Study Group. Gastroenterology 1994; 107(3):805-811.

16. Ohnishi K, Nomura F, Nakano M. Interferon therapy for acute posttransfusion non-A, non-B hepatitis: response with respect to anti-hepatitis C virus antibody status. Am J Gastroenterol 1991;86(8):1041-1049.

17. Vogel W, Graziadei I, Umlauft F, Datz C, Hackl F, Allinger S et al. High-dose interferon-alpha2b treatment prevents chronicity in acute hepatitis C: a pilot study. Dig Dis Sci 1996;41(12):81S-85S.

18. Lam NP, Neumann AU, Gretch DR, Wiley TE, Perelson AS, Layden TJ. Dose-dependent acute clearance of hepatitis C genotype 1 virus with interferon alfa. Hepatology 1997;26(1):226-231.

19. Jaeckel E, Cornberg M, Wedemeyer H, Santantonio T, Mayer J, Zankel M et al. Treatment of acute hepatitis C with interferon alfa-2b. N Engl J Med 2001;345(20): 1452-1457.

20. Wiegand J, Jackel E, Cornberg M, Hinrichsen H, Dietrich M, Kroeger J et al. Long-term follow-up after successful interferon therapy of acute hepatitis C. Hepatology 2004;40(1):98-107.

21. Manns MP, McHutchison JG, Gordon SC, Rustgi VK, Shiffman M, Reindollar R et al. Peginterferon alfa-2b plus ribavirin compared with interferon alfa-2b plus ribavirin for initial treatment of chronic hepatitis C: a randomised trial. Lancet 2001;358(9286):958-965.

22. Fried MW, Shiffman ML, Reddy KR, Smith C, Marinos G, Goncales FL, Jr. et al. Peginterferon alfa-2a plus ribavirin for chronic hepatitis C virus infection. N Engl J Med 2002;347(13):975-982.

23. Hadziyannis SJ, Sette H, Jr., Morgan TR, Balan V, Diago M, Marcellin P et al. Peginterferon-alpha2a and ribavirin combination therapy in chronic hepatitis C: a randomized study of treatment duration and ribavirin dose. Ann Intern Med 2004;140(5):346-355.

24. Wiegand J, Buggisch P, Boecher W, Zeuzem S, Gelb-mann CM, Berg T et al. Early monotherapy with pegin-terferon alfa-2b for acute hepatitis C infection: The HEP-NET Acute-HCV II-Study. Hepatology 2006;43:250-256.

25. De Rosa FG, Bargiacchi O, Audagnotto S, Garazzino S, Cariti G, Calleri G, Lesioba O, Belloro S, Raiteri R, Di PG. Twelve-week treatment of acute hepatitis C virus with pegylated interferon- alpha -2b in injection drug users. Clin Infect Dis 2007;45: 583-588

26. Calleri G, Cariti G, Gaiottino F, De Rosa FG, Bargiac-chi O, Audagnotto S, Quaglia S, De BT, Romano P, Tra-verso A, Leo G, Carbone R, Del MB, Tinelli M, Caramello P, Di PG. A short course of pegylated interferon-alpha in acute HCV hepatitis. J Viral Hepat 2007;14: 116-121

27. De Rosa FG, Bargiacchi O, Audagnotto S, Garazzino S, Cariti G, Raiteri R, Di PG .Dose-dependent and geno-type-independent sustained virological response of a 12 week pegylated interferon alpha-2b treatment for acute hepatitis C. J Antimicrob Chemother 2006;57:360-363

28. Licata A, Di Bona D, Schepis F, Shahied L, Craxi A, Camma C .When and how to treat acute hepatitis C? J Hepatol 2003;39:1056-1062

29. Wedemeyer H, Jackel E, Wiegand J, Cornberg M, Manns MP. Whom? When? How? Another piece of evi-dence for early treatment of acute hepatitis C. Hepatolo-gy 2004;39(5):1201-1203.

30. Hofer H, Watkins-Riedel T, Janata O, Penner E, Holzmann H, Steindl-Munda P et al. Spontaneous viral clearance in patients with acute hepatitis C can be predic-ted by repeated measurements of serum viral load. Hepa-tology 2003;37(1):60-64.

31. Gerlach JT, Diepolder HM, Zachoval R, Gruener NH, Jung MC, Ulsenheimer A et al. Acute hepatitis C: high rate of both spontaneous and treatment-induced viral clearance. Gastroenterology 2003;125(1):80-88.

32. Nomura H, Sou S, Tanimoto H, Nagahama T, Kimu-ra Y, Hayashi J et al. Short-term interferon-alfa therapy for acute hepatitis C: a randomized controlled trial. He-patology 2004;39(5):1213-1219.

33. Kamal SM, Ismail A, Graham CS, He Q, Rasenack JW, Peters T et al. Pegylated interferon alpha therapy in acute hepatitis C: relation to hepatitis C virus-specific T cell response kinetics. Hepatology 2004;39(6):1721-1731.

34. Santantonio T, Fasano M, Sinisi E, Guastadisegni A, Casalino C, Mazzola M et al. Efficacy of a 24-week course of PEG-interferon alpha-2b monotherapy in patients with acute hepatitis C after failure of spontaneous clea-rance. J Hepatol 2005;42(3):329-333.

35. Delwaide J, Bourgeois N, Gerard C, De Maeght S, Mokaddem F, Wain E et al. Treatment of acute hepatitis

C with interferon alpha-2b: early initiation of treatment is the most effective predictive factor of sustained viral response. Aliment Pharmacol Ther 2004;20(1):15-22.

36. Pimstone NR, Pimstone D, Saicheur T, Powell J, Yu AS. "Wait-and-see": an alternative approach to man-aging acute hepatitis C with high-dose interferon-alpha monotherapy. Ann Intern Med 2004;141(6):W91-W92.

37. Lehmann M, Meyer MF, Monazahian M, Tillmann HL, Manns MP, Wedemeyer H. High rate of spontane-ous clearance of acute hepatitis C virus genotype 3 infec-tion. J Med Virol 2004;73(3):387-391.

38. Broers B, Helbling B, Francois A, Schmid P, Chuard C, Hadengue A et al. Barriers to interferon-alpha therapy are higher in intravenous drug users than in other pa-tients with acute hepatitis C. J Hepatol 2005;42(3):323-328.

39. Forns X, Payette PJ, Ma X, Satterfield W, Eder G, Mushahwar IK et al. Vaccination of chimpanzees with plasmid DNA encoding the hepatitis C virus (HCV) en-velope E2 protein modified the infection after challenge with homologous monoclonal HCV. Hepatology 2000; 32(3):618-625.

8. Therapie der chronischen Hepatitis C

8.1. Grundprinzipien

Das Ziel der Therapie der chronischen Hepatitis C ist die Verhinderung einer Progression zur Leberzirrhose sowie die Prävention eines hepatozellulären Karzinoms. Daher sollten vor einer möglichen antiviralen Therapie alle Optionen zur Vermeidung von Risikofaktoren, die mit der Entstehung dieser klinischen Komplikationen assoziiert sind, evaluiert werden. Hierzu gehören unter anderem die konsequente Beendigung eines Alkoholkonsums, eine Gewichtsreduktion bei Übergewicht, eine optimale Einstellung eines Diabetes mellitus und die adäquate Therapie von eventuellen Koinfektionen. Ob diese Maßnahmen vor oder begleitend zu einer antiviralen Therapie eingeleitet werden, ist im Einzelfall abzuwägen. Es sollte allerdings berücksichtigt werden, dass in der Regel Faktoren, die mit einer schnellen Progression der Lebererkrankung einhergehen, ebenfalls mit einem geringeren Ansprechen auf eine Interferon-α-basierte Therapie assoziiert sind.

Während bei einer HIV-Infektion oder der Hepatitis B mit einer antiviralen Therapie lediglich eine suffiziente Suppression der Virusreplikation erreicht werden soll, ist das Ziel der antiviralen Therapie der chronischen Hepatitis C eine dauerhafte Elimination des Hepatitis-C-Virus, gemessen als Elimination der HCV-RNA aus dem Serum des Patienten. Als dauerhaftes virologisches Ansprechen (Sustained Virological Response) werden eine negative HCV-RNA im Serum sowie eine normale ALT sechs Monate nach Ende der Behandlung definiert (☞ Tab. 8.1). Mehr als 99 % aller Patienten mit SVR haben auch noch mehr als fünf Jahre nach Beendigung der Therapie keine nachweisbare HCV-RNA [33, 46]. Die Relevanz eines Nachweises von minimalen HCV-RNA-Amplifikationen in Leberbiopsaten bei scheinbar ausgeheilten Patienten ist aktuell noch unklar. Hepatitis-C-Reaktivierungen bei anti-HCV-positiven/HCV-RNA-negativen Patienten, die immunsupprimiert werden, stellen in jedem Falle extreme Raritäten dar, sodass den Patienten mitgeteilt werden kann, dass eine erfolgreiche Therapie in fast allen Fällen lebenslang anhält und man daher auch von einer Heilung sprechen kann.

Die Basis der derzeitigen antiviralen Therapie der Hepatitis C ist die Gabe von rekombinantem Interferon-α. Interferone werden in Typ-I- (Interferon-α und Interferon-β) und Typ-II-Interferone unterteilt. Typ-I-Interferone können von den meisten Körperzellen als direkte Antwort auf eine Virusinfektion gebildet werden. Während Typ-II-Interferon in der Monotherapie keinen signifikanten antiviralen Effekt bei Hepatitis-C-Patienten gezeigt hat [45], induzieren sowohl Interferon-α als auch Interferon-β eine Reduktion der HCV-RNA im Serum von chronischen Hepatitis-C-Patienten. Interferon-α ist bereits Mitte der 1980er Jahre bei Patienten mit NonA/NonB-Hepatitis eingesetzt worden [19]. Interferon-α kann die Virusreplikation auf verschiedenen Ebenen inhibieren. So hemmen manche antivirale Proteine die virale Transkription, andere blockieren die Translation oder bauen virale mRNAs ab. Interferone stimulieren auch die Synthese von MHC-Proteinen und aktivieren dadurch das spezifische Immunsystem. Weiterhin haben Interferone antiproliferative und pro-apoptotische Effekte, weshalb sie auch in der Therapie einiger maligner Erkrankungen eingesetzt werden. Schließlich wird eine direkte Stimulation von verschiedenen Zellen diskutiert, die für eine Immunkontrolle von Virusinfektionen von Bedeutung sind. Hierzu gehören natürliche Killerzellen, dendritische Zellen sowie T-Zellen [50].

Der HCV-RNA-Abfall nach Gabe von Interferon-α zeigt eine 2-phasige Kinetik [36]. Nach einer schnellen Phase I, die mit einer direkten Hemmung der Virusreplikation erklärt wird, folgt nach 1-3 Tagen eine langsamere Phase II, bei der die Elimination von infizierten Zellen beteiligt sein soll. Möglicherweise kann die genaue Analyse dieser sehr frühen HCV-RNA-Kinetik einen klinisch-praktischen Nutzen haben, indem ein langfristiges Ansprechen schon nach wenigen Injektionen oder gar nach nur einer Gabe von Interferonen vorhergesagt werden kann [12].

Mit einer 24-wöchigen Interferon-α (IFN)-Monotherapie (3 × pro Woche verabreicht) waren zunächst transiente Normalisierungen der Transaminasen in 30-50 % der Fälle zu erreichen, dauerhafte Virusausheilungen traten aber nur in etwa

10 % der Fälle auf. Die Therapieoptionen der chronischen Hepatitis C haben sich zunächst durch eine Verlängerung der Therapie auf 48 Wochen und dann insbesondere durch die Kombination von IFN mit Ribavirin deutlich verbessert [31, 39, 51]. Hierbei ist von Bedeutung, dass Ribavirin zwar gegen zahlreiche andere Viren direkt antiviral wirkt und auch bei Hepatitis-C-Patienten eine Normalisierung von Transaminasen bewirkt, in der Monotherapie jedoch nur zu einem geringerem Abfall der Viruslast bei Patienten mit Hepatitis C führt [4, 10]. Eine Ribavirinmonotherapie wird daher nicht empfohlen. Ein weiterer Schritt zur Verbesserung der Therapie der Hepatitis C war schließlich die Einführung der pegylierten Interferone, die in Kombination mit Ribavirin insbesondere für Patienten mit dem HCV-Genotyp 1 die Therapieergebnisse weiter verbessert haben und mittlerweile die Standardtherapie der Hepatitis C darstellen [6]. Mittlerweile wird die Therapie der chronischen Hepatitis C individualisiert. Dosis und Therapiedauer richten sich insbesondere nach dem HCV-Genotyp und der Schnelligkeit des virologischen Ansprechens [29].

Virologisch
Fehlende Nachweisbarkeit der HCV-RNA im Blut mindestens 24 Wochen nach Therapieende bei Untersuchung mit einem hochsensitiven Assay (<50 IE/ml). Wird dieses Ziel erreicht, ist die Wahrscheinlichkeit eines späteren Rückfalls mit 1-2 % sehr gering ("dauerhaftes Therapieansprechen").
Biochemisch
Dauerhafte ALT-Normalisierung.
Histologisch
Abnahme des Fibrosestadiums in der Histologie bzw. fehlende Progression. Abnahme der entzündlichen Aktivität in der Histologie (die Wiederholung der Leberbiopsie nach Therapieende bei dauerhaftem Ansprechen ist außerhalb von klinischen Studien in der Regel nicht erforderlich).

Tab. 8.1: Parameter des Therapieansprechens.

8.2. Zugelassene Medikation zur Behandlung der chronischen Hepatitis C

Zwei verschiedene pegylierte Interferon-α-Präparate werden aktuell zur Behandlung von Patienten mit Hepatitis-Virusinfektionen eingesetzt (☞ Tab. 8.2): PEG-IFN-α2a (Pegasys, Hoffmann-La Roche) und PEG-IFN-α2b (PegIntron, Essex Pharma). Polyethylenglycol (PEG) ist ein Polymer, welches an Proteine gebunden werden kann und dadurch die Halbwertzeit des Interferons deutlich verlängert, wodurch eine nur einmal wöchentliche Injektion möglich ist. PEG-IFN-α2a ist ein modifiziertes Interferon mit einer 40.000 Dalton großen verzweigten Methoxy-Polyethylenglycol-Verbindung, PEG-IFN-α2b ist eine Interferon-α2b-Verbindung mit einem 12.000 Dalton großen, nicht verzweigten PEG-Molekül. Der Mechanismus der Ausscheidung von PEG-IFN-α2a und PEG-IFN-α2b ist unterschiedlich. Während PEG-IFN-α2b wie herkömmliches IFN-α aufgrund seiner PEG-Größe von 12 kDa über die Niere (renal) ausgeschieden wird, wird das 40 kDa große PEG-IFN-α2a vorwiegend in der Leber metabolisiert. Bisher gibt es keine Hinweise auf ein verändertes Toxizitätsprofil für PEG-IFN-α2a bei Patienten mit eingeschränkter Leberfunktion. PEG-IFN-α2a wird sowohl über die Galle (biliär) als auch über die Niere (renal) eliminiert. Bei Patienten mit eingeschränkter Nierenfunktion (Niereninsuffizienz) werden Dosisanpassungen für beide PEG-IFN-α empfohlen, jedoch ist das PEG-IFN-α2a bei Dialysepatienten aufgrund der biliären Ausscheidung zu bevorzugen [6].

Die Ergebnisse der Kombinationstherapie von pegyliertem Interferon-α plus Ribavirin im Vergleich zu der bisherigen Standardtherapie Interferon-α plus Ribavirin zeigten signifikant bessere Erfolgsraten (☞ Tab. 8.3). Die dauerhaften Ansprechraten konnten auf 54-63 % gesteigert werden. Vor allem Patienten mit HCV-Genotyp 1 profitierten von der PEG-IFN/Ribavirin-Therapie. Hier wurde eine Verbesserung der Ansprechraten von ca. 10 % erzielt [6, 15, 17, 28]. Bemerkenswert waren außerdem die Ergebnisse für Patienten, die mit dem HCV-Genotyp 2 oder 3 infiziert waren; hier lagen die Erfolgsraten in einigen Studien teilweise über 80 % und für den Genotyp 2 sogar über 90 %.

Substanz	Zugelassene Dosierung
α-Interferone	
Pegyliertes Interferon-α2 (Pegasys®)	180 µg 1 × pro Woche
Pegyliertes Interferon-α2b (PEG-Intron®)	1,5 µg/kg Körpergewicht 1 × pro Woche
Interferon α2a (Roferon®) [1]	3-4,5 Mio. IE 3 × pro Woche
Interferon-α2b (Intron A®) [1]	3 Mio. IE 3 × pro Woche
Ribavirin	
Ribavirin (Copegus®)	800-1.200 mg aufgeteilt auf 2 Tagesdosen in Kombination mit PEG-Interferon oder Standard Interferon-α
Ribavirin (Rebetol®)	600-1.400 mg aufgeteilt auf 2 Tagesdosen in Kombination mit PEG-Interferon oder Standard Interferon-α

Tab. 8.2: Zugelassene Medikamente zur Therapie der chronischen Hepatitis C. [1] In der Standardtherapie durch PEG-Interferon-α ersetzt.

Studie	Therapie	HCV-Genotyp	Dauer	Dauerhaftes Ansprechen
[28]	1,5 µg/kg PEG-IFN α2b	HCV-1	48 Wochen	42 %
	800 mg Ribavirin	HCV-2/3	48 Wochen	82 %
	1,5 µg/kg PEG-IFN-α2b	HCV-1	48 Wochen	48 % (retrospektiv)
	>10,6 mg/kg Ribavirin	HCV-2/3	48 Wochen	88 % (retrospektiv)
[15]	180 µg PEG-IFN-α2a	HCV-1	48 Wochen	46 %
	1.000/1.200 mg Ribavirin	HCV-2/3	48 Wochen	76 %
[17]	180 µg PEG-IFN-α2a	HCV-1	24 Wochen	29 %
			48 Wochen	40 %
	800 mg Ribavirin	HCV-2/3	24 Wochen	78 %
			48 Wochen	73 %
	180 µg PEG-IFN-α2a	HCV-1	24 Wochen	41 %
			48 Wochen	51 %
	1.000/1.200 mg Ribavirin	HCV-2/3	24 Wochen	78 %
			48 Wochen	77 %
[57]	1,5 µg/kg PEG-IFN-α2b	HCV-2	24 Wochen	93 %
	800-1.400 mg Ribavirin	HCV-3	48 Wochen	79 %
[22]	Metaanalysen PEG-IFN-α	HCV-4	48 Wochen	55 %

Tab. 8.3: Dauerhaftes Virologisches Ansprechen auf eine Therapie mit PEG-Interferon-α und Ribavirin (unbehandelte Patienten). Der Erfolg ist insbesondere abhängig vom Genotyp, der Dauer der Therapie und dem initialen Ansprechen (Woche 4).

Die Ansprechraten der Therapie sind von einer Reihe von Faktoren abhängig, wobei dem HCV-Genotyp wie bereits dargelegt eine besondere Bedeutung zukommt (☞ Tab. 8.4). Generell wird empfohlen, Patienten mit HCV-Genotyp 2 und 3 24 Wochen zu behandeln während Patienten mit HCV-Genotyp 1 eine 48-wöchige Therapie benötigen. Allerdings hat sich mittlerweile durchgesetzt, die Behandlungsdauer weiter zu individualisieren, was bedeutet, Patienten mit schnellem virologischem Ansprechen kürzer zu behandeln und mit langsamer virogischer Response länger zu behandeln.

8.3. Individualisierung und Optimierung der Standardtherapie

In den letzten Jahren erfolgte insbesondere auf der Grundlage der verschiedenen HCV-Genotypen und des Abfalls der HCV-RNA im frühen Verlauf der Therapie eine Individualisierung der Therapiedauer und eine Optimierung des Managements

Prädiktive Faktoren für ein Therapieansprechen	Signifikanz
Virusfaktoren	
HCV-Genotyp	++++
HCV-RNA-Viruslast vor Therapiebeginn (bessere Ansprechraten bei Viruslast <600.000 IE/ml)	++
HCV-RNA Kinetik: Schneller Abfall der HCV-RNA bis Woche 4 und 12	++++
Bestimmte Virusmutationen (z.B. Mutationen im Bereich von HCV-NS5a)	+
Wirtsfaktoren	
Geschlecht (weibliches Geschlecht ist günstiger)	+
Alter (junges Alter ist günstiger)	+
Ethnische Herkunft (Afroamerikaner sprechen schlechter an)	+
Serum-ALT (GPT) (hohe ALT ist günstiger)	++
Serum-γGT (niedrige γGT ist günstiger)	+++
Leberfibrose (bestehen einer Zirrhose ist ungünstig)	++
Body-Mass-Index/Steatosis (Hoher BMI bzw. Steatosis ist ungünstig)	++
Compliance (80 % der Medikation)	++++
Genetische und immunologische Parameter (HLA-Typ, T-Zellen)	+ (?)

Tab. 8.4: Faktoren, die den Therapieerfolg beeinflussen.

von Nebenwirkungen. Die Therapiedauer richtet sich im Wesentlichen nach dem HCV-Genotyp, der HCV-RNA-Konzentration vor Therapie und dem virologischen Verlauf (☞ Tab. 8.5) unter der Behandlung (Behandlungsalgorithmus ☞ Abb. 8.1 und 8.2). Je nach Ausgangsviruslast und virologischen Verlauf, wird die Therapie verkürzt oder verlängert. Bei fortgeschrittener Leberfibrose, Zirrhose oder bei zusätzlich bestehenden Komorbiditäten sollte keine Therapieverkürzung erfolgen.

Weiterhin hat sich herausgestellt, dass der Therapieerfolg im Wesentlichen von der Ribavirindosis, insbesondere bei schwierig zu behandelnden Patienten, abhängig ist. Eine kumulative Ribavirindosierung von >60 % bzw. >80 % der angestrebten Dosis korreliert signifikant mit einem dauerhaften virologischen Therapieansprechen [32, 40]. Eine zunehmende Wahrscheinlichkeit eines dauerhaften virologischen Therapieansprechens, bedingt durch eine zunehmende Ribavirindosierung bis zu einer Konzentration von 15 mg/kg Körpergewicht, zeigte sich auch in einer Auswertung von 1.732 Patienten aus zwei Phase-III-Studien [44]. Aufgrund der wesentlichen Bedeutung des Ribavirins für das Therapieansprechen sollten Dosisreduktionen nur soweit wie notwendig und in kleinen Schritten (200 mg) vorgenommen werden [44]. Eine entsprechende Anpassung der Fachinformation zum Ribavirin ist erfolgt. Zusammenfassend wird bei Patienten mit HCV-Genotyp 1 eine Ribavirindosis von 15 mg/kg und bei Patienten mit den HCV-Genotypen 2 und 3 eine Ribavirindosis von 12-15 mg/kg Körpergewicht empfohlen [34]. Die körpergewichtsadaptierte Dosis für das Ribavirin bei Genotyp 2/3 ist vor allem dann wichtig, wenn die Therapie ggf. verkürzt werden soll.

Bei fehlendem virologischem Ansprechen (*Non-Response*, Definition ☞ Tab. 8.5) sollte die Therapie vorzeitig beendet werden. Grundsätzlich ist für Genotyp-1-Patienten der Therapieerfolg nach 12 Wochen Behandlung zu bestimmen. Liegt nicht mindestens ein Abfall der HCV-RNA um 2 Log-Stufen vor oder ist die HCV-RNA größer als 30.000 IE/ml, so ist die Behandlung abzubrechen [2, 34]. Der negativ-prädiktive Vorhersagewert für ein Therapieansprechen liegt bei Nichterreichen dieses Ansprechkriteriums nach 3 Monaten bei 97-100 % [2]. Damit ist eine fortgesetzte Therapie in der Regel nicht zu rechtfertigen. Es ist häufig nicht einfach, diesen Sachverhalt den Patienten zu kommunizieren, die Regel sollte aber dennoch möglichst beachtet werden, um den Patienten nicht unnötige Nebenwirkungen und Risiken zuzumuten und um Kosten zu reduzieren.

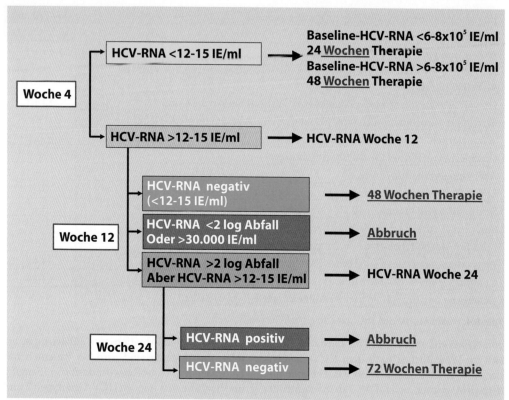

Abb. 8.1: Behandlungsalgorithmus mit PEG-IFN und Ribavirin bei Patienten mit HCV-Genotyp 1 (Achtung: keine Therapieverkürzung bei Leberzirrhose, Insulinresistenz, Steatose und anderen negativen Prädiktoren für ein Therapieansprechen).

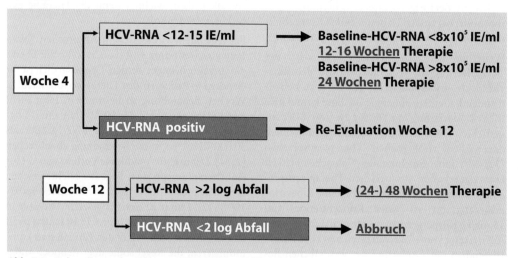

Abb. 8.2: Behandlungsalgorithmus mit PEG-IFN und Ribavirin bei Patienten mit HCV-Genotyp 2 oder 3 (Achtung: keine Therapieverkürzung bei Leberzirrhose, Insulinresistenz, Steatose und anderen negativen Prädiktoren für ein Therapieansprechen).

Rasches virologisches Ansprechen *(rapid virologic response*, RVR)	Rascher Abfall der HCV-RNA mit fehlender Nachweisbarkeit mit einem sensitiven Assay (<50 IE/ml) zu Woche 4 der Therapie (Rapid-Responder).
Frühes virologisches Ansprechen *(early virologic response*, EVR)	Abfall der HCV-RNA zu Woche 12 der Therapie um mindestens 2 $\log_{10}$-Stufen im Vergleich zur Ausgangsviruslast vor Therapiebeginn oder unter einen absoluten Wert von 30.000 IE/ml.
Komplettes frühes virologisches Ansprechen *(complete early virologic response*, cEVR)	Abfall der HCV-RNA mit fehlender Nachweisbarkeit mit einem sensitiven Assay (<50 IE/ml) zu Woche 12 der Therapie (Standard-Responder).
Langsames virologisches Ansprechen *(slow response)*	Abfall der HCV-RNA zu Woche 12 um mindestens 2 $\log_{10}$-Stufen im Vergleich zur Ausgangsviruslast oder unter 30.000 IE/ml aber noch nachweisbare HCV-RNA und Negativierung mit einem sensitiven Assay (<50 IE/ml) bis zu Woche 24 der Therapie (Slow-Responder).
Durchbruch *(break-through*, BT)	Anstieg der HCV-RNA-Konzentration um ≥ 1 $\log_{10}$ unter der Therapie oder fehlende Nachweisbarkeit der HCV-RNA im Blut während der Therapie, gefolgt von einem positiven HCV-RNA-Befund noch unter der Behandlung.
Fehlendes Therapieansprechen *(non-response*, NR)	Abfall der HCV-RNA-Konzentration um weniger als 2 $\log_{10}$-Stufen bis zu Woche 12 der Therapie oder persistierende Nachweisbarkeit der HCV-RNA im Blut zu Woche 24 der Therapie (Non-Responder).
Dauerhaftes virologisches Therapieansprechen *(sustained virologic response*, SVR)	Fehlende Nachweisbarkeit der HCV-RNA im Blut mit einem sensitiven Assay mindestens 24 Wochen nach dem Ende der Therapie.
Rückfall *(relapse)*	Fehlende Nachweisbarkeit der HCV-RNA im Blut mit einem sensitiven Assay zum Therapieende gefolgt von einem positiven HCV-RNA-Befund nach Therapieende.

Tab. 8.5: Definitionen des virologischen Therapieverlaufs.

Bei einem Nachweis von HCV-RNA mit einem sensitiven Assay (Nachweisgrenze in den publizierten Studien <30-50 IE/ml) zu Woche 24 der Therapie ist die Wahrscheinlichkeit eines dauerhaften Therapieansprechens mit 1-6 % sehr gering, so dass hier ebenfalls ein Therapieabbruch empfohlen wird.

8.4. Indikationen und Kontraindikationen für die Therapie der chronischen Hepatitis C

Die chronische Hepatitis C stellt unter Berücksichtigung der Kontraindikationen (☞ Tab. 8.8) eine Indikation zur antiviralen Therapie dar. Erhöhte Transaminasen und/oder Nachweis einer Fibrose sind keine in jedem Fall notwendigen Voraussetzungen für die Indikationsstellung zur Therapie.

Ein frühzeitiger Behandlungsbeginn im Verlauf der chronischen Infektion sollte erwogen werden, da somit die Chancen auf eine anhaltende virologische *Response* (SVR) erhöht werden. Dennoch kann man feststellen, dass nicht jeder Patient mit einer chronischen Hepatitis C sofort therapiert werden muss. Insbesondere bei Patienten mit ungünstigen Voraussetzungen für ein Therapieansprechen und wenig Progresszeichen kann im Einzelfall auch abgewartet werden, bis effektivere Therapien mit geringeren Nebenwirkungen zur Verfügung stehen. Eine zwingende Behandlungsindikation besteht insbesondere für Patienten mit erhöhten Leberwerten und Progresszeichen (d.h. Zeichen einer Faservermehrung) in der Leberhistologie. Aber auch Patienten mit normalen Leberwerten können eine Leberfibrose entwickeln. Diese Patienten können ebenso erfolgreich behandelt werden, wie in einer Studie mit PEG-IFN-α2a und Ribavirin gezeigt wurde [55].

Extrahepatische Manifestationen, berufliche Gründe, eine Elimination des Transmissionsrisikos sowie ein Therapiewunsch des Patienten können ebenfalls unabhängig von der Erkrankungsaktivität eine Therapieindikation darstellen. Bei extrahepatischen Manifestation wird primär die antivirale Therapie als kausaler Therapieansatz durchgeführt [38, 58]. Eine Ausnahme stellen extrahepatische Manifestationen dar, bei denen ein signifikantes Risiko der Aggravation der Erkrankung unter einer Interferon-basierten Therapie besteht.

Die Indikation zur antiviralen Therapie unterscheidet sich nicht grundsätzlich zwischen Patienten mit chronischer Hepatitis C ohne Leberzirrhose und solchen mit kompensierter Zirrhose im Stadium Child A. Aufgrund des hohen Risikos für das Auftreten von Zirrhose-assoziierten Komplikationen im Verlauf der nächsten Jahre (klinische Dekompensation, HCC-Entwicklung) besteht jedoch eine besonders dringende Indikation zur Therapie. Die in vielen Fällen mit der Zirrhose assoziierten Zytopenien (insbesondere eine ausgeprägte Thrombozytopenie) stellen in diesem Stadium allerdings eine Einschränkung der Therapiemöglichkeit dar. Die dekompensierte Leberzirrhose stellt daher eine Ausnahmesituation für eine Interferon-α-basierte Therapie dar und sollte nur in Zusammenarbeit mit einem Transplantationszentrum erfolgen. Diese Patienten sollten hinsichtlich der Option der Lebertransplantation (OLT) evaluiert werden. Vor einer geplanten Lebertransplantation kann ein Therapieversuch gerechtfertigt sein mit dem Ziel eine HCV-RNA-Negativität vor OLT zu induzieren und damit das Risiko der HCV-Reinfektion/Reinfektionshepatitis zu minimieren. Die Behandlung ist allerdings mit einem signifikant erhöhten Risiko von schweren Komplikationen behaftet (insbesondere Infektionen/Sepsis) [11]. Kontraindikationen bzw. Einschränkungen der Therapiefähigkeit für eine Therapie mit (PEG)Interferon-α plus Ribavirin ergeben sich aus den möglichen Nebenwirkungen der eingesetzten Substanzen. Kontraindikationen und Situation, bei denen eine Risiko-Nutzen-Abwägung erfolgen sollte, sind in den Tab. 8.5 und 8.6 aufgeführt. Eine Drogenabhängigkeit stellt *per se* keine Kontraindikation gegen eine Interferon-α-basierte Therapie

dar. Die Indikationsstellung erfolgt unter Berücksichtigung der aktuellen Drogensituation sowie psychiatrischer und somatischer Begleiterkrankungen. Eine Substitutionstherapie stellt aufgrund der engen Patientenanbindung eine günstige Voraussetzung für die Durchführung einer Hepatitis-C-Therapie dar. Patienten mit aktuellem intravenösen Drogenkonsum sollten nur in Einzelfällen bei individueller Nutzen-Risiko-Abwägung behandelt werden.

Nachdem die Indikation für eine Therapie der chronischen Hepatitis C gestellt worden ist, müssen Kontraindikationen für die Therapie mit Interferon-α bzw. Interferon-α in Kombination mit Ribavirin ausgeschlossen werden.

Eine absolute Kontraindikation ist eine bestehende Schwangerschaft. Bei einer Interferon/Ribavirin Kombinationstherapie ist aus Sicherheitsgründen sogar eine effektive Kontrazeption für Männer und Frauen bis zu 6 Monaten nach Therapieende zu fordern, da im Tiermodell gezeigt wurde, dass Ribavirin teratogene Eigenschaften besitzt und Veränderungen der Spermienmorphologie beobachtet wurden [24].

Des Weiteren sollte in der Anamnese besonders nach neurologischen und psychiatrischen Grunderkrankungen gefragt werden. Patienten mit schweren neurologischen oder schweren psychiatrischen Grunderkrankungen sollten nur nach sehr kritischer Abwägung möglicher Folgen behandelt werden, da sich während einer Therapie mit Interferon-α diese Erkrankungen verschlimmern können. Bei schweren Depressionen besteht ein erhöhtes Risiko für Suizidversuche [20]. Bei Grenzfällen sollte ein Neurologe oder Psychiater vor einer Therapieentscheidung hinzugezogen werden. Die Einleitung einer antidepressiven Therapie vor der antiviralen Therapie mit PEG-IFN und Ribavirin kann dieser Problematik entgegenwirken (☞ Therapieüberwachung).

Ribavirin akkumuliert in vielen Körperzellen, u.a. auch in Erythrozyten, und verursacht eine dosisabhängige Hämolyse, die nach Absetzen der Therapie reversibel ist [16]. Während einer Interferon-α/Ribavirin-Therapie kommt es bei vielen Patienten zu einem starken Abfall des Hämoglobins. Ribavirin sollte deshalb bei Patienten mit hohem Risiko für einen Herzinfarkt, schweren pulmona-

Studie	Therapie	Gruppe (Slow responder)	Therapie-wochen	SVR (Relapse), Therapieabbruch
[41]	180 µg PEG-IFN-α2a 800 mg Ribavirin	>50 IE/ml TW4 (kein RVR)	48	28 % (53 % Relapse), 18 % Abbruch
			72	44 % (17 % Relapse), 36 % Abbruch
[3]	180 µg PEG-IFN-α2a 800 mg Ribavirin	>50 IE/ml TW12	48	17 %, 24 % Abbruch
			72	29 %, 41 % Abbruch
[26]	180 µg PEG-IFN-α2a oder 1,5 µg/kg PEG-IFN-α2b 1.000-1.200 mg Ribavirin	>600 IE/ml TW8 & <600 IE/ml TW12	48	38 % (43 % Relapse)
			72	63 % (15 % Relapse)
[37]	1,5 µg/kg PEG-IFN-α2b 800-1.400 mg Ribavirin	≥2 log-Abfall TW12 & >10 IE/ml TW12	48	18 % (59 % Relapse), 14 % Abbruch
			72	38 % (20 % Relapse), 15 % Abbruch
Studie	Therapie	Gruppe (Fast Responder)	Therapie-wochen	SVR (Relapse), Therapieabbruch
[54]	1,5 µg/kg PEG-IFN-α2b 800-1.400 mg Ribavirin	<600.000 IE/ml TW0	24	50 %
		<600.000 IE/ml TW0 & <29 IE/ml TW4 (RVR)	24	89 %
[21]	180 µg PEG-IFN-α2a oder 800 mg oder 1.000-1.200 mg Ribavirin	<50 IE/ml TW 4 (RVR)	24	89 %
[13]	180 µg PEG-IFN-α2a oder 1.000-1.200 mg Ribavirin	<50 IE/ml TW 4 (RVR)	24	74 % ITT, 79 % PP (n=120 HCV-G1)

Tab. 8.6: Erfolg der individualisierten Therapie bei Patienten mit HCV-Genotyp 1. RVR= *rapid virological response* = rasches virologisches Ansprechen. TW = Therapiewoche.

len Erkrankungen, Anämie oder Hämoglobino-pathien nicht gegeben werden.

Ribavirin wird über die Niere ausgeschieden und hat ein großes Verteilungsvolumen mit langer kumulativer Halbwertzeit. Ribavirin kann nicht durch eine Hämodialyse eliminiert werden. Bei Patienten mit Niereninsuffizienz (Kreatinin <50 ml/min) muss daher das Ribavirin entsprechend angepasst und sollte nur sehr vorsichtig unter engmaschiger Hb-Kontrolle verabreicht werden. Bei einer Therapie mit Ribavirin wird häufig eine Erhöhung der Harnsäure beobachtet. Vor Beginn der Therapie ist eine Behandlung einer vorbestehenden Hyperurikämie erforderlich.

Autoimmunerkrankungen können unter einer Therapie mit Interferon-α exazerbieren. Bei Patienten mit nicht Hepatitis-C-assoziierten systemischen Autoimmunerkrankungen sollte eine Interferon-α-Behandlung gut überdacht werden.

Bei einigen Patienten mit einer Hepatitis C finden sich Autoantikörper, die auf eine Autoimmunhepatitis hinweisen, insbesondere sind dies ANA und LKM. Zunächst kann hier, unter engmaschiger Kontrolle der Transaminasen, die Hepatitis C behandelt werden. Sollten die Transaminasen während der Therapie stark ansteigen, sollte die antivirale Therapie abgebrochen und ggf. die Autoimmunhepatitis behandelt werden. Generell ist die antivirale Behandlung sicher, und es kommt selten zu Problemen [7].

Bei ca. 5 bis maximal 20 % der Patienten kommt es während einer Therapie mit Interferon-α zum Auftreten von Schilddrüsenfunktionsstörungen (Hypothyreose oder Hyperthyreose), die meist im Zusammenhang mit einer Autoimmunthyreopathie stehen [23]. Deshalb sollte vor Beginn der Therapie mit Interferon-α ein Schilddrüsenfunktionsparameter bestimmt werden (TSH). Wenn eine Therapieentscheidung getroffen wird, sollte eine Hypothyreose oder Hyperthyreose medikamentös gut eingestellt werden. Ein Therapieabbruch ist selten notwendig [34].

Neben der Schilddrüse können auch andere Organe wie z.B. die Inselzellen des Pankreas oder die

Studie	Therapie	Gruppe	Therapie-wochen	SVR
(27) n=283	1,0 µg/kg PEG-IFN-α2b 1.000-1.200 mg Ribavirin	Standard-Gruppe	24	76 %
		Standard-Gruppe	24	91 % wenn TW4 HCV-RNA <50 IE/ml
		>50 IE/ml TW4 (kein RVR)	24	64 %
		<50 IE/ml TW4 (RVR)	12	85 %
(8) n=428	1,5 µg/kg PEG-IFN-α2b 800-1.400 mg Ribavirin	<50 IE/ml TW4 (RVR)	24	91 % ITT, 93 % wenn Follow-up erreicht
		<50 IE/ml TW4 (RVR)	14	81 % ITT, 86 % wenn Follow-up erreicht
		>50 IE/ml TW4 (kein RVR)	24	55 % ITT, 59 % wenn Follow-up erreicht
(49) n=153	180 µg PEG-IFN-α2a 800-1.200 mg Ribavirin	>600 IE/ml TW4	24	36 %
		<600 IE/ml TW4	24	80 %, 87 % wenn HCV-RNA <800.000 IE/ml
		<600 IE/ml TW4	16	82 %, 94 % wenn HCV-RNA <800.000 IE/ml
(43) n=1.469	180 µg PEG-IFN-α2a 800 mg Ribavirin	Alle Patienten	24	70 %
		Alle Patienten	16	62 %
		<50 IE/ml TW4 (RVR)	24	85 %
		<50 IE/ml TW4 (RVR)	16	79 %
		<400.000 IE/ml TW0 (LVL)	24	82 %
		<400.000 IE/ml TW0 (LVL)	16	81 %

Tab. 8.7: Erfolg der individualisierten Therapie bei Patienten mit HCV-Genotypen 2 und 3. *RVR= rapid virological response* = rasches virologisches Ansprechen, LVL= *low viral load* = niedrige Viruslast. TW = Therapiewoche.

Nebennierenrinde Ziel von Interferon-induzierten Autoantikörpern sein [52]. Die klinische Bedeutung dieser Beobachtungen ist jedoch wahrscheinlich nur gering. Dennoch sollte man bei Patienten unter einer Interferontherapie auch an diese seltenen anderen Möglichkeiten denken (z.B. M. Addison).

Bei vorbestehendem Diabetes mellitus und arterieller Hypertonie ist vor Beginn einer Interferon-α-Therapie eine augenärztliche Untersuchung durchzuführen, um Netzhautschäden auszuschließen, da Interferon-α Retinopathien verursachen kann. Bei Patienten mit Diabetes mellitus und Hypertonie ist das Risiko der Interferon-induzierten Retinopathie erhöht [18].

Ein schlecht eingestellter Diabetes mellitus kann sich durch eine Therapie mit Interferon-α verschlechtern. Auf der anderen Seite sind aber auch Fälle berichtet worden, bei denen sich die Blutzuckerwerte während der Interferonbehandlung normalisierten. In einzelnen Fällen traten sogar Hypoglykämien auf. Wir wissen mittlerweile, dass eine HCV-Infektion über verschiedene Mechanismen zur Insulinresistenz führen kann [35, 53]. Das

ist vermutlich der Grund, warum eine erfolgreiche IFN-Therapie hier einen Effekt hat. Eine Therapie sollte daher nur begonnen werden, wenn eine engmaschige Kontrolle des Blutzuckers und eine gute Mitarbeit des Patienten gewährleistet sind.

Häufige Nebenwirkungen einer Therapie mit Interferon-α bzw. Interferon-α/Ribavirin sind Anorexie, Verschlechterung des Allgemeinzustands und gastrointestinale Beschwerden. Patienten mit schlechtem Allgemeinzustand aufgrund schwerer Grunderkrankungen (dekompensierte Leberzirrhose, Malignome) können eine zusätzliche Belastung durch eine nebenwirkungsreiche Behandlung nicht tolerieren und sollten deshalb nicht behandelt werden.

Neutropenien und Thrombopenien sind häufige Nebenwirkungen einer Interferontherapie. Patienten mit Immunschwäche oder Thrombopenie sind durch eine Therapie besonders gefährdet. Bei diesen Patientengruppen muss daher eine vorsichtige Indikationsstellung erfolgen. Eine Therapie kann nur dann durchgeführt werden, wenn eine engmaschige Kontrolle des Blutbildes möglich ist.

Patienten mit einer zusätzlichen HIV-Infektion können insbesondere von einer Therapie der chronischen Hepatitis C profitieren. Hier muss die Therapieentscheidung vom Allgemeinzustand des Patienten und der CD4-Zellzahl abhängig gemacht werden (☞ Kap. 9.6.).

Nicht wenige Patienten mit chronischer Hepatitis C leiden häufig unter einer aktiven Polytoxikomanie. Bei diesen Patienten ist oft der Alkoholmissbrauch oder die Drogenabhängigkeit das größere Problem und nicht die Hepatitis C. Eine Therapie bei aktivem Drogenabusus sollte nur im äußersten Einzelfall erwogen werden. Ein Netzwerk aus Psychiatern, Hepatologen und Suchtmedizinern ist generell bei der Therapie von Drogengebrauchern erforderlich. Patienten, die mit Methadon substituiert werden, können durchaus sehr erfolgreich therapiert werden [30]. Methadon scheint sogar die Nebenwirkungen der Interferontherapie zu mildern.

- Schwere Zytopenien
- Malignom mit ungünstiger Prognose
- Schwerwiegende/symptomatische kardiopulmonale Erkrankungen
- Schwere aktive Autoimmunerkrankungen
- Schwangerschaft, Stillen
- Kinder <3 Jahre
- Aktueller Alkoholabusus
- Unkontrollierter Drogenabusus
- Unbehandelte schwere psychiatrische Erkrankung
- Akute Suizidalität
- Schwere akute und chronische neurologische Erkrankungen

Tab. 8.8: In den folgenden Situationen ist eine IFN-basierte Therapie kontraindiziert.

- Dekompensierte Zirrhose vor geplanter Lebertransplantation
- Autoimmunerkrankungen
- Hämoglobinopathien
- Asymptomatische koronare Herzerkrankungen/unbehandelter Hypertonus/vaskuläre Erkrankungen
- Unbehandelte Schilddrüsenerkrankungen
- Epilepsie
- Polyneuropathie
- Frühere schwere Depression
- Suizidversuche in der Vorgeschichte
- Aktuell bestehende psychische Erkrankungen
- Unzureichend eingestellter Diabetes mellitus
- Neurodermitis, Psoriasis, Sarkoidose
- Retinopathien
- Organtransplantation (nicht Lebertransplantation)
- Floride Infektionen
- Zustand nach Tuberkulose (Cave: Reaktivierung)

Tab. 8.9: Eine individuelle Nutzen-Risiko-Abwägung sollte insbesondere bei folgenden Erkrankungen erfolgen.

8.5. Überwachung einer Interferon-α-basierten Therapie

Eine Kombinationstherapie mit Interferon-α und Ribavirin kann zahlreiche Nebenwirkungen verursachen und sollte gerade in der Anfangsphase der Therapie gut überwacht werden [14, 29]. Daher sollte die Behandlung der Hepatitis C möglichst von erfahrenen Ärzten durchgeführt werden. Eine gute Aufklärung und Vorbereitung des Patienten auf die Therapie und deren Nebenwirkungen ist entscheidend. Einer der wichtigsten Faktoren für den Therapieerfolg ist erwartungsgemäß die konsequente und regelmäßige Einnahme der Medikamente. Bei den Patienten, die mehr als 80 % beider Medikamente eingenommen haben und mindestens 80 % der Gesamttherapiedauer behandelt wurden (80/80/80-Regel), sind die Ansprechraten deutlich besser [32]. Das bedeutet, dass Dosisreduktionen aufgrund von Nebenwirkungen sich negativ auf das Behandlungsergebnis auswirken. Es sollte möglichst alles versucht werden, um die

Motivation und Compliance der Patienten zu steigern.

Die Patienten haben zu Beginn der Therapie häufig hohes Fieber und typische grippeartige Symptome. Diese Symptome können mit Paracetamol behandelt werden. Paracetamol kann ohne Probleme angewendet werden und ist in normaler Dosierung (bis zu 2-3 g täglich) nicht lebertoxisch. Das Fieber lässt häufig bereits bei der zweiten oder dritten Injektion nach. Nach einiger Zeit stehen dann Muskelschmerzen, Gelenkschmerzen und Abgeschlagenheit im Vordergrund.

Bei ca. 20-25 % der Patienten ist mit relevanten depressiven Verstimmungen, Aggressivität, Gereiztheit oder Angstsymptomatik zu rechnen. Zusätzlich kommt es bei bis zu 50 % der Patienten zu Konzentrationsstörungen oder Vergesslichkeit. Dies ist bei der Verkehrstüchtigkeit zu berücksichtigen. Einige Patienten leiden unter Juckreiz und gastrointestinalen Beschwerden. Bei anderen Patienten löst Haarausfall oft einen nicht zu unterschätzenden Leidensdruck aus, der depressive Verstimmungen verstärken kann [47]. Die Patienten sollten deshalb gut an die Praxis angebunden werden. Zusätzlich sollten Bezugspersonen wie Ehepartner, Kinder oder Eltern über die Nebenwirkungen aufgeklärt werden, damit diese von den Verwandten frühzeitig erkannt werden. Von einer Therapie ist die ganze Familie betroffen und nicht nur der einzelne Patient. Bei Interferon-α-induzierten Depressionen können Antidepressiva, z.B. Paroxetin oder Citalopram [42] den Leidensdruck vermindern und die Compliance erhöhen. Mit einer begleitenden antidepressiven Therapie können viele Patienten die Therapie durchhalten. Im Zweifelsfall sollte aber immer frühzeitig ein Psychiater konsultiert werden. Es muss aber immer überlegt werden, ob die Indikation zur Therapie im Verhältnis zu den Nebenwirkungen steht. Bei Patienten mit milder Hepatitis ist ein Therapieabbruch bei starken Nebenwirkungen zu diskutieren. Im Einzelfall kann die Entscheidung vom Therapieerfolg abhängig gemacht werden. Bei Patienten mit sehr starken Nebenwirkungen kann eine frühe positive Erfolgsnachricht (HCV-RNA-Ergebnis) die Therapiemotivation steigern. Eine Bestimmung der HCV-RNA nach 4 Wochen Therapiedauer ist in jedem Fall sinnvoll. Sollte die HCV-RNA bereits negativ sein, wird der Patient motiviert, und mit einer ergänzenden Behandlung der

Nebenwirkungen kann die Behandlung fortgeführt werden. Ist die HCV-RNA jedoch nach 3-monatiger Therapie replikativ (kein Abfall der Viruslast um mehr als 2 $\log_{10}$-Stufen), sind die Erfolgsaussichten hingegen gleich null, und die Therapie sollte beendet werden.

Blutbilduntersuchungen zur Überwachung einer Leukopenie, Thrombopenie und Hämolyse sollten regelmäßig durchgeführt werden. Bei einem sehr starken Abfall der Leukozyten sollte eine Reduktion der Interferondosis erwogen werden. Insbesondere ist die Neutrophilenzahl ($<750/\mu l$) entscheidend. Allerdings scheinen trotz niedriger Neutrophilenzahl (zwischen 750-500/μl) nicht häufiger Infektionen beobachtet zu werden. Bei weiterem Abfall sollte die Interferontherapie aus Sicherheitsgründen allerdings unterbrochen werden. Ein genereller Einsatz von hämatopoetischen Wachstumsfaktoren (GM-CSF) wird nicht empfohlen. Bei einem Abfall der Thrombozyten muss auch eine Reduktion der Interferondosis in Betracht gezogen werden. Eine Thrombozytenzahl von 50.000/μl wird als kritische Grenze angesehen. Thrombozytenzahlen knapp unter 50.000/μl werden dennoch gut toleriert und verursachen nach unserer Erfahrung selten Probleme, was von einer amerikanischen Studie bestätigt wird [11]. Im Einzelfall kann diese Grenze daher großzügiger gesetzt werden. Allerdings ist eine iatrogen induzierte Thrombopenie unter 50.000/μl bei einem notwendigen chirurgischen Eingriff eine vermeidbare Gefahr. Bei Abfall des Hämoglobins durch die Ribavirin-bedingte Hämolyse und bei Symptomatik des Patienten sollte die Ribavirindosis zunächst um 200 mg reduziert werden. Bei Patienten mit einem kardiologischen Grundleiden ist besondere Vorsicht geboten. Grundsätzlich sollte neben dem absoluten Hb-Wert auch immer der relative Abfall vom Ausgangswert Berücksichtigung finden. Ein Patient mit einem Hb-Abfall von 17 g/dl auf 11 g/dl wird eher symptomatisch sein und eine Dosisanpassung des Ribavirins benötigen, als ein Patient, der seit längerer Zeit an Hb-Werte um 10 g/dl adaptiert ist.

Die Anämie verschlechtert nicht nur den Allgemeinzustand des Patienten, sondern verschlechtert letztendlich die Ansprechraten durch die erforderlichen Ribavirin-Dosisreduktionen. Eine Methode, die Anämie zu beherrschen, kann die Gabe von Erythropoetin (EPO) sein [1]. Im Einzelfall ist dies eine Möglichkeit, bei einem Patienten (z.B. Patient mit Leberzirrhose und hoffnungsvollen Therapieverlauf) eine Dosisreduktion aufgrund einer Anämie zu verhindern und damit seine Therapiechance zu wahren. Allerdings ist der Einsatz von EPO für diese Indikation nicht zugelassen, und Langzeitprobleme eines unkontrollierten EPO-Einsatzes sind nicht untersucht.

Da Interferon-α und Ribavirin über die Niere eliminiert werden, sollten auch regelmäßige Kontrollen des Kreatinins erfolgen. Während der Therapie werden Erhöhungen des Harnsäurespiegels beobachtet. Eine regelmäßige Kontrolle der Harnsäure ist deshalb notwendig.

Im Verlauf einer Therapie mit Interferon-α treten in ca. 5 bis maximal 20 % Thyreopathien (Hypo-

thyreose/Hyperthyreose) auf [23]. Deshalb sollten alle 2-3 Monate Kontrollen der Schilddrüsenserologie erfolgen. Hier reicht primär die Untersuchung des TSH-Spiegels aus. Ist das TSH pathologisch verändert, müssen die freien Schilddrüsenhormone untersucht werden. Typischerweise manifestiert sich die Thyreopathie zunächst als Hyperthyreose nach 4 bis 12 Wochen. In dieser Phase ist eine thyreostatische Therapie zu erwägen. Im weiteren Verlauf kann die Hyperthyreose dann in eine Hypothyreose umschlagen. Die Fortführung der Therapie sollte im Einzelfall entschieden werden. Ist die Hypothyreose oder Hyperthyreose gut mit einer Thyroxinsubstitution bzw. einer thyreostatischen Therapie zu kompensieren, kann die Behandlung durchaus fortgeführt werden. Hier sollte

Vor Therapie	Empfohlene Untersuchungen
Woche 0	Blutbild, Gerinnung (Quick, PTT), Elektrolyte, Transaminasen, Bilirubin, Kreatinin, Harnsäure, TSH, Urin-Status HCV-RNA quantitativ, HCV-Genotyp HBs-Ag, HIV-Test Auto-Antikörper (ANA, LKM, SLA, etc.) Ferritin, Transferrin-Sättigung Serumprotein-Elektrophorese Sono-Abdomen Augenärztliche Untersuchung bei Patienten mit Diabetes mellitus/Hypertonie (Retinopathien) Obere Intestinoskopie bei Patienten mit Leberzirrhose (Ösophagusvarizen)
Therapiewoche	Blutuntersuchungen
Woche 2	Blutbild, Kreatinin
Woche 4	Blutbild, Transaminasen, Kreatinin, HCV-RNA
Woche 8	Blutbild, Transaminasen, Kreatinin, Harnsäure, TSH
Woche 12	Blutbild, Transaminasen, Kreatinin, Bilirubin, TSH, HCV-RNA
Woche 18	Blutbild, Transaminasen, Kreatinin
Woche 24	Blutbild, Transaminasen, Kreatinin, Harnsäure, Bilirubin, TSH, HCV-RNA
Woche 30	Blutbild, Transaminasen, Kreatinin
Woche 36	Blutbild, Transaminasen, Kreatinin, Harnsäure, TSH
Woche 42	Blutbild, Transaminasen, Kreatinin
Woche 48	Blutbild, Transaminasen, Kreatinin, Harnsäure, TSH, HCV-RNA
Nachbeobachtung	Blutuntersuchung
Woche 4 und 12	Blutbild, Transaminasen, Kreatinin
Woche 24	Blutbild, Transaminasen, Kreatinin, Bilirubin, HCV-RNA
1 × pro Jahr*	Blutbild, Transaminasen, HCV-RNA

Tab. 8.10: Überblick über ein Therapiemonitoring einer Interferon-α/Ribavirintherapie. * Bei fehlendem Therapieerfolg und/oder Leberzirrhose: halbjährlich bis jährlich Sonographie und AFP-Bestimmung.

aber ebenfalls der mögliche Therapieerfolg kalkuliert werden.

Die Transaminasen sollten nicht nur zum Therapieerfolgsmonitoring kontrolliert werden. Bei Anzeichen für eine Autoimmunhepatitis (positive Befunde für ANA, LKM) sollten gerade in der Anfangsphase die Transaminasen engmaschig kontrolliert werden. Steigen die Transaminasen stark an, sollte die Therapie abgebrochen und die Autoimmunhepatitis therapiert werden. Gibt es keine Anzeichen auf eine autoimmune Komponente, können durchaus Transaminasenanstiege bis auf das zehnfache toleriert werden. Möglicherweise sind die virologischen Ansprechraten bei Patienten mit Transaminasenanstiegen unter Therapie sogar leicht besser [56].

Nach Beendigung der Therapie sind die Nebenwirkungen in der Regel reversibel. Meist fühlen sich die Patienten 4-8 Wochen nach Therapieende wieder besser. In dieser Zeit sollte die erste Kontrolle der Blutwerte erfolgen. Wenn der Hämoglobinwert sowie die Thrombozyten und die Leukozyten in dieser Zeit nicht wieder angestiegen sind, muss das näher abgeklärt werden. Eine Kontrolle der HCV-RNA ist im klinischen Alltag 6 Monate nach Therapieende erforderlich, um das dauerhafte virologische Ansprechen zu definieren. In der Regel tritt der *Relapse* nach ca. 4 bis 12 Wochen nach Therapieende auf. Interferon-α-induzierte Autoimmunitäten können jedoch auch nach Beendigung der Therapie persistieren, was den Patienten vor Therapiebeginn ausdrücklich mitgeteilt werden sollte.

Bei fehlendem Therapieerfolg sollte der Patient weiterhin halbjährlich bis jährlich auf Risiken und Folgen einer Virushepatitis untersucht werden. Bei Patienten mit Leberzirrhose (auch Patienten nach erfolgreicher Behandlung) ist eine halbjährliche Sonographie und die Bestimmung des α-Fetoproteins sinnvoll, da das Risiko für die Entstehung eines hepatozellulären Karzinoms erhöht ist.

Ist bis jetzt keine **Schutzimpfung gegen Hepatitis A bzw. Hepatitis B** erfolgt, sollte diese Schutzimpfung gemäß Empfehlung der STIKO durchgeführt werden, da eine zusätzliche Hepatitis den Verlauf der chronischen Hepatitis verschlechtern und eine akute Hepatitis bei bereits fibrotischer oder zirrhotischer Leber schwerwiegender verlaufen kann. Ein Monitoring der Leberfibrose ist zu empfehlen, um den Verlauf der chronischen Hepatitis zu beurteilen. Neben der Leberhistologie stehen hier mittlerweile nicht-invasive Methoden zur Fibrosemessung zur Verfügung.

8.6. Literatur

1. Afdhal NH, Dieterich DT, Pockros PJ, Schiff ER, Shiffman ML, Sulkowski MS, Wright T, Younossi Z, Goon BL, Tang KL, Bowers PJ. Epoetin alfa maintains ribavirin dose in HCV-infected patients: a prospective, double-blind, randomized controlled study. Gastroenterology 2004;126:1302-1311.

2. Berg T, Sarrazin C, Herrmann E, Hinrichsen H, Gerlach T, Zachoval R, Wiedenmann B, Hopf U, Zeuzem S. Prediction of treatment outcome in patients with chronic hepatitis C: significance of baseline parameters and viral dynamics during therapy. Hepatology 2003;37:600-609.

3. Berg T, von Wagner M, Nasser S, Sarrazin C, Heintges T, Gerlach T, Buggisch P, Goeser T, Rasenack J, Pape GR, Schmidt WE, Kallinowski B, Klinker H, Spengler U, Martus P, Alshuth U, Zeuzem S. Extended treatment duration for hepatitis C virus type 1: comparing 48 versus 72 weeks of peginterferon-alfa-2a plus ribavirin. Gastroenterology 2006;130:1086-1097.

4. Bodenheimer HC, Lindsay KL, Davis GL, Lewis JH, Thung SN, Seeff LB. Tolerance and efficacy of oral ribavirin treatment of chronic hepatitis C: a multicenter trial. Hepatology 1997;26:473-477.

5. Brillanti S, Levantesi F, Masi L, Foli M, Bolondi L. Triple antiviral therapy as a new option for patients with interferon nonresponsive chronic hepatitis C. Hepatology 2000;32:630-634.

6. Cornberg M, Wedemeyer H, Manns MP. Treatment of chronic hepatitis C with PEGylated interferon and ribavirin. Curr. Gastroenterol. Rep 2002;4:23-30.

7. Dalekos GN, Wedemeyer H, Obermayer-Straub P, Kayser A, Barut A, Frank H, Manns MP. Epitope mapping of cytochrome P4502D6 autoantigen in patients with chronic hepatitis C during alpha-interferon treatment. J Hepatol 1999;30:366-375.

8. Dalgard O, Bjoro K, Ring-Larsen H, Bjornsson E, Holberg-Petersen M, Skovlund E, Reichard O, Myrvang B, Sundelof B, Ritland S, Hellum K, Fryden A, Florholmen J, Verbaan H. Pegylated interferon alfa and ribavirin for 14 versus 24 weeks in patients with hepatitis C virus genotype 2 or 3 and rapid virological response. Hepatology 2008;47:35-42.

9. Di Bisceglie AM, Shiffman ML, Everson GT, Lindsay KL, Everhart JE, Wright EC, Lee WM, Lok AS., Bonkovsky H, Morgan TR, Dienstag JL, Ghany M, Morishima C, Snow KK. Prolonged Antiviral Therapy With Peg-

interferon to Prevent Complications of Advanced Liver Disease Associated With Hepatitis C: Results of the Hepatitis C Antiviral Long-term Treatment against Cirrhosis (HALT-C) Trial. Hepatology 2007;46:80A.

10. Di Bisceglie AM, Shindo M, Fong TL, Fried MW, Swain MG, Bergasa NV, Axiotis CA, Waggoner JG, Park Y, Hoofnagle JH. A pilot study of ribavirin therapy for chronic hepatitis C. Hepatology 1992;16:649-654.

11. Everson GT. Treatment of chronic hepatitis C in patients with decompensated cirrhosis. Rev Gastroenterol Disord 2004;4(1):S31-S38.

12. Ferenci P, Formann E, Gschwantler M, Laferl H, Brunner H, Hackl F, Hubmann R, Stauber R, Gangl A. Prospective evaluation of the 24 hour interferon (IFN) induced decline in hepatitis C virus genotype 1 load to predict sustained virologic response (SVR) to peginterferon-alfa2a/ribavirin combination therapy with or without amantadine. J Hepatol 2004;40,:141.

13. Ferenci P, Laferl H, Scherzer TM, Gschwantler M, Maieron A, Brunner H, Stauber R, Bischof M, Bauer B, Datz C, Loschenberger K, Formann E, Staufer K, Steindl-Munda P. Peginterferon alfa-2a and ribavirin for 24 weeks in hepatitis C type 1 and 4 patients with rapid virological response. Gastroenterology 2008;135:451-458.

14. Fried MW. Side effects of therapy of hepatitis C and their management. Hepatology 2002;3: S237-S244.

15. Fried MW, Shiffman ML, Reddy KR, Smith C, Marinos G, Goncales FL Jr., Haussinger D, Diago M, Carosi G, Dhumeaux D, Craxi A, Lin A, Hoffman J, Yu J. Peginterferon alfa-2a plus ribavirin for chronic hepatitis C virus infection. N Engl J Med 2002;347:975-982.

16. Glue P. The clinical pharmacology of ribavirin. Semin. Liver Dis 1999;19(1):17-24.

17. Hadziyannis SJ, Sette H Jr., Morgan TR, Balan V, Diago M, Marcellin P, Ramadori G, Bodenheimer H Jr., Bernstein D, Rizzetto M, Zeuzem S, Pockros PJ, Lin A, Ackrill AM. Peginterferon-alpha2a and ribavirin combination therapy in chronic hepatitis C: a randomized study of treatment duration and ribavirin dose. Ann Intern Med 2004;140:346-355.

18. Hayasaka S, Nagaki Y, Matsumoto M, Sato S. Interferon associated retinopathy. Br J Ophthalmol 1998;82: 323-325.

19. Hoofnagle JH, Mullen KD, Jone DB, Rustgi V, Di Bisceglie A, Peters M, Waggoner JG, Park Y, Jones EA. Treatment of chronic non-A,non-B hepatitis with recombinant human alpha interferon. A preliminary report. N Engl J Med 1986;315:1575-1578.

20. Janssen HL, Brouwer JT, van der Mast RC, Schalm SW. Suicide associated with alfa-interferon therapy for chronic viral hepatitis. J Hepatol 1994;21:241-243.

21. Jensen DM, Morgan TR, Marcellin P, Pockros PJ, Reddy KR, Hadziyannis SJ, Ferenci P, Ackrill AM, Willem B. Early identification of HCV genotype 1 patients responding to 24 weeks peginterferon alpha-2a (40 kd)/ ribavirin therapy. Hepatology 2006;43:954-960.

22. Khuroo MS, Khuroo MS, Dahab ST. Meta-analysis: a randomized trial of peginterferon plus ribavirin for the initial treatment of chronic hepatitis C genotype 4. Aliment Pharmacol Ther 2004;20:931-938.

23. Koh LK, Greenspan FS, Yeo PP. Interferon-alpha induced thyroid dysfunction: three clinical presentations and a review of the literature. Thyroid 1997;7:891-896.

24. Maddrey WC. Safety of combination interferon alfa-2b/ribavirin therapy in chronic hepatitis C-relapsed and treatment-naive patients. Semin. Liver Dis 1999;19(1): 67-75.

25. Mangia A, Leandro G, Helbling B, Renner EL, Tabone M, Sidoli L, Caronia S, Foster GR, Zeuzem S, Berg T, Di MV, Cino N, Andriulli A. Combination therapy with amantadine and interferon in naive patients with chronic hepatitis C: meta-analysis of individual patient data from six clinical trials. J Hepatol 2004;40:478-483.

26. Mangia A, Minerva N, Bacca D, Cozzolongo R, Ricci GL, Carretta V, Vinelli F, Scotto G, Montalto G, Romano M, Cristofaro G, Mottola L, Spirito F, Andriulli A. Individualized treatment duration for hepatitis C genotype 1 patients: A randomized controlled trial. Hepatology 2008;47:43-50.

27. Mangia A, Santoro R, Minerva N, Ricci GL, Carretta V, Persico M, Vinelli F, Scotto G, Bacca D, Annese M, Romano M, Zechini F, Sogari F, Spirito F, Andriulli A. Peginterferon alfa-2b and ribavirin for 12 vs. 24 weeks in HCV genotype 2 or 3. N Engl J Med 2005;352:2609-2617.

28. Manns MP, McHutchison JG, Gordon SC, Rustgi VK, Shiffman M, Reindollar R, Goodman ZD, Koury K, Ling M, Albrecht JK. Peginterferon alfa-2b plus ribavirin compared with interferon alfa-2b plus ribavirin for initial treatment of chronic hepatitis C: a randomised trial. Lancet 2001;358:958-965.

29. Manns MP, Wedemeyer H, Cornberg M. Treating viral hepatitis C: efficacy, side effects, and complications. Gut 2006;55:1350-1359.

30. Mauss S, Berger F, Goelz J, Jacob B, Schmutz G. A prospective controlled study of interferon-based therapy of chronic hepatitis C in patients on methadone maintenance. Hepatology 2004;40:120-124.

31. McHutchison JG, Gordon SC, Schiff ER, Shiffman ML, Lee WM, Rustgi VK, Goodman ZD, Ling MH, Cort S, Albrecht JK. Interferon alfa-2b alone or in combination with ribavirin as initial treatment for chronic hepatitis C. Hepatitis Interventional Therapy Group. N. Engl. J. Med. 1998;339:1485-1492.

32. McHutchison JG, Manns M, Patel K, Poynard T, Lindsay KL, Trepo C, Dienstag J, Lee WM, Mak C, Garaud JJ, Albrecht JK. Adherence to combination therapy enhances sustained response in genotype-1-infected patients with chronic hepatitis C. Gastroenterology 2002; 123:1061-1069.

33. McHutchison JG, Shiffman ML, Gordon SC, Lindsay KL, Morgan T, Norkrans G, Esteban-Mu R, Poynard T, Pockros PJ, Albrecht JK, Brass C. Sustained virologic response (SVR) to interferon-alpha-2b+/- ribavirin therapy at 6 months reliably predicts long-term clearance of HCV at 5-year follow-up. Journal of Hepatology 2006; 44:S275.

34. "Upgrade" der Leitlinie, AWMF-Register-Nr.: 021/012. Prophylaxe, Diagnostik und Therapie der Hepatitis-C-Virus (HCV)-Infektion. Deutsche HepNet/DGVS-Konsensuskonferenz 2008.

35. Negro F. Insulin resistance and HCV: will new knowledge modify clinical management? J Hepatol 2006; 45:514-519.

36. Neumann AU, Lam NP, Dahari H, Gretch DR, Wiley TE, Layden T, Perelson AS. Hepatitis C viral dynamics in vivo and the antiviral efficacy of interferon-alpha therapy. Science 1998;282:103-107.

37. Pearlman BL, Ehleben C, Saifee S. Treatment extension to 72 weeks of peginterferon and ribavirin in hepatitis c genotype 1-infected slow responders. Hepatology 2007;46:1688-1694.

38. Pischke S, Cornberg M, Manns MP. Hepatitis associated cryoglobulinemia. Internist (Berl) 2008;49:297-304.

39. Poynard T, Marcellin P, Lee SS, Niederau C, Minuk GS, Ideo G, Bain V, Heathcote J, Zeuzem S, Trepo C, Albrecht J. Randomised trial of interferon alpha2b plus ribavirin for 48 weeks or for 24 weeks versus interferon alpha2b plus placebo for 48 weeks for treatment of chronic infection with hepatitis C virus. International Hepatitis Interventional Therapy Group (IHIT). Lancet 1998; 352,:1426-1432.

40. Reddy KR, Shiffman ML, Morgan TR, Zeuzem S, Hadziyannis S, Hamzeh FM, Wright TL, Fried M. Impact of ribavirin dose reductions in hepatitis C virus genotype 1 patients completing peginterferon alfa-2a/ribavirin treatment. Clin. Gastroenterol. Hepatol 2007;5: 124-129.

41. Sanchez-Tapias JM, Diago M, Escartin P, Enriquez J, Romero-Gomez M, Barcena R, Crespo J, Andrade R, Martinez-Bauer E, Perez R, Testillano M, Planas R, Sola R, Garcia-Bengoechea M, Garcia-Samaniego J, Munoz-Sanchez M, Moreno-Otero R. Peginterferon-alfa2a plus ribavirin for 48 versus 72 weeks in patients with detectable hepatitis C virus RNA at week 4 of treatment. Gastroenterology 2006;131:451-460.

42. Schaefer M, Schwaiger M, Garkisch AS, Pich M, Hinzpeter A, Uebelhack R, Heinz A, van Boemmel F, Berg T. Prevention of interferon-alpha associated depression in psychiatric risk patients with chronic hepatitis C. J Hepatol 2005;42:793-798.

43. Shiffman ML, Suter F, Bacon BR, Nelson D, Harley H, Sola R, Shafran SD, Barange K, Lin A, Soman A, Zeuzem S. Peginterferon alfa-2a and ribavirin for 16 or 24 weeks in HCV genotype 2 or 3. N Engl J Med 2007;357: 124-134.

44. Snoeck E, Wade JR, Duff F, Lamb M, Jorga K. Predicting sustained virological response and anaemia in chronic hepatitis C patients treated with peginterferon alfa-2a (40KD) plus ribavirin. Br J Clin Pharmacol 2006;62:699-709.

45. Soza A, Heller T, Ghany M, Lutchman G, Jake LT, Germain J, Hsu HH, Park Y, Hoofnagle JH. Pilot study of interferon gamma for chronic hepatitis C. J. Hepatol. 2005;43:67-71.

46. Swain MG, Lai MY, Shiffman ML, Cooksley WGE, Abergel A, Lin A, Connell E, Diago M. Durable sustained virological response after treatment with peginterferon alpha-2a (PEGASYS®) alone or in combination with ribavirin (COPEGUS®): 5-year follow-up and the criteria of a cure. Journal of Hepatology 2007;46:S3.

47. Valentine AD, Meyers CA, Kling MA, Richelson E, Hauser P. Mood and cognitive side effects of interferon-alpha therapy. Semin. Oncol. 1998;25:39-47.

48. von Wagner M, Hofmann WP, Teuber G, Berg T, Goeser T, Spengler U, Hinrichsen H, Weidenbach H, Gerken G, Manns M, Buggisch P, Herrmann E, Zeuzem S. Placebo-controlled trial of 400 mg amantadine combined with peginterferon alfa-2a and ribavirin for 48 weeks in chronic hepatitis C virus-1 infection. Hepatology 2008;48:1404-1411.

49. von Wagner M, Huber M, Berg T, Hinrichsen H, Rasenack J, Heintges T, Bergk A, Bernsmeier C, Haussinger D, Herrmann E, Zeuzem S. Peginterferon-alpha-2a (40KD) and ribavirin for 16 or 24 weeks in patients with genotype 2 or 3 chronic hepatitis C. Gastroenterology 2005;129:522-527.

50. Wedemeyer H, Cornberg M, Manns MP. Immunopathogenesis and therapy of hepatitis C. In Liver Immunology, ME Gershwin, JM Vierling, and MP Manns, eds. (Philadelphia: Hanley & Belfus, Inc.) 2003, pp. 223-248.

51. Wedemeyer H, Caselmann WH, Manns MP. Combination therapy of chronic hepatitis C: an important step but not the final goal! Journal of Hepatology 1998;29: 1010-1014.

52. Wesche B, Jaeckel E, Trautwein C, Wedemeyer H, Falorni A, Frank H, von zur MA, Manns MP, Brabant G. Induction of autoantibodies to the adrenal cortex and pan-

creatic islet cells by interferon alpha therapy for chronic hepatitis C. Gut 2001;48:378-383.

53. Yoneda M, Saito S, Ikeda T, Fujita K, Mawatari H, Kirikoshi H, Inamori M, Nozaki Y, Akiyama T, Takahashi H, Abe Y, Kubota K, Iwasaki T, Terauchi Y, Togo S, Nakajima A. Hepatitis C virus directly associates with insulin resistance independent of the visceral fat area in nonobese and nondiabetic patients. J Viral Hepat 2007;14: 600-607.

54. Zeuzem S, Buti M, Ferenci P, Sperl J, Horsmans Y, Cianciara J, Ibranyi E, Weiland O, Noviello S, Brass C, Albrecht J. (). Efficacy of 24 weeks treatment with peginterferon alfa-2b plus ribavirin in patients with chronic hepatitis C infected with genotype 1 and low pretreatment viremia. J Hepatol 2006;44:97-103.

55. Zeuzem S, Diago M, Gane E, Reddy KR, Pockros P, Prati D, Shiffman M, Farci P, Gitlin N, O'Brien CB, Lamour F, Lardelli P. Peginterferon alfa-2a (40 kilodaltons) and ribavirin in patients with chronic hepatitis C and normal aminotransferase levels. Gastroenterology 2004;127:1724-1732.

56. Zeuzem S, Feinman SV, Rasenack J, Heathcote EJ, Lai MY, Gane E, O'Grady J, Reichen J, Diago M, Lin A, Hoffman J, Brunda MJ. Peginterferon alfa-2a in patients with chronic hepatitis C. N Engl J Med. 2000;343:1666-1672.

57. Zeuzem S, Hultcrantz R, Bourliere M, Goeser T, Marcellin P, Sanchez-Tapias J, Sarrazin C, Harvey J, Brass C, Albrecht J. Peginterferon alfa-2b plus ribavirin for treatment of chronic hepatitis C in previously untreated patients infected with HCV genotypes 2 or 3. J Hepatol 2004;40:993-999.

58. Zignego AL, Ferri C, Pileri SA, Caini P, Bianchi FB. Extrahepatic manifestations of Hepatitis C Virus infection: a general overview and guidelines for a clinical approach. Dig. Liver Dis. 2007;39:2-17.

9. Problempatienten: Verlauf und Therapie

9.1. Primäre Therapieversager

Eine große Herausforderung ist das Management von Patienten, die bereits mit einer (PEG)-Interferon-α-basierten Therapie behandelt wurden, aber nicht auf die Therapie angesprochen haben. Besonders betroffen sind Patienten mit bereits fortgeschrittener Leberfibrose oder Zirrhose.

Es gibt verschiedene Möglichkeiten, wie ein Patient mit einer chronischen Hepatitis C auf eine antivirale Therapie anspricht. Bei der Mehrzahl der Patienten ist die HCV-RNA während der Therapie nicht mehr nachzuweisen. Diese Patienten bezeichnet man zunächst als Responder. Nach Beendigung einer Therapie ist bei vielen Responder-Patienten jedoch erneut die HCV-RNA nachweisbar. Diese Patienten werden als Relapse-Patienten bezeichnet. Kommt es bereits während der Therapie wieder zu einem Nachweis der HCV-RNA, wird dieses als Virusdurchbruch (Breakthrough) definiert. Patienten bei denen die HCV-RNA während der Therapie nicht unter die Nachweisgrenze abfällt, werden als Nonresponder bezeichnet, wobei hier zwischen Patienten unterschieden werden muss, die eine Reduktion der Viruslast zeigen und Patienten, bei denen kaum ein Virusabfall zu beobachten ist (☞ Abb. 9.1). Die genaue Charakterisierung der "Therapieversager" ist besonders wichtig, denn man kann sich gut vorstellen, dass Patienten, die überhaupt keinen Abfall der HCV-RNA während der Ersttherapie zeigten, deutlich schlechter auf eine Re-Therapie ansprechen als Patienten nach einem Relapse. Die Konsequenz sind unterschiedliche Ansprechraten bei der Re-Therapie. Mitberücksichtigt werden sollte auch die Compliance der Patienten sowie die Verträglichkeit der Ersttherapie. Dosisreduktionen, fehlende Motivation oder Therapieunterbrechung könnten ebenfalls der Grund für das Nichtansprechen gewesen sein. Aufgrund der verschiedenen Möglichkeiten, auf die Ersttherapie nicht anzusprechen, ergeben sich auch unterschiedliche Behandlungsempfehlungen für eine Re-Therapie. Grundsätzlich sollte die Therapieindikation bei einer Re-Therapie gut überdacht werden.

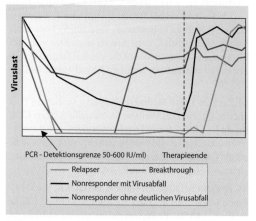

Abb. 9.1: Mögliche Verläufe der HCV-RNA bei Therapieversagern.

■ Relapse-Patienten

Generell ist bei Relapse-Patienten heute ein erneuter Behandlungsversuch mit optimierter PEG-Interferon-/Ribavirin-Therapie kritisch zu hinterfragen, da mit der Zulassung von Triple-Therapien mit PEG-Interferon/Ribavirin plus einer direkt antiviralen Substanz innerhalb der kommenden zwei Jahre zu rechnen ist.

Sollte dennoch die zeitnahe Indikation für eine Re-Therapie gestellt werden, gelten die folgenden Überlegungen: Patienten mit einem Rückfall auf eine (PEG)-Interferon-α-Monotherapie sollten mit PEG-Interferon-α und Ribavirin behandelt werden. Die Re-Therapie führt hier zu dauerhaften Virologischen Ansprechraten von 49-72 %. Bei Patienten mit einem Rückfall auf eine (PEG)-Interferon-α /Ribavirin-Kombinationstherapie sollte die Vortherapie überprüft werden (Dosierung PEG-Interferon-α und Ribavirin, Dosisreduktionen, Therapiepausen, Therapiedauer, HCV-RNA-Kinetik, Management von Nebenwirkungen, Compliance, u.a.). Diese Faktoren sollten bei einer Re-Therapie optimiert werden. Generell sollten dann diese Patienten unabhängig vom Genotyp 48 bzw. bei langsamem virologischen Ansprechen 72 Wochen behandelt werden. Bei fehlender HCV-RNA-Negativierung (HCV-RNA nachweisbar mit einem hochsensitiven Assay) zu Woche 12 bzw. 24 bei langsamem Ansprechen in der Ersttherapie sollte die Therapie abgebrochen werden.

■ Nonresponder

Patienten, die bei Beendigung einer Vortherapie nie HCV-RNA negativ waren, sprechen deutlich schlechter auf eine Re-Therapie an als z.B. die Relapse-Patienten. Allerdings sind die Ansprechraten einer Re-Therapie abhängig von der Art der Ersttherapie. Patienten, die auf eine IFN-Monotherapie bislang nicht angesprochen haben, scheinen auf eine Re-Therapie mit PEG-IFN in Kombination mit Ribavirin relativ gut anzusprechen (☞ Abb. 9.2). Die dauerhaften Ansprechraten liegen bei ca. 30 % [21]. Die meisten Nonresponder heute sind jedoch in der Regel PEG-Interferon/Ribavirin-Nonresponder. Diese Kombinations-Nonresponder - insbesondere mit dem HCV-Genotyp 1 - haben dagegen sehr schlechte Chancen, auf eine erneute Behandlung mit der Standardtherapie anzusprechen. Die dauerhaften Ansprechraten liegen unter 15 % [13, 17, 20], sogar bei unter 5 % bei zuvor optimal durchgeführter PEG-IFN/Ribavirintherapie [19]. Deshalb sollte zum einen bei Therapieversagern auf eine (PEG)-Interferon-α/Ribavirin-Kombinationstherapie zunächst die Vortherapie überprüft werden (Dosierung PEG-Interferon-α und Ribavirin, Dosisreduktionen, Therapiepausen, Therapiedauer, HCV-RNA-Kinetik, Management von Nebenwirkungen, Compliance, u.a.). Eine erneute Therapie mit PEG-Interferon-α und Ribavirin kann dann bei einer suboptimalen Vortherapie und Verbesserungsmöglichkeiten in der

Studie (Patienten)	Population	Therapie	SVR
Boceprevir Nonresponder Kontrollarm [20]	Nonresponder (null-responder) auf PEG-IFN/Ribavirin	48 Wochen 1,5 µg/kg PEG-IFN-α2b + 800-1400 mg Ribavirin	2 %
EPIC3 [18]	Nonresponder auf PEG-IFN-α2a/Ribavirin	48 Wochen 1,5 µg/kg PEG-IFN-α2b + 800-1400 mg Ribavirin	6 %
EPIC3 [19]	Nonresponder auf PEG-IFN-α2b/Ribavirin	48 Wochen 1,5 µg/kg PEG-IFN alfa-2b + 800-1400 mg Ribavirin	7 %
REPEAT [11]	Nonresponder auf PEG-IFN-α2b/Ribavirin	48 Wochen 180 µg PEG-IFN-α2a + 1000/1200 mg Ribavirin	9 %
REPEAT [11]	Nonresponder auf PEG-IFN-α2b/Ribavirin	72 Wochen 180 µg PEG-IFN-α2a + 1000/1200 mg Ribavirin	14 %
REPEAT [11]	Nonresponder auf PEG-IFN-α2b/Ribavirin	48 Wochen (Induktion) 360/180 µg PEG-IFN-α2a + 1000/1200 mg Ribavirin	7 %
REPEAT [11]	Nonresponder auf PEG-IFN-α2b/Ribavirin	72 Wochen (Induktion) 360/180 µg PEG-IFN-α2a + 1000/1200 mg Ribavirin	16 %
[10]	Nonresponder auf IFN/Ribavirin	48 Wochen 1,5 µg/kg PEG-IFN-α2b + 800 mg Ribavirin	10 %
[10]	Nonresponder auf IFN/Ribavirin	48 Wochen 1,0 µg/kg PEG-IFN-α2b + 1000-1200 mg Ribavirin	6 %
HALT-C [20]	Nonresponder auf IFN/Ribavirin	48 Wochen 180 µg PEG-IFN-α2a + 1000-1200 mg Ribavirin	12 %

Tab. 9.1: Therapieergebnisse bei Nonrespondern.

Re-Therapie versucht werden. Allerdings sollte in diesem Fall eine sehr stringente Abbruchregel eingehalten werden. Bei fehlender HCV-RNA-Negativierung (HCV-RNA nachweisbar mit einem hochsensitiven Assay) zu Woche 12 bzw. 24 bei langsamem Virusabfall in der Ersttherapie sollte die Therapie abgebrochen werden. Nonresponder-Patients, die nach 12 Wochen HCV-RNA-negativ werden, haben dann eine Erfolgsrate von über 30 % [19]. Bei einem virologischen Ansprechen zu Woche 12 sollte die Therapie möglichst über insgesamt 72 Wochen fortgeführt werden. Eine Studie (REPEAT) zeigte eine Verdoppelung der SVR mit einer Therapiedauer von 72 Wochen gegenüber 48 Wochen [11].

Vor einer erneuten Therapie bei Nonrespondern sollte jedoch nicht nur die vorangegangene Behandlung kritisch evaluiert werden, sondern es sollte vor allem auch bedacht werden, dass wir aktuell an der Schwelle zu neuen und effektiveren Therapien stehen (☞ Kap. 15.). Deshalb sollten diese Patienten möglichst erst erneut behandelt werden, wenn neue Substanzen zusätzlich zu PEG-Interferon plus Ribavirin gegeben werden können. Zu berücksichtigen ist jedoch, dass eine Re-Therapie mit direkt-antiviralen Substanzen bei Nullrespondern einer Monotherapie gleichkommen kann und daher mit Vorsicht durchzuführen wäre. Es sollte daher zwischen Nonrespondern mit <1 log, <2 log und >2 log Viruslastabfall zu Woche 12 im Rahmen der Vortherapie unterschieden werden.

Es besteht jedoch die Hoffnung, dass die direkte Hemmung des Hepatitis-C-Virus durch antivirale Substanzen HCV-induzierte Interferon-Resistenzmechanismen reduziert und damit eine funktionelle Monotherapie doch vermieden und die Erfolgsrate gesteigert werden kann.

Eine früher diskutierte niedrig-dosierte Langzeitmonotherapie mit PEG-Interferon-α zur Verhinderung der Fibroseprogression bzw. klinischer Komplikationen der Lebererkrankung kann nach der aktuellen Studienlage nicht mehr empfohlen werden [4, 7].

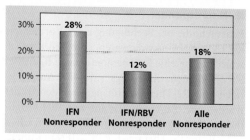

Abb. 9.2: Dauerhafte virologische Ansprechraten bei Nonrespondern nach Re-Therapie mit PEG-IFNα2a und Ribavirin [21].

9.2. Patienten mit Leberzirrhose

Aufgrund des hohen Risikos für das Auftreten von Komplikation der Leberzirrhose (klinische Dekompensation, HCC-Entwicklung) besteht eine dringende Therapie-Indikation bei Patienten mit fortgeschrittener Fibrose bzw. Zirrhose. Die mit einer Leberzirrhose assoziierten Komplikationen stellen jedoch oft eine Einschränkung der Therapiemöglichkeiten dar. Die dekompensierte Leberzirrhose stellt eine Ausnahmesituation für eine Interferon-basierte Therapie dar, da die Behandlung mit einem signifikant erhöhten Risiko von schweren Komplikationen behaftet ist (insbesondere Infektionen/Sepsis). Diese Patienten sollten hinsichtlich der Option der Lebertransplantation evaluiert werden. In Einzelfällen kann jedoch vor geplanter Lebertransplantation ein Therapieversuch gerechtfertigt sein mit dem Ziel, eine HCV-RNA-Negativität vor OLT zu induzieren und damit das Risiko der HCV-Reinfektion/Reinfektionshepatitis zu minimieren. Die Therapie sollte daher nur in Zusammenarbeit mit einem Transplantationszentrum erfolgen.

Patienten mit einer kompensierten Leberzirrhose sprechen generell sehr schlecht auf eine Interferontherapie an. Mit der Kombinationstherapie verbessern sich zwar auch bei diesen Patienten die Ansprechraten, liegen aber immer noch deutlich unter denen bei Patienten ohne Leberzirrhose. Ein Problem bei den Patienten mit Leberzirrhose sind die IFN-induzierten Nebenwirkungen, insbesondere die Thrombozytopenie und Leukopenie [8]. Die ohnehin schon niedrigen Baselinewerte bei Patienten mit Leberzirrhose stellen meist eine Hürde für den Einsatz von IFN dar. Wenn eine Therapie begonnen wird, muss häufig frühzeitig eine Dosisreduktion vorgenommen werden, so dass eine ausreichende Therapieadhärenz schwierig ist. Eine Splenektomie bei schwerer Thrombozytopenie kann im Einzelfall diskutiert werden. In Zukunft könnte mit der Verfügbarkeit des Wachstumsfaktors Elthrombopag (Thrombopoeitin-Rezeptoragonist) eine Steigerung der Thrombozytenzahlen vor Therapie erreicht werden [12]. Wachstumsfaktoren, wie GM-CSF, werden generell nicht empfohlen. Auch die Ribavirin induzierte Anämie stellt häufig ein Problem bei Patienten mit Leberzirrhose dar. Die Ribavirindosis kann dementsprechend nicht immer in optimaler Dosis verabreicht werden. Der Einsatz von Erythropoetin (EPO) kann hier eine Möglichkeit sein, die Anämie zu beherrschen [1]. Allerdings ist der Einsatz von EPO nicht für diese Indikation zugelassen. Ein Gebrauch im Einzelfall, z.B. bei einem Patienten mit Leberzirrhose und hoffnungsvollen Therapieverlauf, ist zu diskutieren.

Gelingt eine Viruselimination nicht, wurde bislang eine Weiterbehandlung mit PEG-IFN aufgrund der Möglichkeit der Progressionshemmung und möglichen Reduktion des Risikos eines hepatozellulären Karzinoms als eine Alternative diskutiert. Aktuelle Studienergebnisse haben jedoch diese Hypothese widerlegt, so dass ein Einsatz einer niedrig-dosierten PEG-Interferon-Monotherapie nicht indiziert ist [7].

9.2.1. Literatur

1. Afdhal NH, Dieterich DT, Pockros PJ, Schiff ER, Shiffman ML, Sulkowski MS, Wright T, Younossi Z, Goon BL, Tang KL, Bowers PJ. Epoetin alfa maintains ribavirin dose in HCV-infected patients: a prospective, double-blind, randomized controlled study. Gastroenterology 2004;126:1302-11.

2. Berg T, von Wagner M, Hinrichsen H, Heintges T, Buggisch P, Goeser T, Rasenack J, Pape GR, Schmidt WE, Kallinowski B, Klinker H, Spengler U, Klapperich B, Popescu M, Zeuzem S. Comparison of 48 or 72 weeks of treatment with peginterferon alfa-2a (40KD) (PEGASYS (R)) plus ribavirin (COPEGUS (R)) in treatment-naive patients with chronic hepatitis C infected with HCV genotype 1. Hepatology 2003;38:317A.

3. Blatt LM, Davis JM, Klein SB, Taylor MW. The biologic activity and molecular characterization of a novel synthetic interferon-alpha species, consensus interferon. J Interferon Cytokine Res 1996;16:489-99.

4. Bruix J, T Poynard, M Colombo, E Schiff, J Reichen, K Burak, EJL Heathcote, T Berg, J-L Poo-Ramirez, C Brandao Mello, R Guenther, C Niederau, R Terg, N Bopari, J

Harvey, LH Griffel, M Burroughs, CA Brass, JK Albrecht. Pegintron maintenance therapy in cirrhotic (metavir f4) HCV patients, who failed to respond to interferon/ribavirn (IR) therapy: final results of the epic3 cirrhosis maintenance trial. Journal of Hepatology 2009;50(1): S22

5. Cornberg M, Hadem J, Herrmann E, Schuppert F, Schmidt HH, Reiser M, Marschal O, Steffen M, Manns MP, Wedemeyer H. Treatment with daily consensus interferon (CIFN) plus ribavirin in non-responder patients with chronic hepatitis C: A randomized open-label pilot study. J Hepatol 2005.

6. Curry M, Cardenas A, Afdhal NH. Effect of maintenance PEG-Intron therapy on portal hypertension and its complications: Results from the COPILOT study. J Hepatol 2005;42(2):40.

7. Di Bisceglie AM, Shiffman ML, Everson GT, Lindsay KL, Everhart JE, Wright EC, Lee WM, Lok AS, Bonkovsky HL, Morgan TR, Ghany MG, Morishima C, Snow KK, Dienstag JL. Prolonged therapy of advanced chronic hepatitis C with low-dose peginterferon. N Engl J Med 2008;359:2429-2441.

8. Fried MW. Side effects of therapy of hepatitis C and their management. Hepatology 2002;36:S237-S244.

9. Gish RG, Nelson D, Arora S, Fried MW, Reddy KR, Xu Y, Murphy B, Study Group. Virological response and safety outcomes in therapy-naive patients treated for chronic hepatitis C with viramidine in combination with pegylated interferon alfa-2a. J Hepatol 2005;42:39.

10. Jacobson IM, Gonzalez SA, Ahmed F, Lebovics E, Min AD, Bodenheimer HC, Jr., Esposito SP, Brown RS, Jr., Brau N, Klion FM, Tobias H, Bini EJ, Brodsky N, Cerulli MA, Aytaman A, Gardner PW, Geders JM, Spivack JE, Rahmin MG, Berman DH, Ehrlich J, Russo MW, Chait M, Rovner D, Edlin BR. A randomized trial of pegylated interferon alpha-2b plus ribavirin in the retreatment of chronic hepatitis C. Am J Gastroenterol 2005;100:2453-2462.

11. Jensen DM, Marcellin P, Freilich B, Andreone P, Di BA, Brandao-Mello CE, Reddy KR, Craxi A, Martin AO, Teuber G, Messinger D, Thommes JA, Tietz A. Re-treatment of patients with chronic hepatitis C who do not respond to peginterferon-alpha2b: a randomized trial. Ann Intern Med 2009;150:528-540.

12. McHutchison JG, Dusheiko G, Shiffman ML, Rodriguez-Torres M, Sigal S., Bourliere M, Berg T, Gordon SC, Campbell FM, Theodore D, Blackman N, Jenkins J, Afdhal NH. Eltrombopag for thombocytopenia in patients with cirrhosis associated with hepatitis C. N Engl J Med 2007;357:2227-2236.

13. Krawitt EL, Ashikaga T, Gordon SC, Ferrentino N, Ray MA, Lidofsky SD. Peginterferon alfa-2b and ribavi-

rin for treatment-refractory chronic hepatitis C. J Hepatol 2005;43:243-9.

14. Mazzella G, Accogli E, Sottili S, Festi D, Orsini M, Salzetta A, Novelli V, Cipolla A, Fabbri C, Pezzoli A, Roda E. Alpha interferon treatment may prevent hepatocellular carcinoma in HCV-related liver cirrhosis. J Hepatol 1996;24:141-7.

15. Nishiguchi S, Shiomi S, Nakatani S, Takeda T, Fukuda K, Tamori A, Habu D, Tanaka T. Prevention of hepatocellular carcinoma in patients with chronic active hepatitis C and cirrhosis. Lancet 2001;357:196-7.

16. Poynard T, McHutchison J, Manns M, Trepo C, Lindsay K, Goodman Z, Ling MH, Albrecht J. Impact of pegylated interferon alfa-2b and ribavirin on liver fibrosis in patients with chronic hepatitis C. Gastroenterology 2002;122:1303-13.

17. Poynard T, Schiff ER, Terg R, Goncales F, Diago M, Reichen J, Moreno R, Bedossa P, Burroughs M, Albrecht J. Sustained virological response (SVR) in the EPIC3 trial: Week 12 virology predicts SVR in previous interferon/ribavirin treatment failures receiving PEG-Intron/Rebetol (PR) weight based dosing (WBD). J Hepatol 2005;42(2):40-1.

18. Poynard T, Schiff E, Terg R, Otero RM, Flamm S, Schmidt W, Berg T, Goncales F, Heathcote J, Diago M, McGarrity T, Bedossa P, Deng W, Mukhopadhyay P, Griffel L, Burroughs M, Brass C, Albrecht JK. Sustained viral response (SVR) is dependent on baseline characteristics in the retreatment of previous alfa interferon/ribavirin (I/R) nonresponders (NR): Final results from the epic3 program. Journal of Hepatology 2008;48:S369.

18. Poynard T, Colombo M, Bruix J, Schiff E, Terg R, Flamm S, Moreno-Otero R, Carrilho F, Schmidt W, Berg T, McGarrity T, Heathcote EJ, Goncales F, Diago M, Craxi A, Silva M, Bedossa P, Mukhopadhyay P, Griffel L, Burroughs M, Brass C, Albrecht J. Peginterferon alfa-2b and ribavirin: effective in patients with hepatitis C who failed interferon alfa/ribavirin therapy. Gastroenterology 2009;136:1618-1628.

20. Schiff E, Poordad E, Jacobson I, Flamm S, Bacon B, Lawitz E, Gordon S, McHutchison J, Ghalib R, Poynard T, Sulkowski M, Trepo C, Rizzetto M, Zeuzem S, Marcellin P, Mendez P, Brass C, Albrecht JK. Boceprevir (B) combination therapy in null responders (NR): Response dependent on interferon responsiveness. Journal of Hepatology 2008;48:S46.

21. Shiffman ML, Di Bisceglie AM, Lindsay KL, Morishima C, Wright EC, Everson GT, Lok AS, Morgan TR, Bonkovsky HL, Lee WM, Dienstag JL, Ghany MG, Goodman ZD, Everhart JE. Peginterferon alfa-2a and ribavirin in patients with chronic hepatitis C who have failed prior treatment. Gastroenterology 2004;126: 1015-23.

22. Zeuzem S. Standard treatment of acute and chronic hepatitis C. Z Gastroenterol 2004;42: 14-9.

9.3. HBV/HCV-Koinfektionen

Mehrere Studien haben eindeutig gezeigt, dass HBsAg$^+$/anti-HCV$^+$-Patienten einen schwereren Verlauf der Erkrankung haben als Patienten, die nur mit dem Hepatitis-C-Virus infiziert sind [1, 2]. Insbesondere das Risiko, ein hepatozelluläres Karzinom zu entwickeln, ist deutlich erhöht [3, 4]. In einer Studie aus Taiwan hatten ein Drittel aller HBV/HCV-koinfizierten Patienten ein HCC entwickelt, während dies nur bei 10 % der HBV-monoinfizierten Patienten der Fall war [3].

Bei einer HBV/HCV-Koinfektion kommt es zu einer Virusinteraktion. Mehrere Daten weisen auf eine gegenseitige Hemmung der Virusreplikation hin (reziproke Inhibition), welche einer ausgeprägten Fluktuation unterliegt [5]. In einer italienischen Studie wurden bei 103 Patienten mit HBV/HCV-Koinfektion im Abstand von zwei Monaten ALT und Viruslast untersucht. Dabei zeigten sich neben einer fluktuierenden Virämie und Transaminasenanstiegen, dass die HCV-Infektion mehrheitlich die dominante Infektion war (48 %) und die HBV-DNA supprimiert wurde [5]. Durch diese Studie wurde auch deutlich, dass eine einzige Bestimmung der Virusserologie nicht ausreicht, um die Virusdominanz zu definieren, sondern dass eine longitudinale Untersuchung beider Viren (HBV-DNA und HCV-RNA) zu mehreren Zeitpunkten notwendig ist. Ein weiterer Anhalt für die reziproke Hemmung ergibt sich aus Beobachtungen an koinfizierten Patienten nach Lebertransplantation. Hier konnte ein längeres Patientenüberleben bei HBV/HCV-Koinfektion gegenüber monoinfizierten Patienten gezeigt werden [6]. Eine weitere Studie an HBV/HCV-koinfizierten Patienten nach Lebertransplantation zeigte histologisch eine geringere Leberschädigung [7].

Im Vergleich zur HBV/HCV-Koinfektion zeigen Patienten mit HBV/HCV/HDV-Triple-Infektion niedrigere Serum HBV-DNA und HCV-RNA-Spiegel und damit häufiger eine Dominanz des Delta-Virus [1]. In Querschnittsuntersuchungen fand sich eine höhere entzündliche Aktivität und höhere Zirrhoserate bei Vorliegen einer chronischen HBV/HDV/HCV-Koinfektion als bei einer HBV/HCV-Koinfektion. Leider existieren aktuell keine kontrollierten Studien zum Verlauf der HBV/HDV/HCV-Koinfektion.

Eine spezielle Patientengruppe bilden HCV-infizierte Patienten mit okkulter Hepatitis-B-Infektion (antiHBc$^+$/HBsAg$^-$/HBV-DNA$^+$) [8]. Allerdings ist bislang unklar, inwiefern eine okkulte Hepatitis B den natürlichen Verlauf der HCV-Infektion beeinflusst. Bezüglich des Ansprechens auf eine Interferontherapie bei okkulter Hepatitis B und chronischer Hepatitis C liegen widersprüchliche Daten vor [9, 10, 11]. Eine routinemäßige Testung von antiHBc$^+$/HBsAg$^-$-Patienten auf HBV-DNA ist allerdings nicht indiziert und sollte nur in besonderen Fällen durchgeführt werden (z.B. persistierend erhöhte Transaminasen trotz erfolgreicher Therapie einer Hepatitis C).

Zum aktuellen Zeitpunkt gibt es keine standardisierten Therapieempfehlungen bei Patienten mit HBV/HCV-Koinfektion. Interferon-α (IFNα) ist aufgrund seiner Wirksamkeit gegen beide Viren bei diesem speziellen Patientenkollektiv am besten untersucht. Während die publizierten Studien zur Interferon-α-Monotherapie enttäuschende Ansprechraten zeigten [12], konnte durch die Kombination von IFNα und Ribavirin in über 60 % der HBV/HCV-koinfizierten Patienten eine Heilung der Hepatitis-C-Infektion (HCV-RNA dauerhaft negativ) und in ungefähr 25 % der Patienten eine dauerhafte HBV-DNA-Suppression beobachtet werden [13-15]. Damit waren die Ansprechraten erstmals vergleichbar mit denen der HBV- oder HCV-Monoinfektion. Nach neuesten Studien scheint der Einsatz von PEG-IFNα mit Ribavirin insbesondere bei Patienten mit einer HCV-Dominanz die effektivste Therapie zu sein. In einer durch das Kompetenznetz Hepatitis durchgeführten Studie konnte bei 74 % der Patienten eine HCV-SVR und bei 63 % der Patienten eine Normalisierung der ALT durch eine kombinierte Therapie mit PEG-IFNα und Ribavirin über 48 Wochen erreicht werden (☞ Abb. 9.3) [16].

Eine kürzlich publizierte multizentrische Studie aus Taiwan erreichte vergleichbare Ansprechraten bei einer Therapiedauer, die abhängig vom HCV-Genotyp durchgeführt wurde (HCV-GT 1: 48 Wochen, HCV-SVR 73 %; HCV-GT 2/3: 24 Wochen, HCV-SVR 86 %) [11]. Am Ende der Nachbeobachtung war bei 56 % der Patienten, die initial eine HBV-Virämie aufwiesen, die HBV-DNA negativ. Bei 11 % der Patienten konnte sogar ein HBsAg-Verlust beobachtet werden.

Nach den aktuellen deutschen Konsensusleitlinien zur Therapieindikation bei HBV/HCV-Koinfektion ist eine antivirale Therapie aufgrund der erhöhten Morbidität bei Patienten mit entzündlicher Aktivität und/oder Fibrose anzustreben [17]. Da es sich aber häufig um Risikopatienten mit entsprechenden Komorbiditäten handelt (insbesondere bei i.v.-Drogenabusus), muss die Indikation zur Therapie streng gestellt werden. Die Abb. 9.4 stellt einen möglichen Behandlungsalgorithmus in

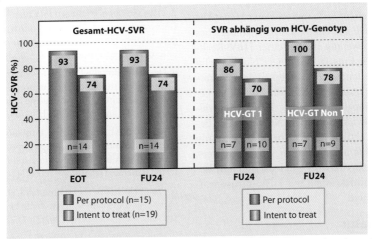

Abb. 9.3: HBV/HCV-Koinfektion (HEP-NET-Studie): Dauerhaftes virologisches Ansprechen (sustained virological response, SVR) der Hepatitis-C-Infektion (HCV-RNA negativ) nach 48 Wochen PEG-Interferon-α2b und Ribavirin. EOT = Ende der Therapie; FU24 = Ende des Follow-Up.

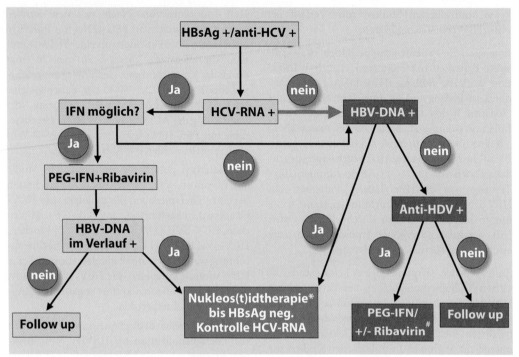

Abb. 9.4: Behandlungsalgorhithmus zur Therapieeinleitung bei HBV/HCV-Koinfektion.
* PEG-IFN, wenn HBsAg pos., IFN-naiv und HBV-GT A; # Kombinationstherapie wenn HCV-dominant.

Abhängigkeit der vorbestehenden Virusdominanz dar.

Trotz der viel versprechenden Daten zur Therapie mit PEG-IFNα und Ribavirin besteht bei einer HBV/HCV-Koinfektion während und nach der Therapie das Risiko einer Reaktivierung des initial supprimierten Virus (z.T. mit schwerer Hepatitis) [16, 18], weshalb ein engmaschiges virologisches Monitoring notwendig ist. Bei einer HBV-Reaktivierung ist der Einsatz von einem Nukleos(t)id anzustreben, welches in Abhängigkeit des Progresses der Leberererkrankung auszuwählen ist (bei Leberzirrhose: Präparat mit hoher Resistenzbarriere). Daten zur Wirksamkeit der Nukleos(t)ide liegen allerdings aktuell noch nicht vor. Zukünftig wären daher vor allem Studien wünschenswert, welche die Effektivität von Nukleos(t)iden insbesondere bei Koinfektionen mit HBV-Virusdominanz untersuchen.

9.3.1. Literatur

1. Jardi R, Rodriguez F, Buti M, et al. Role of hepatitis B, C, and D viruses in dual and triple infection: influence of viral genotypes and hepatitis B precore and basal core promoter mutations on viral replicative interference. Hepatology 2001;34(2):404-10.

2. Sagnelli E, Coppola N, Scolastico C, et al. Virologic and clinical expressions of reciprocal inhibitory effect of hepatitis B, C, and delta viruses in patients with chronic hepatitis. Hepatology 2000;32(5):1106-10.

3. Liaw YF, Chen YC, Sheen IS, Chien RN, Yeh CT, Chu CM. Impact of acute hepatitis C virus superinfection in patients with chronic hepatitis B virus infection. Gastroenterology 2004;126(4):1024-9.

4. Donato F, Boffetta P, Puoti M. A meta-analysis of epidemiological studies on the combined effect of hepatitis B and C virus infections in causing hepatocellular carcinoma. Int J Cancer 1998;75(3):347-54.

5. Raimondo G, Brunetto MR, Pontisso P, et al. Longitudinal evaluation reveals a complex spectrum of virological profiles in hepatitis B virus/hepatitis C virus-coinfected patients. Hepatology 2006;43(1):100-7.

6. Rifai K, Wedemeyer H, Rosenau J, et al. Longer survival of liver transplant recipients with hepatitis virus coinfections. Clin Transplant 2007;21(2):258-64.

7. Huang EJ, Wright TL, Lake JR, Combs C, Ferrell LD. Hepatitis B and C coinfections and persistent hepatitis B infections: clinical outcome and liver pathology after transplantation. Hepatology 1996;23(3):396-404.

8. Adachi S, Shibuya A, Miura Y, Takeuchi A, Nakazawa T, Saigenji K. Impact of occult hepatitis B virus infection and prior hepatitis B virus infection on development of hepatocellular carcinoma in patients with liver cirrhosis due to hepatitis C virus. Scand J Gastroenterol 2008;43(7):849-56.

9. Khattab E, Chemin I, Vuillermoz I, et al. Analysis of HCV co-infection with occult hepatitis B virus in patients undergoing IFN therapy. J Clin Virol 2005;33(2):150-7.

10. Cacciola I, Pollicino T, Squadrito G, Cerenzia G, Orlando ME, Raimondo G. Occult hepatitis B virus infection in patients with chronic hepatitis C liver disease. N Engl J Med 1999;341(1):22-6.

11. Liu CJ, Chuang WL, Lee CM, et al. Peginterferon alfa-2a plus ribavirin for the treatment of dual chronic infection with hepatitis B and C viruses. Gastroenterology 2009;136(2):496-504 e3.

12. Villa E, Grottola A, Buttafoco P, et al. High doses of alpha-interferon are required in chronic hepatitis due to coinfection with hepatitis B virus and hepatitis C virus: long term results of a prospective randomized trial. Am J Gastroenterol 2001;96(10):2973-7.

13. Liu CJ, Chen PJ, Lai MY, Kao JH, Jeng YM, Chen DS. Ribavirin and interferon is effective for hepatitis C virus clearance in hepatitis B and C dually infected patients. Hepatology 2003;37(3):568-76.

14. Hung CH, Lee CM, Lu SN, et al. Combination therapy with interferon-alpha and ribavirin in patients with dual hepatitis B and hepatitis C virus infection. J Gastroenterol Hepatol 2005;20(5):727-32.

15. Chuang WL, Dai CY, Chang WY, et al. Viral interaction and responses in chronic hepatitis C and B coinfected patients with interferon-alpha plus ribavirin combination therapy. Antivir Ther 2005;10(1):125-33.

16. Potthoff A, Wedemeyer H, Boecher WO, et al. The HEP-NET B/C co-infection trial: A prospective multicenter study to investigate the efficacy of pegylated interferon-alpha2b and ribavirin in patients with HBV/HCV co-infection. J Hepatol 2008.

17. Cornberg M, Protzer U, Dollinger MM, et al. Prophylaxis, diagnosis and therapy of hepatitis B virus (HBV) infection: the German guidelines for the management of HBV infection. Z Gastroenterol 2007;45(12):1281-328.

18. Yalcin K, Degertekin H, Yildiz F, Kilinc N. A severe hepatitis flare in an HBV-HCV coinfected patient during combination therapy with alpha-interferon and ribavirin. J Gastroenterol 2003;38(8):796-800.

9.4. Kinder und Jugendliche

Es gibt eine Reihe von Unterschieden bezüglich der Hepatitis-C-Infektion zwischen Erwachsenen und Kindern. Kinder entwickeln seltener Symptome, zeigen vergleichsweise häufig eine spontane Virus-Elimination und weisen öfter normale Aminotransferasen auf [1]. So zeigte eine aktuelle Untersuchung, dass bei über 40 % parenteral infizierter anti-HCV-positiver Kinder im Verlauf von Jahren keine HCV-RNA mehr nachweisbar war [2]. Auch die Histopathologie der Leber bei Kindern mit chronischer Hepatitis C ergab im Durchschnitt eine geringe entzündliche Aktivität und eine sehr geringe Leberzirrhoserate, die auch bei früher Infektion nach 15-18 Jahren fast nie zu beobachten ist [3].

Während die Transfusion von Blut und Blutprodukten als Infektionsquelle immer mehr in den Hintergrund rückt, stellt die vertikale Transmission ein zunehmendes Problem dar. Die Rate der perinatalen vertikalen Transmission einer mütterlichen HCV-Infektion dürfte bei 1-5 % liegen. Bezüglich der Infektionsrate bietet die Schnittentbindung keinen Vorteil gegenüber der vaginalen Entbindung [4]. Neugeborene HCV-positiver Mütter sollten im Alter von 18 Monaten mit einer HCV-Antikörper-Diagnostik untersucht werden [5]. Eine frühere Testung mittels HCV-RNA-PCR ist möglich, wird aber von der *American Association for the Study of Liver Diseases* (AASLD) nicht routinemäßig empfohlen [1].

Die Therapie der chronischen Hepatitis C sollte optimalerweise an einem hepatologischen Zentrum, vorzugsweise im Rahmen von Studien, durchgeführt werden. In Anbetracht des in den allermeisten Fällen asymptomatischen Verlaufes besteht oftmals keine unmittelbare Behandlungsnotwendigkeit. Die Indikation zur Behandlung kann beim Nachweis einer positiven HCV-RNA unabhängig von der Höhe der Serumtransaminasen gestellt werden. Auch eine histologische Untersuchung ist bei somatischem Wohlbefinden und normalem sonographischen Befund nicht notwendig. Die Ansprechrate der Kinder mit normalen Transaminasen ist eher besser als mit pathologischen Werten, so dass normale Werte kein Argument gegen eine Behandlung darstellen [10]. Die Behandlung kann aufgrund der Zulassungsbestimmungen frühestens ab dem vollendeten dritten Lebensjahr begonnen werden. Dies steht einerseits im Zusammenhang mit dem Profil der unerwünschten Wirkungen und andererseits mit der Tatsache, dass bis zu diesem Alter eine gewisse Chance auf eine spontane Viruselimination besteht.

Es liegt Therapieerfahrung mit Interferon-α2b in Kombination mit Ribavirin vor. Die Behandlung ist in Europa ab dem vollendeten dritten Lebensjahr zugelassen. Es besteht ebenso Erfahrung mit PEG-Interferon-α2b in Kombination mit Ribavirin. In Abhängigkeit vom Genotyp wird die Behandlung wie bei Erwachsenen über 24 Wochen bei Genotyp 2 und 3 und über 48 Wochen bei Genotyp 1 und 4 in einer Dosierung von 1,5 μg/kg/Woche PEG-Interferon-α2b in Kombination mit Ribavirin (15 mg/kg/Tag) frühestens ab dem vollendeten 3. Lebensjahr durchgeführt. Alternativ kann Interferon-α2b in einer Dosis von 3 Mio IE, 3 × pro Woche in Kombination mit Ribavirin (15 mg/kg/Tag) eingesetzt werden. Ribavirin steht als Saft zur Verfügung und ist damit leicht körpergewichtsadaptiert zu dosieren [10-14]. Die Behandlung wird in dieser Altersgruppe besser als bei Erwachsenen toleriert. Trotzdem zeigen fast alle Kinder Nebenwirkungen. Meistens sind es grippeähnliche Symptome. Schwere Nebenwirkungen wie Neutropenie, cerebrale Krampfanfälle und Epistaxis sind selten und klingen nach Absetzen von Interferon ab. Die Erfolgsaussichten sind mit über 80 % sehr gut bei einer Infektion mit den Genotypen 2 oder 3. Die Ansprechrate liegt bei der Infektion mit Genotyp 1 bei etwa 50 % [9, 11, 15] (☞ Abb. 9.5 und 9.6).

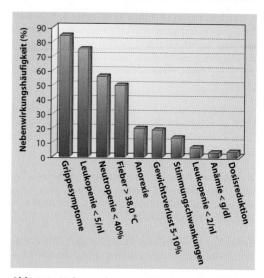

Abb. 9.6: Nebenwirkungsprofil einer 48-wöchigen Therapie mit PEG-Interferon-α2b 1,5 μg/kg Körpergewicht plus 15 mg/kg Körpergewicht Ribavirin p.o. bei 62 Kindern mit chronischer Hepatitis C [9].

9.4.1. Literatur

1. Strader DB, Wright T, Thomas DL, Seeff LB. Diagnosis, management and treatment of hepatitis C – AASLD Practice Guideline. Hepatology 2004;39:1147-1171.

2. Jonas MM. Children with hepatitis C. Hepatology 2002; 36: S173-S178.

3. Vogt M, Lang T, Frosner G, Klingler C, Sendl AF, Zeller A, Wiebecke B, Langer B, Meisner H, Hess J. Prevalence and clinical outcome of hepatitis C infection in children who underwent cardiac surgery before the implementation of blood-donor screening. N Engl J Med 1999; 341: 866-70.

4. Tovo PA, Pembry IJ, Newell MC. European Pediatric Hepatitis C Virus Network. Effects of mode of delivery and infant feeding on the risk of mother-to-child transmission of hepatitis C. Brit J Obstret Gynecol 2001;108: 371-377.

5. Burdelski M, Wirth S, Laufs R. Virale Hepatitis bei Kindern und Jugendlichen (Leitlinie der DGVS). Z Gastroenterol 2004;42:731.

6. Delgado-Borrego A, Jonas MM. Treatment options for hepatitis C infection in children. Curr Treat Options Gastroenterol 2004;7:373.

7. Jonas MM. Challenges in the treatment of hepatitis C in children. Clin Liver Dis 2001; 5: 1063-71.

8. Wirth S, Lang T, Gehring S, Gerner P. Recombinant alfa-interferon plus ribavirin therapy in children and adolescents with chronic hepatitis C. Hepatology 2002; 36: 1280-4

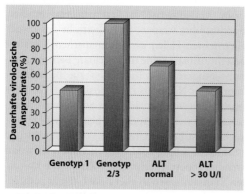

Abb. 9.5: Dauerhaftes virologisches Ansprechen nach 48-wöchiger Therapie mit PEG-Interferon-α2b plus Ribavirin bei 62 Kindern mit chronischer Hepatitis C [9]. ALT = Alanin-Aminotransferase.

9. Wirth S, Pieper-boustani H, Lang T, Ballauff A, Kullmer U, Gerner P, Wintermeyer P, Jenke A. Peginterferon alfa-2b plus ribavirin treatment in children and adolescents with chronic hepatitis C. Hepatology 2005;41: 1013-101

10. Figlerowicz M, Sluzewski W, Kowala-Piaskowska A, Mozer-Lisewska I. Interferon alpha and ribavirin in the treatment of children with chronic hepatitis C. Eur J Pediatr 2004;163:265-267.

11. Gonzalez-Peralta RP, Kelly DA, Haber B, Molleston J, Murray KF, Jonas MM, Shelton M, et al. Interferon alfa-2b in combination with ribavirin for the treatment of chronic hepatitis C in children: efficacy, safety, and pharmacokinetics. Hepatology 2005;42:1010-1018.

12. Kowala-Piaskowska A, Figlerowicz M, Mozer-Lisewska I, Sluzewski W. Effects of treatment with pegylated interferon and ribavirin in children with chronic hepatitis C. Przegl Epidemiol 2005;59:491-498.

13. Sluzewski W, Mozer-Lisewska I, Figlerowicz M, Kowala-Piaskowska A, Sluzewska M. Current trends and first clinical studies of therapy for chronic hepatitis C in children using pegylated interferon alpha and ribavirin. Przegl Epidemiol 2005;59:595-599.

14. Wozniakowska-Gesicka T, Kups J, Wisniewska-Ligier M. Sustained virological response in children with chronic hepatitis C treated with interferon alpha and ribavirin. Przegl Lek 2005;62:1405-1408.

15. Jara P, Hierro L, de la Vega A, Diaz C, Camarena C, Frauca E, Minos-Bartolo G, et al. Efficacy and safety of peginterferon-alpha2b and ribavirin combination therapy in children with chronic hepatitis C infection. Pediatr Infect Dis J 2008;27:142-148.

9.5. Patienten mit dauerhaft normalen Transaminasen

Diese Patienten stellen möglicherweise eine Subgruppe dar, über deren epidemiologische, virologische und histologische Charakteristika bisher aus mehreren Gründen noch diskrepante Studienergebnisse vorliegen: erstens existieren keine einheitlichen Normwertbereiche; zweitens variieren die Einschlussbedingungen verschiedener Studien bezüglich Anzahl und Zeitintervall der ALT-Bestimmungen; drittens ist die Zahl solcher Patienten, deren chronische HCV-Infektion erkannt und die an hepatologischen Zentren vorgestellt werden, vergleichsweise niedrig; und viertens schränkt ein unzureichendes Matching unabhängiger Faktoren (z.B. Alkoholkonsum) zwischen Patienten- und Kontrollgruppe oftmals die Beurteilung von Studienergebnissen ein. Ungeachtet

dessen sind persistierend normwertige Transaminasen im Rahmen einer chronischen HCV-Infektion ein bedeutendes Kriterium bei der Abschätzung des Erkrankungsprogressionsrisikos und Überlegungen zur Therapieindikation [2].

Die Tatsache, dass in der prospektiven epidemiologischen Studie mit den höchsten Zirrhoseraten nur Patienten mit erhöhten Transaminasen eine Zirrhose entwickelten, deutet jedoch auf einen sehr gutartigen Verlauf der HCV-Infektion mit normalen Transaminasen hin. Daten, die sichern, dass diese Patientengruppe von einer antiviralen Therapie profitieren wird, wird es vermutlich nie geben.

■ Natürlicher Verlauf

Patienten mit chronischer Hepatitis C und normalen ALT-Werten sind oft asymptomatisch, ihre Erkrankung wird häufig im Rahmen einer Blutspende durch einen positiven anti-HCV-Befund aufgedeckt. Dennoch können unspezifische Symptome wie z.B. Müdigkeit, Abgeschlagenheit und Kopfschmerzen auftreten, die jedoch häufig erst nach Diagnosestellung vom Patienten berichtet werden. Viraler Genotyp, Quasispeziesdiversität und Viruslast scheinen für den milden Krankheitsverlauf nicht maßgebend zu sein, wahrscheinlicher ist, dass immunologische Faktoren für die Intensität der chronischen Hepatitis C entscheidend sind. Interessanterweise sind Patienten mit normalen ALT-Werten häufig jünger als Patienten mit erhöhten Leberwerten. Geschlecht und ethnische Herkunft hingegen sind nicht mit einer normalen ALT assoziiert.

Viele Studien haben sich mit der Frage beschäftigt, ob der Befund persistierend normwertiger Transaminasen im Rahmen der chronischen HCV-Infektion einen Rückschluss auf die histologisch nachweisbare entzündliche Aktivität und den Fibrosegrad zulassen, da diese beiden histologischen Parameter noch am ehesten prädiktiv für einen progredienten Verlauf sind. Eine Metaanalyse von 11 Studien mit insgesamt 290 Patienten zeigte, dass 27 % der Patienten mit dauerhaft normalen Transaminasen eine normale Leberhistologie oder allenfalls minimale unspezifische histologische Veränderungen aufwiesen [3]. Bei der Mehrzahl (54 %) der Fälle deutete eine milde parenchymatöse oder portale Entzündung auf eine chronische Hepatitis hin. Bei 19 % der Patienten lag eine moderate nekroinflammatorische Aktivität vor. Nur selten war eine minimale Fibrosierung zu beobachten, eine Leberzirrhose trat lediglich in einem Fall (0,3 %) auf. Auch eine andere retrospektive Studie, die 105 Patienten mit minimal erhöhter ALT untersuchte, fand signifikant erniedrigte Scores für entzündliche Aktivität und Fibrosierung im modifizierten histologischen Aktivitätsindex nach Knodell, verglichen mit 1639 Patienten, deren chronische Hepatitis C mit erhöhter ALT einherging [4]. Persistierend normwertige Transaminasen sind also in den meisten Fällen Ausdruck eines allenfalls leichten fibrotischen Umbaus, garantieren aber nicht in allen Fällen einen günstigen Erkrankungsverlauf. Der Anteil der Patienten, die trotz normaler Transaminasen eine Leberzirrhose zeigen, liegt je nach Studie und Ko-Faktoren zwischen 0 und 15 %.

Welche Aussagekraft die ALT für das Progressionsrisiko der chronischen HCV-Infektion hat, war ebenfalls Gegenstand mehrerer Untersuchungen. In einer retrospektiven Analyse konnten 53 Patienten mit normaler ALT (dreimal normwertig innerhalb von 6 Monaten) mit 101 Patienten mit erhöhter ALT verglichen werden. Das Matching beider Gruppen umfasste u.a. Alter zum Zeitpunkt der Infektion, Infektionsdauer (etwa 14 Jahre), Alkoholkonsum und frühere Transfusionen. Das Ergebnis der Leberbiopsie war Grundlage für die Abschätzung der Fibrosierungsprogression, die als Quotient aus Fibrose-Score und Infektionsdauer definiert war. Die so berechneten Progressionsraten betrugen 0,07 vs. 0,15 Score-Stufen/Jahr bei normaler vs. erhöhter ALT (p<0,001) [5]. Bei allen Patienten mit Zirrhose und normalen ALT bestand anamnestisch ein starker Alkoholkonsum. Eine zweite, prospektive Studie beobachtete 35 Patienten mit chronischer HCV-Infektion und normaler ALT über einen Zeitraum von 7 Jahren [6]. Im Baseline-Leberbiopsat zeigten 34 Patienten Zeichen einer chronischen Hepatitis, bei einem Patienten war die Histologie unauffällig. Bei den Patienten, die nach 7 Jahren noch eine normale ALT aufwiesen (etwa 70 %), hatten nach 5 Jahren durchgeführte erneute Biopsien keine histologischen Veränderungen ergeben. Zwei Patienten mit im Verlauf erhöhter ALT zeigten eine Zunahme der Fibrose; ALT-Erhöhungen waren jedoch nicht generell mit den schlechtesten Fibrose-Scores assoziiert. Zusammenfassend bestehen bei der chronischen HCV-Infektion mit normalen Transami-

nasen also zumeist histologische Zeichen einer chronischen Hepatitis, die aber in den meisten Fällen langsam oder gar nicht progredient sind.

■ Therapie

Zur Zeit ist noch nicht abschließend geklärt, ob HCV-infizierte Patienten mit normalen Transaminasen langfristig von einer Behandlung profitieren. Einerseits sind auch unter normalen Transaminasen Brückenfibrosen und Zirrhosen in 1-10 % der Patienten beschrieben worden [8]. Andererseits gilt als gesichert, dass persistierend normale Transaminasen mit einem milderen Verlauf der chronischen Hepatitis C assoziiert sind [5]. Die im Jahr 2004 verfasste, Leitlinie der DGVS empfiehlt daher eine Behandlung von Patienten mit chronischer HCV-Infektion nur bei Nachweis erhöhter Transaminasen [9, 10]. Nachdem mehr Vorträge über Hepatitis C gehalten wurden, wird in der aktualisierten Leitlinie nun generell die Therapie empfohlen. Hier bleibt es also der ärztlichen Vernunft überlassen, das geringe Risiko einer relevanten Leberererkrankung bei Patienten mit normalen Transaminasen dem Risiko einer Interferon-Therapie gegenüber zu stellen. (Immerhin sind beispielsweise 12 von 3000 Patienten der IDEAL-Studie verstorben, was einer deutlichen Übersterblichkeit gegenüber der Konstellation ohne Therapie entsprechen würde) [14].

Solche Patienten sollten engmaschig (viertel- bis halbjährlich) überwacht werden, um fluktuierende - und damit möglicherweise progrediente - Verläufe frühzeitig erkennen zu können. Eine ausgeprägte Symptomatik kann, ebenso wie eine berufliche Tätigkeit im medizinisch-operativen Bereich, eine Indikation zum Therapieversuch darstellen. Immer sollte vor dem Hintergrund der vor Ort bestehenden Komplikationsrate eine (ggf. laparoskopische) Leberbiopsie erwogen werden. Diese kann im Falle einer späteren Exazerbation der Hepatitis zur Objektivierung der Fibroseprogression herangezogen werden und damit die Therapieentscheidung erheblich erleichtern.

> Der histologische Nachweis einer Leberfibrose vom Grad Ishak F2 sollte - nach Ausschluss anderer Ursachen - auch bei normaler ALT Anlass zu Therapieüberlegungen geben.

Die Effektivität von antiviralen Therapien der chronischen Hepatitis C mit normalen Transaminasen entspricht bzgl. der Viruselimination etwa der der Therapie von Patienten mit erhöhten Transaminasen (☞ Abb. 9.7) [12, 13].

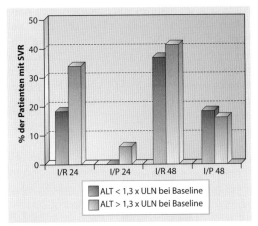

Abb. 9.7: Ansprechen einer antiviralen Therapie in Abhängigkeit von ALT-Werten vor Therapie. I/P : Interferon-α-Monotherapie (24 oder 48 Wochen). I/R : Interferon-α-Ribavirin-Kombinationstherapie (24 oder 48 Wochen). ULN: *Upper Limit of Normal* (obere Normgrenze) [12].

Zusammenfassend ist der Verlauf einer chronischen Hepatitis C im Falle von persistierend normalen Transaminasen in den allermeisten Fällen sehr mild. Eine einmalige Biopsie zum Staging der Lebererkrankung sollte durchgeführt werden. Die Entscheidung zur Therapie sollte sich nicht primär an den Aminotransferasen orientieren, sondern den histologischen Schweregrad der Lebererkrankung, das zu erwartende Nebenwirkungsrisiko, die Wahrscheinlichkeit eines Ansprechens und die Komorbiditäten berücksichtigen. Liegt keine Indikation zur Therapie vor, ist ein regelmäßiges Monitoring der Transaminasen (alle 6 Monate) in der Regel ausreichend.

- Bestätigung der normalen Werte durch wiederholte Testung alle 3 Monate
- Einmalige Leberbiopsie zum Staging der Lebererkrankung
- Die Therapieindikation sollte sich nach den histologischen Veränderungen richten (Fibrose-Score Ishak F2 oder berufliche Tätigkeit im medizinischen Bereich; schwere extrahepatische Manifestationen)
- Im Verlauf alle 6 Monate Bestimmung der Transaminasen

Tab. 9.2: Vorgehen bei Patienten mit normalen Transaminasen.

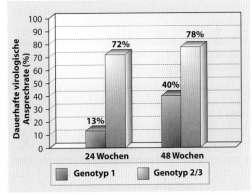

Abb. 9.8: Effektivität (Sustained Viral Response Raten) der Kombinationstherapie mit PEG-Interferon-α 2a plus Ribavirin bei 422 Patienten mit chronischer Hepatitis C und normalen Aminotransferasen, aufgeteilt nach Therapiedauer und HCV-Genotyp (nach [13]).

9.5.1. Literatur

1. Bacon BR. Treatment of patients with hepatitis C and normal serum aminotransferase levels. Hepatology 2002;36:S179-S184.

2. Hoofnagle JH. Course and outcome of hepatitis C. Hepatology 2002;36:S21-S29.

3. Seeff LB. Natural history of hepatitis C. In: Schiff ER. Update on viral hepatitis. Textbook for the annual meeting of the American Association for the Study of Liver Diseases in Dallas 2000:112-118

4. Nutt AK, Hassan HA, Lindsey J, Lamps LW, Raufman JP. Liver biopsy in the evaluation of patients with chronic hepatitis C who have repeatedly normal or near-normal serum alanine aminotransferase levels. Am J Med 2000; 109: 62-4.

5. Mathurin P, Moussalli J, Cadranel JF, Thibault V, Charlotte F, Dumouchel P, Cazier A, Huraux JM, Dever-

gie B, Vidaud M, Opolon P, Poynard T. Slow progression rate of fibrosis in hepatitis C virus patients with persistently normal alanine transaminase activity. Hepatology 1998;27:868-72.

6. Persico M, Persico E, Suozzo R, Conte S, De Seta M, Coppola L, Palmentieri B, Sasso FC, Torella R. Natural history of hepatitis C virus carriers with persistently normal aminotransferase levels. Gastroenterology 2000; 118:760-4.

7. Strader DB, Wright T, Thomas DL, Seeff LB. Diagnosis, management and treatment of hepatitis C – AASLD Practice Guideline. Hepatology 2004;39:1147-1171.

8. Hui CK, Belaye T, Montegrande K, Wright TL. A comparison in the progression of liver fibrosis in chronic hepatitis C between persistently normal and elevated transaminases. J Hepatol 2003;38:511-517.

9. Zeuzem S. Standardtherapie der akuten und chronischen Hepatitis C. Z Gastroenterol 2004;42:714.

10. National Institutes of Health consensus development conference statement. Management of hepatitis C 2002. Hepatology 2002;36:S3-S15.

11. Tassopoulos NC. Treatment of patients with chronic hepatitis C and normal ALT levels. J Hepatol 1999; 31 Suppl 1: 193-6.

12. Gordon SC, Fang JW, Silverman AL, McHutchison JG, Albrecht JK. The significance of baseline serum alanine aminotransferase on pretreatment disease characteristics and response to antiviral therapy in chronic hepatitis C. Hepatology 2000; 32: 400-4.

13. Zeuzem S, Diago M, Gane E, Reddy KR, Pockros P, Prati D, Shiffman M, Farci P, Gitlin N, O´Brien C, Lamour F, Lardelli P. Peginterferon alfa-2a and ribavirin in patients with chronic hepatitis C and normal aminotransferase levels. Gastroenterology 2004;127:1724-1732.

14. Sulkowski M, E Lawitz, ML Shiffman, AJ Muir, G Galler, J McCone, L Nyberg, WM Lee, R Ghalib, E Schiff, J Galati, B Bacon, M Davis, P Mukhopadhyay, S Noviello, L Pedicone, J Albrecht. Final results of the ideal (individualized dosing efficacy versus flat dosing to assess optimal pegylated interferon therapy) phase. IIIB STUDY Journal of Hepatology 2008;48(2):370.

9.6. HIV/HCV-Koinfektion

Alle HIV-Positiven sollten wegen der ähnlichen Übertragungswege der beiden Viren auf HCV gescreent werden. Das Humane Immunodefizienz Virus (HIV) wird bei mucosalem und parenteralem Kontakt übertragen, während das Hepatitis C-Virus (HCV) vorwiegend parenteral übertragen wird (☞ Abb. 9.9). Eine Übertragung während Sexualkontakten scheint vor allem Schleimhaut-

verletzungen vorauszusetzen. Bei monogamen heterosexuellen Kontakten tritt eine HCV-Transmission nur selten auf, es sind jedoch in den vergangenen Jahren vermehrt Berichte über HCV-Ausbrüche im Rahmen von homosexuellen Kontakten berichtet worden, welche vor allem mit hochrisikohaftem Sexualverkehr wie "Fisting" einherzugehen scheinen. Da jedoch eine Übertragung möglicherweise auch generell bei homosexuellen Kontakten gegeben sein kann, wird nach der *European Consensus Conference* vom März 2005 der Gebrauch von Kondomen empfohlen.

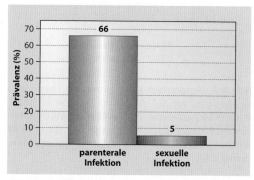

Abb. 9.9: HCV-Prävalenz nach Risikofaktor für HIV-Infektion.

Die Prävalenz der HCV-Infektion bei der Gesamtgruppe HIV-Infizierter liegt bei ca. 40 %. Diese Prävalenz ist jedoch in den unterschiedlichen Risikokollektiven für die Transmission der HIV-Infektion sehr unterschiedlich. Bei den meisten Untersuchungen HIV-infizierter intravenös Drogenabhängiger liegt die Prävalenz von HCV zwischen 50 und 90 %. In einer großen Kohortenstudie, in der 3048 HIV-infizierte Personen ausgewertet wurden, fanden sich 33 % anti-HCV-Antikörper-positive Personen. Mehr als 75 % der intravenös Drogenabhängigen erwiesen sich in dieser Population als HIV/HCV-koinfiziert. In Kollektiven HIV-infizierter Hämophiler fanden sich bis zu 85 % der Patienten mit HCV koinfiziert. Dagegen zeigte sich die Prävalenz der HCV-Infektion bei Männern, die die HIV-Infektion durch homosexuelle Kontakte erworben hatten, in der gleichen Größenordnung wie bei nicht HIV-infizierten homosexuellen Männern, nämlich bei 4 bis 8 %. Obgleich die Rate der sexuellen Transmission von HCV offenbar gering ist, ist diese bei HIV-infizierten Personen möglicherweise erhöht. In einer spanischen Untersuchung von 294 weiblichen Prostituierten, die einen intravenösen Drogenabusus verneinten, fanden sich 5,8 % seropositiv für HCV. In diesem Kollektiv fand sich jedoch die Koinfektion mit HIV als statistisch unabhängig assoziiert mit der Seropositivität für Hepatitis C (Odds Ratio 13,6).

9.6.1. Perinatale Transmission

Das perinatale Übertragungsrisiko für HCV findet sich bei simultanem Bestehen einer HIV-Infektion deutlich erhöht; nach einer Metaanalyse war eine Odds Ratio von 1,97 (HCV-virämisch und HIV-positiv, vs. HCV-virämisch ohne HIV) bzw. 2,82 (anti-HCV-positiv und HIV-positiv, vs. anti-HCV-positiv ohne HIV) gefunden worden [9]. Dies kann möglicherweise mit den in diesem Kollektiv gefundenen hohen Spiegeln der HCV-Virämie in Zusammenhang gebracht werden. Möglicherweise kann eine erhöhte Rate der vertikalen Transmission von HIV umgekehrt auch bei bestehender HCV-Infektion im Vergleich zu nicht HCV-Infizierten beobachtet werden, bislang hat allerdings nur eine Studie dazu Daten beigetragen. Diese fand eine Odds Ratio von 1,64 (p=0,05) für eine erhöhte HIV-Transmission bei gleichzeitig vorliegender HCV-Infektion.

9.6.2. Klinischer Verlauf

Derzeit gibt es vor allem eindeutige Daten über den negativen Einfluss der HIV-Infektion auf die HCV-Infektion, während die Daten zu der Frage, ob eine HCV-Infektion einen echten Nachteil darstellt, aktuell weniger eindeutig sind.

Während für die HCV-Monoinfektion als sporadische HCV-Infektion oder als Infektion mittels "Anti-D-Prophylaxe" nur geringe Zirrhosefrequenzen von 0,4 bis 8 % berichtet wurden, scheint die Progression der HCV-Monoinfektion bei Hämophilen auch unabhängig von einer gleichzeitigen HIV-Infektion relevant. Bei diesen Personen wurden deutlich erhöhte Raten an leberassoziierter Mortalität berichtet. Dies liegt möglicherweise an einer eingeschränkten CD4-Zellfunktion bei Hämophilen. Auch Patienten mit replikativer Posttransfusionshepatitis C weisen eine erhöhte Rate an Leberzirrhosen auf (35 % nach 20 Jahren), allerdings nur, wenn die Transaminasen erhöht sind. Bis heute gibt es jedoch noch keine Studie, die eine signifikant höhere Mortalität unter Berück-

sichtigung von fortgesetztem Drogen- und Alkoholkonsum für HCV-Infizierte gegenüber Vergleichsgruppen ohne HCV-Infektion belegt.

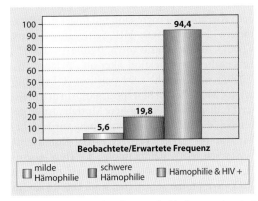

Abb. 9.10: Lebererkrankung als Todesursache bei Hämophilen.

Bei der HIV-Infektion ist demgegenüber in allen Untersuchungen deutlich, dass Infizierte eine verminderte Überlebenszeit aufweisen. Ursächlich hierfür ist vor allem der HIV-induzierte progressive Immundefekt und damit verbunden eine zunehmende Anfälligkeit für opportunistische Erkrankungen, welche die hauptsächliche Todesursache bei diesen Patienten darstellen. Mit der Einführung der hochaktiven antiretroviralen Therapie (HAART) hat sich jedoch die Progredienz der Immunschwäche signifikant verzögern lassen, und es kommt praktisch bei allen Patienten zu einem Wiederanstieg der CD4-Zellen.

■ Einfluss der HIV-Koinfektion auf den Verlauf der Hepatitis C

In mehreren Studien ist berichtet worden, dass die HCV-assoziierte Erkrankung, also der Übergang zu Leberzirrhose oder Leberkrebs, durch eine begleitende HIV-Infektion beschleunigt wird. Bei Personen mit parenteral erworbener HCV-Infektion (Bluttransfusionsempfänger oder intravenös Drogenabhängige) zeigte sich während einer Beobachtungszeit von 15 Jahren bei gleichzeitigem Vorhandensein einer HIV-Infektion eine höhere Zirrhose-Inzidenz im Vergleich zu Patienten ohne HIV-Infektion (15 bis 25 % versus 2,6 bis 6,5 %, p< 0,05). Zusätzlich wurde gefunden, dass das geschätzte Intervall vom Zeitpunkt des Erwerbs der HIV-Infektion bis zur Zirrhose-Bildung bei Patienten mit HIV-Koinfektion signifikant kürzer ist als bei Patienten ohne HIV-Koinfektion (7 versus 23 Jahre, p<0,001). In einer Studie wurden 122 HIV/HCV-infizierte Patienten mit 122 nicht HIV-infizierten, HCV-infizierten Patienten verglichen. In dieser Studie zeigte sich, dass eine erhöhte Rate der Leberfibrose-Progression mit folgenden Parametern assoziiert war: HIV-Seropositivität (p< 0,0001), Alkoholabusus von >50 g/die (p=0,0002), Lebensalter bei Infektion älter als 25 Jahre (p< 0,0001) und Anzahl CD4-positiver T-Lymphozyten <200 Zellen/µl Blut (p<0,0001). In den meisten Studien wurde eine höhere Mortalitätsrate gefunden, die auf die Lebererkrankung zurückführbar war (☞ Abb. 9.11); HCV-HIV-Koinfizierte versterben relativ häufig infolge der HCV-assoziierten Lebererkrankung, noch bevor die ersten AIDS-Symptome aufgetreten sind. Das Risiko für eine progressive Lebererkrankung durch die HIV-Koinfektion scheint besonders hoch, wenn bereits eine Immunschwäche im Stadium AIDS eingetreten ist (☞ Abb. 9.11). Unter dieser Berücksichtigung sollten HCV/HIV-Koinfizierte tendenziell schon bei höheren CD4-Zellzahlen (z.B. CD-Zellen >500/µl) bereits auf HAART eingestellt werden.

Unterstützt wird diese Überlegung durch eine Arbeit von N. Bräu und Kollegen, welche zeigen, dass HIV/HCV-infizierte Patienten mit negativer HIV-RNA keinen schnelleren Fibroseprogress als HIV-negative HCV-infizierte Patienten aufweisen.

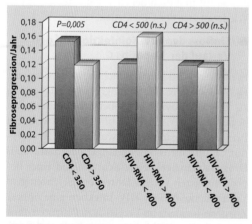

Abb. 9.11: Die Fibroseprogression ist abhängig von CD4⁺-Zellzahl und HIV-RNA.

Einfluss der HCV-Koinfektion auf den Verlauf der HIV-Infektion bzw. für den Patienten

Die HIV-Infektion hat zumindest bei eingetretenem Immundefekt einen negativen Einfluss auf die Replikation und den klinischen Verlauf der Hepatitis C. Demgegenüber ist die Rolle des HCV für den Verlauf der HIV-Infektion und letztlich das Überleben des Patienten kontroverser.

So konnten wir in unserem eigenen Patientengut einen langsameren Progress der HCV-infizierten HIV-positiven Personen beobachten, wenngleich das Überleben der HCV-positiven nicht von den HCV-negativen Patienten abwich. Jedoch starben Patienten signifikant häufiger an den Folgen der Hepatitis-C-Virus-Infektion, noch bevor sich AIDS entwickelt hatte. Ähnliche Daten wurden auch von anderen Zentren berichtet. Wenn sich AIDS jedoch manifestiert hatte, wiesen HCV-positive Patienten eine kürzere Überlebenszeit auf. Dies gilt sowohl für die Zeit, bevor HAART (hoch aktive antiretrovirale Therapie) angewendet wurde (vor 1996), als auch für die Zeit nach deren Einführung.

Eine amerikanische Arbeit suggerierte, dass es bei Patienten mit hohen HCV-Virusmengen im Blut zu einer rascheren Progression der HIV-assoziierten Erkrankung kommt. Möglicherweise ist hier aber auch eine verminderte Immunkompetenz für die hohe HCV-Virusmenge und den raschen Progress zu AIDS verantwortlich. Bei einer Patientin mit bekannter HIV-Infektion wurde nämlich eine Reduktion der HIV-Virusmenge unter einer HCV-Superinfektion beobachtet. Dies würde zu Daten einer anderen Flavivirusinfektion passen, der GB-Virus C-Infektion (☞ Kap. 9.6.5.). Experimentelle Daten unterstützen eine mögliche unterdrückende Wirkung von HCV auf HIV, da eine Gruppe zeigte, dass das HCV-Core-Protein Einfluss auf die LTR-Aktivität von HIV nehmen kann. Auch für andere akute Infektionen, z.B. Rickettsien, sind inhibierende Einflüsse auf die HIV-Replikation berichtet worden. Ein positiver Einfluss auf die HIV-Infektion durch HCV würde auch erklären, warum das HCV bei klar dokumentiert rascheren Leberzirrhoseentwicklungen bei HIV-Positiven doch insgesamt keinen Überlebensnachteil bringt.

Klinische Relevanz der Koinfektion

Seit der Einführung der hochaktiven antiretroviralen Therapie (**HAART**) ist nicht mehr allein die CD4-Zellzahl entscheidend für die Vorhersage der Prognose der HCV-assoziierten Erkrankungen. In kürzlich vorgestellten Untersuchungen zu Faktoren, die mit einer fortgeschrittenen Lebererkrankung assoziiert sind, war vor allem die erfolgreiche Therapie der HIV-Infektion mit Unterdrückung der HIV-Viruslast unterhalb der Nachweisgrenze als Faktor für die Vorhersage des Auftretens einer Leberzirrhose bestimmt worden. Erschwert wird das Bild zusätzlich durch die Problematik, dass Patienten mit Hepatitisvirus-Infektionen gehäuft Hepatotoxizität unter HAART erleiden. Das heißt, dass die HCV-Infektion die HIV-Therapie komplizieren kann. Hier ist jedoch vielleicht auch zu berücksichtigen, dass unter Therapie teilweise nur ein kurzzeitiger Anstieg der Transaminasen beobachtet wird, der spontan rückläufig sein kann, und dass am häufigsten eine erhöhte γGT gefunden wird, eine Erhöhung der γGT aber nicht mit einer Zellschädigung einhergehen muss.

Den aus der Schweiz berichteten negativen Einfluss einer HCV-Infektion konnte man u.a. in der EuroSIDA-Kohortenstudie nicht bestätigen, so dass man aktuell keine negative Beeinflussung der HIV-Therapieantwort durch HCV annimmt.

Wie bei Hepatitis B, wenngleich in etwas geringerem Ausmaß, scheint die HCV-Infektion mit einer erhöhten Lebermortalität assoziiert. Die relative Häufigkeit der Mortalität an Lebererkrankungen hat zugenommen, während aber die absolute Zahl an Leber-assoziierter Mortalität eher zurückgegangen ist. Das soll nicht verschleiern, dass das Ziel natürlich eine Abnahme der Lebermortalität analog zur Reduktion der AIDS-assoziierten Mortalität sein sollte.

In einer aktuellen EuroSIDA-Studie zeigte sich erwartungsgemäß eine erhöhte Leber-assoziierte Mortalität, aber auch eine erhöhte Rate an weder Leber- noch HIV-assoziierter Mortalität, bei vermindertem Auftreten von AIDS. Dies lässt die Frage relevant erscheinen, ob fortgesetzter Drogen- und/oder Alkoholabusus hierfür verantwortlich sein könnte.

Eine kürzliche publizierte Arbeit, welche einerseits die meisten der in Dänemark infizierten HIV-positiven Patienten HIV-negativen Patienten und andererseits die 18 % HCV-HIV-positiven den 82 % HIV-positiven Patienten ohne HCV-Infektion gegenüberstellte, belegte eine jährliche Mortalität von 3,8 % für HIV-positive Patienten, die sich signifikant in der HCV-positiven (5,4 %) von den HCV-negativen (3,2 %) Gruppe unterschied [3]. Zu berücksichten bleibt die unterschiedliche Charakteristik der jeweiligen Patientengruppen. Wenn die HCV-Infektion eliminierbar ist, scheint dies jedoch tendenziell vorteilhaft.

9.6.3. Therapie der Hepatitis C bei HIV/HCV-Koinfizierten

Obwohl es keine erhöhte Mortalität für HCV-positive HIV-Patienten gegenüber HCV-negativen HIV-Patienten gab, empfahl die Europäische Konsensuskonferenz bereits generell die Therapie der Hepatitis C bei HIV-Positiven. Diese Empfehlung scheint in Anbetracht der dänischen Daten umso mehr gerechtfertigt [3].

Berücksichtigt werden muss hierbei jedoch mindestens die Eignung des Patienten; oft sind weniger als 50 % der Patienten mit einer HIV-Infektion für eine Therapie geeignet. Berücksichtigt werden sollte außerdem, ob die Therapie für den Patienten tolerabel und erfolgreich sein wird.

Die früher empfohlene Therapie mit Standardinterferon ist auch für HIV-Positive durch die pegylierten Interferone ersetzt worden und sollte in der Regel in Kombination mit Ribavirin durchgeführt werden, wobei die befürchteten Interaktionen mit den Nukleosiden der HAART nicht so gravierend ins Gewicht fielen wie zunächst erwartet. So fand sich zwar eine relevante Zahl von hepatischen Dekompensationen, die aber bei Ribavirin nicht häufiger waren als ohne Ribavirin. Vielmehr zeigten sich eine fortgeschrittene Leberzirrhose und der Einsatz von Didanosin jeweils als Risikofaktor für hepatische Dekompensation, so dass Didanosin bei gleichzeitiger HCV-Therapie nicht verwendet werden sollte und Patienten mit Zirrhose einer besonders sorgfältigen Beobachtung bedürfen. Im Zweifelsfall sollte man die Therapie dann lieber abbrechen.

Wie auch bei der Therapie von HCV-Monoinfizierten kommt dem Genotyp eine wesentliche Bedeutung zu. Patienten mit Genotyp 2/3 sprechen besser auf eine Therapie an (☞ Abb. 9.12). In der APRICOT-Studie wurde pegyliertes Interferon-α2a 180 µg/Woche mit Ribavirin in einer für Genotyp 1 suboptimalen Dosis von 800 mg/d gegen pegyliertes Interferon-α2a alleine oder Standardinterferon mit Ribavirin 800 mg getestet. Die RIBAVIC-Studie verwendete pegyliertes Interferon-α2b 1,5 µg/kg und verglich Standardinterferon zu pegyliertem Interferon-α2b jeweils mit Ribavirin kombiniert (☞ Abb. 9.13). Besonders spannend in der APRICOT-Studie war auch das gute Abschneiden der Monotherapie mit pegyliertem Interferon-α2a gegenüber der Therapie mit Standardinterferon, so dass hier eine Option bestehen könnte, wenn Ribavirin nicht eingesetzt werden kann.

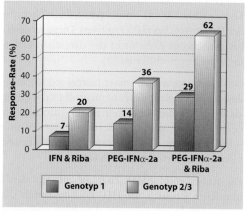

Abb. 9.12: Therapieansprechen im "APRICOT" Trial, der internationalen Zulassungsstudie zur Therapie mit PEG-IFNα2a und Ribavirin bei HIV-positiven Patienten.

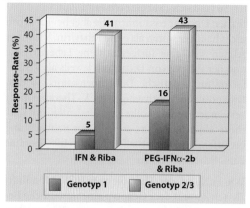

Abb. 9.13: Therapieansprechen einer großen französischen Studie für PEG-IFNα2b und Ribavirin bei HIV-positiven Patienten.

Möglicherweise sind noch bessere Erfolge zu erzielen, wenn die Therapie bei Patienten mit vorhandenem, aber langsamem Ansprechen länger als 48 Wochen fortgeführt würde.

Wie bei HCV-Monoinfizierten erlaubt die Art des Ansprechens eine Voraussage über das dauerhafte Ansprechen. Patienten, die zum Monat 3 noch virämisch waren, hatten eine geringe Chance, eine dauerhafte HCV-Elimination zu erreichen.

Generell wird empfohlen, dass eine Therapie angestrebt werden soll, wenn eine F2-Fibrose nach Metavir vorliegt, wobei bei Patienten mit Genotyp 2/3 und Patienten mit niedriger Viruslast von HCV (<400.000-600.000 IE/ml) bei Genotyp 1 ein Therapieversuch unternommen werden sollte. Bei diesen würde der größte Teil der Behandler auf eine Biopsie verzichten. Obwohl es bislang keine größeren Studien zu höheren Dosen von Ribavirin bei HIV-positiven Patienten gibt, empfahl die Europäische Konsensuskonferenz die sonst übliche gewichtsadaptierte Dosis von Ribavirin bei Genotyp-1- und -4-Patienten mit hoher Viruslast, da die befürchteten Interaktionen von Ribavirin mit HAART nicht beobachtet wurden.

Für die akute Hepatitis-C-Virusinfektion wird ebenfalls empfohlen, diese frühzeitig zu behandeln, wenngleich zunächst 3 Monate abgewartet werden sollten, da doch ca. 25 bis 50 % der Patienten das Virus spontan eliminieren könnten. In mehreren Studien aus England und Deutschland wurden Erfolgsraten um 50 bis 90 % unter Therapie beschrieben. Demgegenüber verlor jedoch keiner von 12 Patienten mit Genotyp 4 in Frankreich das Virus spontan, und auch keiner der 10 dann behandelten Patienten wurde HCV-virusfrei.

9.6.4. Lebertransplantation HIV/HCV-koinfizierter Patienten

Mit der deutlich verbesserten Prognose der HIV-Infizierten mittels HAART wird auch zunehmend die Frage nach einer Organtransplantation für HIV-positive Patienten entstehen.

> Eine generelle Ablehnung HIV-infizierter Patienten könnte gar als gesetzeswidrig angesehen werden, da nach §13 Absatz 3 des Transplantationsgesetzes jeder Arzt verpflichtet ist, Patienten, bei denen eine Übertragung vermittlungspflichtiger Organe medizinisch angezeigt ist, mit deren schriftlicher Einwilligung unverzüglich an ein Transplantationszentrum zu melden. Dies bedeutet also auch, dass HIV-infizierte Patienten als potentielle Organempfänger bei einem Transplantationszentrum anzumelden sind, wenn nach heutigem medizinischen Wissensstand die Transplantation eines Organs angezeigt ist.

Die Daten hierzu sind aktuell im Fluss, die Überlebensraten sind für eine HIV-HCV-Koinfektion schlechter als z.B. für HIV-HBV-Koinfektion [23]. Wenn in Zukunft die HCV-Infektion besser behandelbar wird, wird sich dies ändern, ähnlich wie die HBV-Infektion im Jahr 1993/94 als eine Kontraindikation zur Transplantation angesehen wurde und heute eine der Indikationen mit den besten Überlebensraten ist.

9.6.5. Einfluss der Koinfektion mit GB-Virus C für HIV-positive Personen unter Berücksichtigung von Interferon-Therapie

Das GB-Virus C ist das dem HCV ähnlichste Virus, das bisher bekannt ist und Menschen infizieren kann. Das Virus war bei der Suche nach neuen Hepatitisviren identifiziert worden. Entgegen der Erwartung spielt dieses Virus jedoch keine Rolle für die Hepatitis. Es ist jedoch ein Virus, das mit einem signifikant besseren Überleben und einer langsameren Progression der HIV-Infektion zu AIDS und Tod verbunden ist. Darüber hinaus scheint eine inverse Korrelation der HIV-Virusmenge mit der GB-Virus C-Virusmenge zu bestehen. Es lässt sich auch in vitro zeigen, dass GBV-C die Replikation von HIV inhibiert, als Rationale des beobachteten positiven Effekts. In einer Metaanalyse konnten wir zeigen, dass GBV-C mit einem längeren Überleben assoziiert ist. Demgegenüber weisen diejenigen Patienten, welche eine GBV-C-Virusinfektion verlieren, die schlechteste Prognose auf. In Anbetracht der heutigen guten Therapiemöglichkeiten des HIV scheint GBV-C bei Patienten mit Indikation zu HAART von untergeordne-

ter Bedeutung. Eine HCV-Therapie ist jedoch nur sinnvoll, wenn HCV das Leben des Patienten beeinträchtigt.

9.6.6. Hepatitis-Impfung bei HIV/HCV-Koinfektion

Jeder HIV/HCV-positive Patient sollte sowohl gegen Hepatitis-A-Virus (HAV) als auch gegen Hepatitis-B-Virus (HBV) geimpft werden, wenngleich die Impferfolge insbesondere mit fortschreitendem Immundefekt geringer werden. Eine frühzeitige Impfung ist daher zu empfehlen. In Anbetracht der Verträglichkeit gibt es keine Kontraindikation gegen die beiden Impfungen bei HIV-positiven Patienten, auch wenn die HAV-Impfung eine Lebendimpfung darstellt (STIKO 2005).

9.6.7. Literatur

1. Bonacini M, Puoti M. Hepatitis C in patients with human immunodeficiency virus infection: diagnosis, natural history, meta-analysis of sexual and vertical transmission, and therapeutic issues. Arch Intern Med 2000; 160(22):3365-73. Review.

2. Darby SC, Ewart DW, Giangrande PL, Spooner RJ, Rizza CR, Dusheiko GM, Lee CA, Ludlam CA, Preston FE. Mortality from liver cancer and liver disease in haemophilic men and boys in UK given blood products contaminated with hepatitis C. UK Haemophilia Centre Directors' Organisation. Lancet. 1997;350(9089): 1425-31.

3. Gordon FH, Mistry PK, Sabin CA, Lee CA. Outcome of orthotopic liver transplantation in patients with haemophilia. Gut 1998;42:744-9.

4. Greub G, Ledergerber B, Battegay M, Grob P, Perrin L, Furrer H, Burgisser P, Erb P, Boggian K, Piffaretti JC, Hirschel B, Janin P, Francioli P, Flepp M, Telenti A, for the Swiss HIV Cohort Study.

5. Hershow RC, Riester KA, Lew J, Quinn TC, Mofenson LM, Davenny K, Landesman S, Cotton D, Hanson IC, Hillyer GV, Tang HB, Thomas DL. Increased vertical transmission of human immunodeficiency virus from hepatitis C virus-coinfected mothers. Women and Infants Transmission Study. J Infect Dis 1997;176(2):414-20.

6. Kenny-Walsh E. Clinical outcomes after hepatitis C infection from contaminated anti-Dimmune globulin. Irish Hepatology Research Group. N Engl J Med 1999; 340(16):1228-33

7. Lesens O, Deschenes M, Streben M, Bélanger G, Toukas CM. Hepatitis C Virus is related to progressive liver disease in human immunodeficiency virus-positive haemophiliacs and should be treated as an opportunistic infection. J Infect Dis 1999;179:1254-1258.

8. Ockenga J, HL Tillmann, C Trautwein, M Stoll, MP Manns, RE Schmidt. Hepatitis B and C in HIV-infected patients. Prevalence and prognostic value. J Hepatol 1997;27:18-24.

9. Pappalardo BL. Influence of maternal human immunodeficiency virus (HIV) co-infection on vertical transmission of hepatitis C virus (HCV): a meta-analysis. Int J Epidemiol 2003;32(5):727-34.

10. Rockstroh JK, Mocroft A, Soriano V, Tural C, Loso MH, Horban A, Kirk O, Phillips A, Ledergerber B, Lundgren J for the EuroSIDA Study Group. Influence of Hepatitis C virus infection on HIV-1 disease progression and response to highly active antiretroviral therapy.

11. Rodger AJ, Roberts S, Lanigan A, Bowden S, Brown T, Crofts N. Assessment of long-term outcomes of community-acquired hepatitis C infection in a cohort with sera stored from 1971 to 1975. Hepatology 2000;32(3): 582-7

12. Schliefer K, Paar WD, Aydemir G, Wolff M, Rockstroh JK, Spengler U, Sauerbruch T. Orthotopic liver transplantation in a 33-year-old patient with fulminant hepatitis B and HIV infection. Dtsch Med Wochenschr 2000;125:523-6.

13. Seeff LB, Miller RN, Rabkin CS, Buskell-Bales Z, Straley-Eason KD, Smoak BL, Johnson LD, Lee SR, Kaplan EL. 45-year follow-up of hepatitis C virus infection in healthy young adults. Ann Intern Med 2000;132(2): 105-11

14. Seeff LB, Hollinger FB, Alter HJ, Wright EC, Cain CM, Buskell ZJ, Ishak KG, Iber FL, Toro D, Samanta A, Koretz RL, Perrillo RP, Goodman ZD, Knodell RG, Gitnick G, Morgan TR, Schiff ER, Lasky S, Stevens C, Vlahcevic RZ, Weinshel E, Tanwandee T, Lin HJ, Barbosa L. Long-term mortality and morbidity of transfusion-associated non-A, non-B, and type C hepatitis: A National Heart, Lung, and Blood Institute collaborative study. Hepatology 200;33(2):455-63

15. Short statement of the First European Consensus Conference on the treatment of chronic hepatitis C and B in HIV Coinfected patients (CO review March, 11, 2005). Hepatology 2005;42:1-8.

16. Soriano V, Bravo R, Mas A, Garcia-Samaniego J, Guierrez M, Gonzalez-Lahoz J. Impact of immunosuppression caused by HIV infection on the replication of hepatitis C virus. Vox Sang 1995;69(3):259-60.

17. Tillmann HL,Manns MP. Mode of hepatitis C virus infection, epidemiology, and chronicity rate in the general population and risk groups. Dig Dis Sci 1996;41:27S-40S

18. Tillmann HL, Heiken H, Knapik-Botor A, Heringlake S, Ockenga J, Wilber JC, Goergen B, Detmer J, McMorrow M, Stoll M, Schmidt RE, Manns MP. GB Virus C Infection Predicts a Low Mortality of Human Immunodeficiency Virus (HIV) Infected Individuals before and after Introduction of HAART. N Engl J Med 2001; 345:715-724.

19. Tillmann HL, Manns MP. GB virus-C Infection in Patients Infected with the Human Immunodeficiency Virus. Evidence for a Beneficial Influence of GBV-C on HIV Infection and Discussion of Possible Mechanisms of their Interactions. Antiviral Res in press.

20. Watt G, Kantipong P, de Souza M, Chanbancherd P, Jongsakul K, Ruangweerayud R, Loomis-Price LD, Polonis V, Myint KS, Brix DL, Brown AE, Krishna S. HIV-1 suppression during acute scrub-typhus infection. Lancet 2000;356:475-479.

21. Wiese M, Berr F, Lafrenz M, Porst H, Oesen U. Low frequency of cirrhosis in a hepatitis C (genotype 1b) single-source outbreak in germany: a 20-year multicenter study. Hepatology 2000;32(1):91-6

22. Zylberberg H, Pol S. Reciprocal interactions between human immunodeficiency virus and hepatitis C virus infections. Clin Infect Dis 1996;23(5):1117-25. Review.

23. Castaing D, Salloum C, Azoulay D, Adam R, Vibert E, Veilhan LA, Karam V, Saliba F, Ichaï P, Samuel D. Adult liver transplantation: the Paul Brousse experience. Clin Tranpl 2007;145-154.

9.7. Patienten mit terminaler Niereninsuffizienz

Hepatitisvirusinfektionen finden sich gehäuft bei Dialysepatienten. Die Prävalenzdaten von anti-HCV bei Dialysepatienten schwanken zwischen 3 % in Westeuropa [1] bis zu über 20 % in Südeuropa [2]. Der natürliche Verlauf der Hepatitis C bei terminal niereninsuffizienten Patienten ist nur unzureichend untersucht. Es ist jedoch zu beachten, dass auch trotz normaler oder nur leicht erhöhter Transaminasen signifikante fibrotische Veränderungen in der Leber auftreten können. Dementsprechend wurde in einigen Studien eine erhöhte Mortalität von anti-HCV-positiven Dialysepatienten gegenüber nicht-HCV-infizierten Patienten beschrieben [3]. Nach Nierentransplantation hat die HCV Infektion einen signifikant ungünstigen Effekt auf das Transplantat- und Patienten-Überleben [22]. Damit sollten Patienten mit einer chronischen Hepatitis und terminaler Niereninsuffizienz für eine antivirale Therapie der HCV-Infektion evaluiert werden. Vor geplanter Nierentransplantation sollte eine Eradikation der HCV Infektion angestrebt werden.

Die Behandlungsindikation unterscheidet sich grundsätzlich nicht von der bei Patienten mit normaler Nierenfunktion. Die Indikationsstellung zu einer antiviralen Therapie bei Patienten unter Dialyse sollte allerdings eine sorgfältige Abklärung von Komorbiditäten zum Ausschluss von relativen oder absoluten Kontraindikationen für Interferon-basierte Therapien beinhalten. Neben Erhebung des kardialen Status sollte in jedem Falle eine Augenhintergrunduntersuchung durchgeführt werden. Ist der Patient für eine Transplantation gelistet, so sollte eine Behandlung vor der Transplantation durchgeführt werden, da Interferon-α nach der Transplantation eine Abstoßung induzieren kann und dementsprechend kontraindiziert ist.

Eine Behandlung mit konventionellem Interferon-α, verabreicht jeweils nach der Dialyse, führt in einem Drittel bis zur Hälfte der Fälle zu einem dauerhaften virologischen Ansprechen [6, 7]. Damit sind die Ansprechraten bei Dialysepatienten interessanterweise besser als bei Patienten, die nicht dialysiert werden. Erfahrungen zur Verabreichung von Ribavirin bei Dialysepatienten sind dagegen begrenzt. Insbesondere Unsicherheiten in der Ribavirindosis und Bedenken betreffend einer Kumulation des Ribavirins bei ohnehin bereits anämischen Patienten haben hier die große Zurückhaltung beim Einsatz begründet. Mittlerweile liegen jedoch zunehmend Daten vor, dass Ribaviringaben von 200-400 mg pro Tag durchaus sicher sind und damit die Ansprechraten signifikant verbessert werden können [8]. Zusätzliche Gaben von Erythropoetin können sinnvoll sein. Eine vorsichtige Titration des Ribavirins nach Hämoglobinspiegel ist zu empfehlen. Die Erfahrung mit pegylierten Interferonen bei Dialysepatienten steigt. Grundsätzlich sollten Unterschiede in der Pharmakologie der pegylierten Interferone berücksichtigt werden [9]. Ein Vorteil des PEG-Interferon-α2a ist, dass diese Substanz auch hepatisch eliminiert wird. In einer randomisierten Studie mit 50 Patienten war ein Trend einer Überlegenheit von PEG-Interferon-α2a gegenüber dem Standardinterferon nachweisbar (dauerhafte Ansprechraten 48 % vs. 20 %, p=0,07) [23]. In einer größeren randomisierten Studie mit 85 Patienten fand sich bei dauerhaften Ansprechraten von 35-39 % kein signifikanter Unterschied zwischen einer Gabe von 90 und 135 μg PEG-Interferon-α2a pro Woche für 48 Wochen [26]. Die Therapie kann mit PEG-Interferon-α2a, aber auch mit PEG-Inteferon-α2b

erfolgen. Aufgrund der verminderten Clearance von PEG-Interferon-α bei dialysepflichtiger Niereninsuffizienz wird eine reduzierte Anfangsdosis empfohlen (PEG-Interferon-α2a 90-135 μg/Woche bzw. PEG-Interferon-α2b 0,5-1,0 μg/kg Körpergewicht pro Woche) [28].

9.8. Therapie von Hepatitis-C-Patienten unter Substitutionstherapie

Die Hepatitis-C-Virusinfektion betrifft im Besonderen Patienten, die die Infektion über Drogenkonsum erworben haben. Der Anteil der Neuinfektionen, der auf intravenösen Drogengebrauch zurückzuführen ist, liegt in Deutschland bei knapp 60 %. Suchterkrankungen treten gehäuft mit weiteren psychischen Störungen auf. Daher sollte bei dieser Patientengruppe stets eine psychiatrische Diagnostik vor der Therapie erfolgen. Ein noch aktiver und unkontrollierter Drogenkonsum sollte als Ausschlusskriterium für eine Therapie gelten. Bei der Entscheidung zu einer Therapie von Drogenabhängigen ist zu berücksichtigen, dass die Drogenkrankheit das primäre Problem der Patienten ist. Drogenabhängige, bei denen allerdings während oder kurz nach der Entzugsbehandlung mit der HCV-Therapie begonnen wurde, konnten in besonders spezialisierten Einrichtungen ebenso erfolgreich behandelt werden wie sonstige Patienten [20, 25]. Die psychische Belastung durch die HCV-Infektion kann erheblich sein. Eine erfolgreiche antivirale Therapie mit HCV-Elimination kann die Rehabilitation und Behandlung der Drogenkrankheit sehr positiv beeinflussen. Daher ist die Therapie bei dieser Patientengruppe ein wichtiges Instrument. Eine antivirale Therapie bei Drogengebrauchern sollte nach Möglichkeit jedoch während einer Substitutionstherapie durchgeführt werden, da die Beschwerden unter der Behandlung mit Interferon-α Entzugserscheinungen ähneln können und eine gleichzeitige suchtmedizinische Behandlung die Gefahr eines Drogenrückfalls minimieren kann. Während der Substitutionsbehandlung sieht der Arzt den Patienten meistens täglich, mindestens jedoch einmal pro Woche. Die Hepatitis-C-Therapieergebnisse während der Substitutionsbehandlung sind vergleichbar gut wie in der Allgemeinbevölkerung [21, 24] (☞ Abb. 9.14).

Ein Problem bei der Therapie von Drogengebrauchern könnte ein möglicher Drogenrückfall sein. Die Reinfektionsrate nach der erfolgreichen Therapie von Drogengebrauchern wurde allerdings mit nur 0-4,1 Fälle auf 100 Patientenjahre als relativ niedrig eingestuft [19].

Bei der Behandlung von Drogenkonsumierenden sind vielfältige Besonderheiten zu beachten: Eine Therapie setzt ein stabiles Betreuungsverhältnis voraus und sollte in enger Kooperation der beteiligten Fachkollegen (Suchtmedizin, Psychiatrie, Hepatologie, Infektiologie) erfolgen.

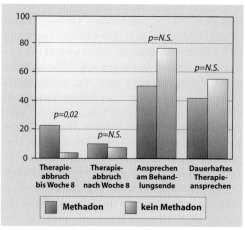

Abb. 9.14: Therapie mit PEG-Interferon und Ribavirin bei 50 Patienten unter Methadonsubstitution und 50 nicht-substituierten Patienten mit chronischer Hepatitis C (nach [16]).

Wird eine antivirale Therapie bei Drogenabhängigen begonnen, ist zu beachten, dass Schlafstörungen und psychiatrische Nebenwirkungen häufig sind und sedierende Antidepressiva oder niederpotente Neuroleptika frühzeitig eingesetzt werden sollten [12, 17]. Durch die mögliche lange Nachwirkung von psychischen Veränderungen nach Absetzen von pegylierten Interferonen wird eine Fortführung der antidepressiven Therapie über 3-6 Monate, in Einzelfällen sogar länger empfohlen. Kognitive Störungen treten während der Interferon-Therapie ebenfalls häufiger auf und bedürfen einer sorgfältigen Abklärung bezüglich möglicher hirnorganischer Störungen.

Im Weiteren wird auf die entsprechenden Empfehlungen von Expertengremien verwiesen [18, 27].

 Fazit für die Praxis

Eine Drogenabhängigkeit stellt per se keine Kontraindikation gegen eine Interferon-basierte Therapie dar. Die SVR-Raten sind bei substituierten Patienten vergleichbar mit denen nicht Drogenabhängiger Patienten, sofern die Therapie in erfahrener Hand im Rahmen eines interdisziplinären Programms erfolgt. Bei Patienten mit aktuellem intravenösen Drogenkonsum ist jedoch im Einzelfall zu entscheiden, in der Regel sollten sie aber eher nicht behandelt werden.

9.8.1. Literatur

1. Schneeberger PM, Keur I, van Loon AM, Mortier D, de Coul KO, van Haperen AV, Sanna R, Der Heijden TG, van Den HH, van Hamersvelt HW, Quint W, van Doorn LJ. The prevalence and incidence of hepatitis C virus infections among dialysis patients in the Netherlands: a nationwide prospective study. J Infect Dis 2000;182:1291-9.

2. Lombardi M, Cerrai T, Geatti S, Negroni S, Pertusini L, Pegoraro M, Di Lullo G. Results of a national epidemiological investigation on HCV infection among dialysis patients. (Survey by the Italian Branch of EDTNA/ERCA). J Nephrol 1999;12:322-7.

3. Stehman-Breen CO, Emerson S, Gretch D, Johnson RJ. Risk of death among chronic dialysis patients infected with hepatitis C virus. Am J Kidney Dis 1998; 32: 629-34.

4. Mathurin P, Mouquet C, Poynard T, Sylla C, Benalia H, Fretz C, Thibault V, Cadranel JF, Bernard B, Opolon P, Coriat P, Bitker MO. Impact of hepatitis B and C virus on kidney transplantation outcome. Hepatology 1999; 29:257-63.

5. Fleig WE, Krummenerl P, Lesske J, Dienes HP, Zeuzem S, Schmiegel WH, Haussinger D, Burdelski M, Manns MP. Diagnosis, progression and therapy of hepatitis C virus infection as well as viral infection in children and adolescents—results of an evidenced based consensus conference of the German Society for Alimentary Metabolic Disorders and and in cooperation with the Hepatitis Competence Network. Z Gastroenterol 2004; 42: 703-4.

6. Russo MW, Goldsweig CD, Jacobson IM, Brown RS, Jr. Interferon monotherapy for dialysis patients with chronic hepatitis C: an analysis of the literature on efficacy and safety. Am J Gastroenterol 2003;98:1610-5.

7. Fabrizi F, Dulai G, Dixit V, Bunnapradist S, Martin P. Meta-analysis: interferon for the treatment of chronic hepatitis C in dialysis patients. Aliment Pharmacol Ther 2003;18:1071-81.

8. Bruchfeld A, Stahle L, Andersson J, Schvarcz R. Ribavirin treatment in dialysis patients with chronic hepatitis C virus infection—a pilot study. J Viral Hepat 2001;8:287-92.

9. Potthoff A, Wiegand J, Luth JB, Wedemeyer H, Manns MR, Tillmann HL. Superiority of standard interferon-alpha(2b) compared to pegylated interferon-alpha(2b) (12 kDa) in a hemodialysis patient with chronic hepatitis C? Clinical Nephrology 2005;63:232-5.

10. Fleig WE, Krummenerl P, Lesske J, Dienes HP, Zeuzem S, Schmiegel WH, Haussinger D, Burdelski M, Manns MP. Diagnosis, progression and therapy of hepatitis C virus infection as well as viral infection in children and adolescents—results of an evidenced based consensus conference of the German Society for Alimentary Metabolic Disorders and and in cooperation with the Hepatitis Competence Network. Z Gastroenterol 2004; 42: 703-4.

11. Reimer J, Schulte B, Castells X, Schafer I, Polywka S, Hedrich D, Wiessing L, Haasen C, Backmund M, Krausz M. Guidelines for the treatment of hepatitis C virus infection in injection drug users: status quo in the European union countries. Clin Infect Dis 2005;40(5):S373-S378.

12. Schaefer M, Heinz A, Backmund M. Treatment of chronic hepatitis C in patients with drug dependence: time to change the rules? Addiction 2004;99:1167-75.

13. Edlin BR, Seal KH, Lorvick J, Kral AH, Ciccarone DH, Moore LD, Lo B. Is it justifiable to withhold treatment for hepatitis C from illicit-drug users? N Engl J Med 2001;345:211-5.

14. Backmund M, Meyer K, Von Zielonka M, Eichenlaub D. Treatment of hepatitis C infection in injection drug users. Hepatology 2001;34:188-93.

15. Edlin BR, Kresina TF, Raymond DB, Carden MR, Gourevitch MN, Rich JD, Cheever LW, Cargill VA. Overcoming barriers to prevention, care, and treatment of hepatitis C in illicit drug users. Clin Infect Dis 2005; 40(5): S276-S285.

16. Mauss S, Berger F, Goelz J, Jacob B, Schmutz G. A prospective controlled study of interferon-based therapy of chronic hepatitis C in patients on methadone maintenance. Hepatology 2004;40:120-4.

17. Schaefer M, Schmidt F, Folwaczny C, Lorenz R, Martin G, Schindlbeck N, Heldwein W, Soyka M, Grunze H, Koenig A, Loeschke K. Adherence and mental side effects during hepatitis C treatment with interferon alfa and ribavirin in psychiatric risk groups. Hepatology 2003;37:443-51.

18. Backmund M, Gölz J, Kaiser S, Reimer J, Sarrazin C, Wedemeyer H, Marcus U, Schaade L. Empfehlungen zur HCV-Therapie bei i.v. Drogengebrauchern. Suchtmed 2003;5:245-247.

19. Backmund M, Meyer K, Edlin BR. Infrequent reinfection after successful treatment for hepatitis C virus infection in injection drug users. Clin Infect Dis 2004;39: 1540-1543.

20. Backmund M, Meyer K, Von Zielonka M, Eichenlaub D. Treatment of hepatitis C infection in injection drug users. Hepatology 2001;34,188-193.

21. Backmund M, Meyer K, Von Zielonka M, Eichenlaub D. Treatment of hepatitis C infection in injection drug users. Hepatology 2001;34:188-193.

22. Fabrizi F, Martin P, Dixit V, Bunnapradist S, Dulai G. Hepatitis C virus antibody status and survival after renal transplantation: meta-analysis of observational studies. Am J Transplant 2005;5:1452-1461.

23. Liu CH, Liang CC, Lin JW, Chen SI, Tsai HB, Chang CS, Hung PH, Kao JH, Liu CJ, Lai MY, Chen JH, Chen PJ, Kao JH, Chen DS. Pegylated interferon alpha-2a versus standard interferon alpha-2a for treatment-naive dialysis patients with chronic hepatitis C: a randomised study. Gut 2008;57:525-530.

24. Mauss S, Berger F, Goelz J, Jacob B, Schmutz G. A prospective controlled study of interferon-based therapy of chronic hepatitis C in patients on methadone maintenance. Hepatology 2004;40:120-124.

25. Neri S, Bruno CM, Abate G, Ierna D, Mauceri B, Cilio D, Bordonaro F, Pulvirenti D, Italiano C, Caruso L. Controlled clinical trial to assess the response of recent heroin abusers with chronic hepatitis C virus infection to treatment with interferon alpha-n2b. Clin Ther 2002;24: 1627-1635.

26. Peck-Radosavljevic M, Boletis J, Besisik F, Lucia-Ferraz M, Alric L, Samuel D, Messinger D, Cheinquer H. Low-dose peginterferon alfa-2a (40KD) to treat hepatitis C-infected, end-stage renal disease patients undergoing haemodialysis: final study results. J Hepatol 2008;48(1): 374A.

27. Reimer J, Schulte B, Castells X, Schafer I, Polywka S, Hedrich D, Wiessing L, Haasen C, Backmund M, Krausz M. Guidelines for the treatment of hepatitis C virus infection in injection drug users: status quo in the European Union countries. Clin Infect Dis 2005;40(5):S373-S378.

28. Russo MW, Ghalib R, Sigal S, Joshi V. Randomized trial of pegylated interferon alpha-2b monotherapy in haemodialysis patients with chronic hepatitis C. Nephrol Dial Transplant 2006;21:437-443.

10. HCV-induziertes hepatozelluläres Karzinom

10.1. Epidemiologie und Ätiologie

Das hepatozelluläre Karzinom (HCC) ist eine der häufigsten Komplikationen der Leberzirrhose. Weltweit werden über 80 % der hepatozellulären Karzinome in zirrhotischen Lebern gefunden. Obwohl die Leberzirrhose per se den Hauptrisikofaktor für die Entstehung eines HCCs darstellt, ist die Hepatokarzinogenese auch stark abhängig von der Ursache der Leberzirrhose und von anderen sekundären Risikofaktoren.

Prospektive Studien zeigen, dass pro Jahr bei 2,5 bis 7 % der Patienten mit Leberzirrhose ein hepatozelluläres Karzinom diagnostiziert wird [1]. Während die Prognose von Patienten mit hepatozellulären Karzinomen und Leberzirrhosen unabhängig von der Ursache der Leberzirrhose ist [2], wird das Risiko für die Entstehung eines hepatozellulären Karzinoms wesentlich von der Ursache der Leberzirrhose beeinflusst. Patienten mit einer Leberzirrhose auf dem Boden einer viralen Hepatitis B oder C, Hämochromatose oder Tyrosinämie haben ein besonders hohes Risiko für die Entwicklung eines hepatozellulären Karzinom, während hepatozelluläre Karzinome nur selten in den zirrhotischen Lebern beim M. Wilson, bei der primär biliären Zirrhose (PBC) und der autoimmunen Hepatitis entstehen. Neben der Ursache der Leberzirrhose sind männliches Geschlecht, Lebensalter und Zigarettenrauchen weitere sekundäre Risikofaktoren für die Entstehung eines hepatozellulären Karzinoms.

Das hepatozelluläre Karzinom gehört weltweit zu den 10 häufigsten bösartigen Tumoren. In einem Jahr erkranken ca. 1 Million Menschen weltweit an einem hepatozellulären Karzinom [3]. In bestimmten Regionen wie Mittel- und Südafrika, China, Hong Kong, Taiwan, Korea und Vietnam stellt das hepatozelluläre Karzinom sogar die häufigste tumorbedingte Todesursache dar. Die Inzidenz des hepatozellulären Karzinoms wird weltweit für Männer auf 14,67 Erkrankungen und für Frauen auf 4,92 Erkrankungen pro 100.000 Einwohner geschätzt. Zwischen den Kontinenten und auch regional zwischen einzelnen Ländern gibt es jedoch, abhängig vom Auftreten verschiedener Risikofaktoren, sehr große Unterschiede in der Häufigkeit des hepatozellulären Karzinoms. Die niedrigste Inzidenz weisen die westlichen Industrienationen auf mit 7,64 Erkrankungen pro 100.000 Männern und 4,92 Erkrankungen pro 100.000 Frauen, während die Häufigkeit in den Entwicklungsländern deutlich höher ist (17,84 pro 100.000 Männer und 6,17 pro 100.000 Frauen) [3].

Chronische Hepatitis-B-Infektionen sind die häufigste Ursache für hepatozelluläre Karzinome in Afrika und China, während chronische Hepatitis-C-Infektionen vor allem in Japan, Spanien und Italien für die hohe Inzidenz des HCC verantwortlich sind. Während bei Patienten mit Hepatitis B in bis zu 20 % auch ohne eine zugrundeliegende Zirrhose ein HCC auftritt, ist ein hepatozelluläres Karzinom auf dem Boden einer Hepatitis C ohne begleitende Leberzirrhose äußerst selten. Das HCV-assoziierte HCC kommt häufiger bei älteren Patienten mit fortgeschritteneren Leberzirrhosen vor.

In China und Korea sind 85 % bis 95 % der Patienten mit hepatozellulären Karzinomen HBsAg-positiv, während in Japan, Spanien und Italien 94,4 %, 75 % und 65 % der Patienten mit hepatozellulären Karzinomen HCV-Antikörper besitzen. Auch in Deutschland kommt der viralen Hepatitis, neben der Alkohol-toxischen Leberzirrhose, eine Hauptrolle in der Pathogenese des hepatozellulären Karzinoms zu. Die Anteile der Hepatitis-B- und -C-Infektionen sind in Deutschland ungefähr gleich.

Durch die stetige Zunahme der Hepatitis-C-Infektion steigt in westlichen Industrienationen auch die Inzidenz des hepatozellulären Karzinoms stark an [4-6]. So erfolgte die größte Ausbreitung des HCV-Genotyps 1 in Japan um 1930, während in den USA erst ca. ab 1960 eine starke Verbreitung des HCV-Genotyps 1 zu verzeichnen war [7]. Langfristig wird sich die Prävalenz der HCV-Infektion in den USA den Werten in Japan nähern. Da das HCV-assoziierte hepatozelluläre Karzinom mit einer Latenz von ca. 20 bis 30 Jahren nach einer HCV-Infektion auftritt, wurde aus diesen epidemiologischen Daten vorausberechnet, dass die Inzidenz des hepatozellulären Karzinoms in den nächsten 20 bis 30 Jahren in den USA stark ansteigen und ein ähnliches Ausmaß wie in Japan einnehmen wird [7].

Von der Virusinfektion mit Hepatitis C bis zur Entstehung eines hepatozellulären Karzinoms vergehen in der Regel sehr viele Jahre. In einer prospektiven Studie wurde der Verlauf von 568 Patienten verfolgt, die nach einer Transfusion eine akute Hepatitis C bekamen. Innerhalb von mehr als 20 Jahren hatte keiner dieser Patienten ein HCC entwickelt [8]. Im Gegensatz hierzu bekamen in einer anderen prospektiven Studie 14 von 131 Patienten mit einer chronischen Hepatitis C ein hepatozelluläres Karzinom nach einem mittleren Zeitintervall von 28 Jahren nach der infizierenden Bluttransfusion [9].

Das Risiko für ein HCC bei Patienten mit viraler Hepatitis wird durch Alkoholkonsum und Zigarettenrauchen weiter erhöht. Alkoholkonsum bei Patienten mit Hepatitis C verdoppelt das Risiko für ein HCC im Vergleich zu Patienten mit HCV-Infektion ohne Alkoholkonsum. Das Risiko für ein HCC steigt dabei mit zunehmender Menge an konsumiertem Alkohol an [10].

Ob unterschiedliche HCV-Genotypen eine unterschiedliche kanzerogene Potenz besitzen, ist umstritten. Es liegen hierzu verschiedene widersprüchliche epidemiologische Studien vor. Die in einigen Studien beschriebene hohe Kanzerogenität des Genotyps 1b könnte auch mit höheren Zirrhosestadien, die dieses Virus eventuell verursacht, in Zusammenhang stehen und nicht in einem Virus eigenen höheren kanzerogenen Potential begründet sein [11].

Ein wichtiger Kofaktor für eine Leberschädigung ist die Leberzellverfettung. Unterschiedliche klinische und tierexperimentelle Studien zeigten, dass eine Leberverfettung die Hepatozyten anfälliger macht für andere Noxen und hierdurch an der Progression von vielen Lebererkrankungen beteiligt ist. Ein erheblicher Anteil der unklaren Leberzirrhosen und auch der hepatozellulären Karzinome sind wahrscheinlich auf eine nicht alkoholische Steatohepatitis (NASH) zurückzuführen [12].

In diesem Sinne muss auch das deutlich erhöhte Risiko für ein hepatozelluläres Karzinom bei Patienten mit einem *"body mass index"* (BMI) >35 kg/m² gedeutet werden [13]. Neben der direkten tumorfördernden Wirkung von Insulin und *"Insulin -like growth factor"* wird vor allem die Ent-

stehung einer NASH auf dem Boden eines Diabetes mellitus als Ursache für ein HCC vermutet. Ob ein Diabetes mellitus tatsächlich zu einem erhöhten Risiko für ein HCC beiträgt, war lange Zeit umstritten. Frühere Studien zeigten keinen Zusammenhang eines Diabetes mellitus mit einem erhöhten HCC-Risiko, während aktuellere Studien auf diesen Zusammenhang hindeuten [14]. 10-20 % der Zirrhosepatienten haben eine gestörte Glucosetoleranz oder einen Diabetes, so dass in den früheren Studien nicht unterschieden werden konnte, ob nicht die Leberzirrhose per se der eigentliche Risikofaktor in diesen Kollektiven war. In einer kürzlich publizierten sehr großen Studie wurden daher alle Patienten mit Lebererkrankungen ausgeschlossen. Ein Diabetes mellitus stellte sich in dieser Studie als ein signifikanter Risikofaktor für ein HCC dar (*hazard rate* 2,16 95 % CI: 1,86-2,52, p<0,001), unabhängig vom Geschlecht, Alter oder Rasse der Patienten [15].

■ Molekulare Pathogenese

Die genauen molekularen Mechanismen der Hepatokarzinogenese sind noch wenig bekannt [16, 17]. Im Gegensatz zu anderen Tumoren wird bisher keine typische Sequenz der Onkogenaktivierung oder Tumorsuppressorgeninaktivierung im Verlauf der Hepatokarzinogenese beschrieben. Verschiedene Studien zeigten, dass die Überexpression von c-myc, c-fos, Cyclin D1, Cyclin A, c-met und dem Retinsäurerezeptor in der Hepatokarzinogenese eine Rolle spielt. Durch einen autokrinen Mechanismus sind zudem die dysregulierten Wachstumsfaktoren TGFα und IGFII an der Entstehung von HCCs beteiligt.

Unter den bekannten Tumorsuppressorgenen scheinen p53 und p16 INK4a in der Hepatokarzinogenese eine Rolle zu spielen. P16 wird im Verlauf der Hepatokarzinogenese häufig durch Promotormethylierung inaktiviert. Es gibt auch Hinweise auf eine familiäre Predisposition des hepatozellulären Karzinoms, wenn p16-Mutationen in den Keimzellen vorliegen.

Auch die molekularen Mechanismen der HCV-assoziierten Transformation sind noch wenig bekannt. Es konnte gezeigt werden, dass das Hepatitis-C-Core-Protein das Protoonkogen myc aktiviert und zusammen mit dem Onkogen Ras Zellen transformieren kann. Der Einfluss des Hepatitis-C-Core-Proteins auf den p53-Signaltransduktionsweg wird kontrovers beurteilt. In verschiedenen transgenen Mausmodellen verursacht die Expression von Hepatitis-C-Core Leberverfettung, Adenome und hepatozelluläre Karzinome.

Das NS3-Protein steht ebenfalls im Verdacht die Hepatokarzinogenese zu begünstigen, da es *in vitro* Fibroblasten transformieren kann. Im Rahmen einer chronischen Hepatitis-B- und -C-Infektion kommt es zur Hypermethylierung des p16-Promotors in den Hepatozyten. Ob dies durch bestimmte virale Proteine vermittelt wird, ist jedoch noch unklar.

10.2. Symptomatik und Diagnose

In frühen Tumorstadien verursacht das hepatozelluläre Karzinom meistens keine Beschwerden. Kleine hepatozelluläre Karzinome werden daher in der Regel nur durch sonographische Untersuchungen oder Serum-AFP-Bestimmungen diagnostiziert. Allgemeine Leistungsminderung, Gewichtsabnahme, Fieber, Nachtschweiß oder eine Zunahme des Bauchumfanges oder ein Leberkapselspannungsschmerz sind Symptome des fortgeschrittenen Tumorwachstums. Paraneoplastische Syndrome treten bei hepatozellulären Karzinomen nur in ca. 10 % auf und sind in der Regel nicht richtungsweisend für die Diagnose. Die häufigsten paraneoplastischen Syndrome sind Hypercholesterinämie, Polyglobulie, Hypoglykämie, Hyperkalzämie, Dysfibrinogenämie, sexuelle Störungen (Gynäkomastie, Hodenatrophie) und in sehr seltenen Fällen eine Porphyria cutanea tarda. Da die überwiegende Mehrzahl der hepatozellulären Karzinome auf dem Boden einer Leberzirrhose entsteht, beginnt das klinische Erscheinungsbild oft erst mit einer weiteren raschen Verschlechterung der Leberfunktion. Ein plötzlich auftretender Ascites, ein zunehmender Ikterus oder eine hepatische Encephalopathie sind häufige Erstsymptome, die zur Diagnose eines hepatozellulären Karzinoms führen. Die Rate der klinisch diagnostizierten Fernmetastasen ist sehr gering und liegt bei ca. 5-10 %. Die häufigsten Lokalisationen von Fernmetastasen sind die Lymphknoten, die Lunge und der Knochen.

▓ Laboruntersuchungen

Die Bestimmung der Leberwerte (Transaminasen, γ-GT, GLDH, CHE, Bilirubin), der Nierenwerte (Kreatinin, Harnstoff) sowie des Blutbildes und der Gerinnungswerte (Quick, PTT) dient zur Abschätzung der Leberfunktion und der portalen Hypertension und ist eine Vorraussetzung, um mögliche Therapieoptionen sinnvoll planen zu können.

Der Tumormarker Serum-α-Fetoprotein (AFP) ist bei ca. 80 % der hepatozellulären Karzinome aus dem asiatischen Raum und bei ca. 60 % der westlichen hepatozellulären Karzinome erhöht [18]. Geringe AFP-Erhöhungen von 10-400 ng/ml werden auch im Rahmen von Leberregenerationen bei Hepatitiden und Leberzirrhosen gefunden, so dass in diesem Bereich die Spezifität dieses Tumormarkers gering ist. Kleine hepatozelluläre Karzinome von unter 3 cm zeigen in nur 18-25 % eine AFP-Erhöhung über 400 ng/ml. Ein konstant erhöhter AFP-Spiegel über 400 ng/ml bei Patienten mit Leberzirrhose hat einen positiven Vorhersagewert von über 95 % für das Vorliegen eines HCCs, jedoch liegen bei hochdifferenzierten kleinen hepatozellulären Karzinomen nur selten stark erhöhte AFP-Spiegel vor. Schwankend erhöhte AFP-Spiegel können auch durch eine Leberregeneration im Verlaufe einer Hepatitis entstehen und sind nicht beweisend für ein hepatozelluläres Karzinom. Beobachtungen zeigten, dass Patienten mit gering erhöhten AFP-Spiegeln von 20-400 ng/ml in kürzerer Zeit zu einem relativ hohen Prozentsatz klinisch manifeste hepatozelluläre Karzinome entwickeln: 10 % in 6 Monaten, 25 % in 12 Monaten und 40 % in 18 Monaten. Grenzwertig erhöhte AFP-Spiegel gelten als prädiktiver Marker für die Entstehung eines hepatozellulären Karzinoms.

▓ Bildgebende Diagnostik

Nur unter 10 % der hepatozellulären Karzinome zeigen klinisch manifeste extrahepatische Metastasen. Intrahepatische Metastasen sind aber häufig, und auch die synchrone Entstehung weiterer eigenständiger Tumorherde in der präkanzerösen Leberzirrhose ist nicht selten. Die unregelmäßige Leberstruktur der meist zugrundeliegenden Leberzirrhosen beeinträchtigt erheblich die diagnostische Aussagekraft sämtlicher bildgebender Verfahren. Die Unterscheidung von Regeneratknoten und adenomatösen Hyperplasien zu hoch differenzierten frühen hepatozellulären Karzinomen kann sehr schwierig sein und erfordert oft die

Durchführung mehrerer bildgebender Untersuchungen.

▶ Sonographie

Sonographisch erscheinen hepatozelluläre Karzinome als echoarme oder echoreiche Raumforderungen. In größeren Tumorherden ist eine Mosaikstruktur charakteristisch. Echoarme Ränder (Halos) können auf eine fibröse Kapsel hinweisen. Die Unterscheidung zwischen Regeneratknoten, adenomatösen Hyperplasien und frühen hepatozellulären Karzinomen ist sonographisch ohne Farbdoppleruntersuchung oft nicht möglich. Hepatozelluläre Karzinome sind auch im frühen Tumorstadium oft hypervaskularisiert und können durch den Einsatz von Farbdoppler oder Powerdoppler manchmal von Regeneratknoten und adenomatösen Hyperplasien abgegrenzt werden. Sehr hilfreich ist die Verwendung eines sonographischen Kontrastmittels, da hierdurch die Vaskularität als malignes Unterscheidungsmerkmal besser beurteilt werden kann.

▶ Computertomographie (CT)

Hypervaskuläre hepatozelluläre Karzinome nehmen Röntgenkontrastmittel rasch auf und sind hierdurch manchmal in späten Phasen der CT-Untersuchung schlecht abgrenzbar. Durch schnelle CT-Techniken kann in der kurzen hepatisch-arteriell dominanten Phase die gesamte Leber untersucht werden, so dass mehrphasige Untersuchungen möglich sind. Die kontrastmittelverstärkte dreiphasige dynamische Spiralcomputertomographie hat eine hohe Sensitivität und zählt zusammen mit der Sonographie zu den Standardverfahren in der Diagnostik von hepatozellulären Karzinomen. In der hepatisch-arteriellen Phase stellen sich vor allem hypervaskularisierte hepatozelluläre Karzinome dar, während in der portalvenösen Phase vornehmlich hypovaskularisierte hepatozelluläre Karzinome diagnostiziert werden können.

Durch die Kombination einer Angiographie mit einer CT-Untersuchung kann die Wirkung von Kontrastmittel verstärkt werden (CT Arteriographie oder CT nach Arterioportographie). Diese invasiven Verfahren gehören aber nicht zur Routinediagnostik, sondern werden nur bei bestimmten Fragestellungen (z.B. vor einer geplanten Lebertransplantation) durchgeführt.

▶ Magnetresonanztomographie (MRT)

Durch die Einführung von Kontrastmitteln wie Gadolinium im Rahmen von dynamischen MRT-Untersuchungen oder von supramagnetischem Eisenoxid (Endorem®), welches vom RES der Leber aufgenommen wird, wurde die Sensitivität und Spezifität des MRT in der Diagnostik von Leberraumforderungen deutlich verbessert. Die Sensitivität, durch diese Untersuchung hepatozelluläre Karzinome in einer Leberzirrhose zu diagnostizieren, scheint im Vergleich zur Sonographie und Computertomographie etwas höher zu liegen.

▶ Angiographie

Das typische "Buschmuster" von hypervaskularisierten Raumforderungen ist in einer Leberzirrhose charakteristisch für ein hepatozelluläres Karzinom. Die Vaskularisation einer Leberraumforderung kann auch indirekt durch Doppler-, Powerdoppler-, kontrastmittelverstärkte CT- und MRT-Untersuchungen erfasst werden. Dennoch besitzt die Angiographie nach wie vor einen gewissen Stellenwert in der Diagnostik hepatozellulärer Karzinome, obwohl sie in der Sensitivität den anderen bildgebenden Verfahren unterlegen ist. Die Angiographie sollte als eine ergänzende Untersuchung bei dem vorliegenden Verdacht auf ein hepatozelluläres Karzinom und bei gleichzeitig fehlendem Tumornachweis durch andere bildgebende Verfahren durchgeführt werden.

10.3. Prognose und Klassifikation des HCC

Die häufigsten Todesursachen bei Patienten mit hepatozellulären Karzinomen sind Leberversagen und gastrointestinale Blutungen [19]. In den letzten 30 Jahren konnte bei Patienten mit hepatozellulären Karzinomen insgesamt nur eine geringe Verbesserung der 1-Jahresüberlebensrate erzielt werden (14 % 1977-81 vs. 23 % 1992-96), während die 5-Jahres-Überlebensraten fast unverändert schlecht sind (2 % und 5 %) [20]. Die Prognose von Patienten mit hepatozellulären Karzinomen und Leberzirrhose ist abhängig vom Tumorstadium und der Leberfunktion. Beide klinischen Parameter müssen daher zur Prognoseabschätzung in die Therapieplanung mit einbezogen werden.

Die UICC-Klassifikation beschreibt die Ausdehnung des Tumors, während die Child-Pugh-Klassifikation die Leberfunktionsstörung quantifiziert. Die Okuda-Klassifikation beinhaltet die Tumorgröße (größer oder kleiner 50 % der Leber), die Laborwerte für Albumin (größer oder kleiner 3 g/dl), Bilirubin (größer oder kleiner 3 mg/dl), sowie das Auftreten von Ascites und erfasst daher grob sowohl das Tumorstadium als auch die Leberfunktion [19].

Unterschiedliche Studien zeigten jedoch, dass die genauere CLIP-Klassifikation bei der Vorhersage der Prognose der Patienten mit hepatozellulären Karzinomen der Okuda-Klassifikation überlegen ist. Die CLIP-Klassifikation ist vor allem in der Identifikation von Patientengruppen mit günstiger Prognose den anderen Stadieneinteilungen überlegen und ist daher für die Therapieplanung und als Grundlage für eine Stratifikation innerhalb klinischer Studien gut geeignet. Kürzlich zeigte eine weitere Studie, dass auch die japanische JIS-Klassifikation eine sehr gute Prognosebeurteilung der Patienten erlaubt. Im Gegensatz zur CLIP-Klassifikation ist die JIS-Klassifikation sehr einfach und soll vor allem bei Patienten mit weit fortgeschrittenen HCCs im Vergleich zur CLIP-Klassifikation bessere Prognose-Vorhersagen erlauben [21].

Variable	0	1
Tumorausdehnung	<50 % der Leber	>50 % der Leber
Aszites	ja	nein
Albumin (g/dl)	≥3	<3
Bilirubin (mg/dl)	<3	≥3

Tab. 10.2: Einteilung des HCC Stadium nach Okuda [19]: Okuda Stadium 1: 0 Punkte; II: 1 oder 2 Punkte; III: 3 oder 4 Punkte.

Variable	0 Punkte	1 Punkt	2 Punkte
Child-Pugh-Stadium	A	B	C
HCC-Morphologie	solitär und ≤50 % der Leber	multilokulär und ≤50 % der Leber	infiltrativ oder >50 % der Leber
AFP	<400 ng/ml	≥400 ng/ml	
Pfortaderthrombose	nein	ja	

Tab. 10.3: CLIP-Klassifikation 0 bis 6. CLIP-Stadium 0: 0 Punkte; CLIP-Stadium 1: 1 Punkt; CLIP-Stadium 2: 2 Punkte, etc.

Parameter	1 Punkt	2 Punkte	3 Punkte
Aszites	fehlend	mäßig	ausgeprägt
Enzephalopathie	keine	I-II	III-IV
Serum-Bilirubin	<2 mg/dl <34 μmol/l	2-3 mg/dl 34-51 μmol/l	>3 mg/dl >51 μmol/l
Quick (%)	>70 %	40-70 %	<40 %
Serum-Albumin	>3,5 g/dl	2,8-3-5 g/dl	<2,8 g/dl

Tab. 10.1: Child-Pugh-Stadien A bis C. Child-Pugh A: 5-6 Punkte; Child-Pugh B: 7-9 Punkte; Child-Pugh C: 10-15 Punkte.

Variable	Score			
	0	1	2	3
Child-Turcotte-Pugh	A	B	C	-
TNM (by LCSGJ)	I	II	III	IV

Tab. 10.4: JIS-Klassifikation.

T-Faktoren:	
• Singulärer Tumorknoten	
• <2 cm	
• Keine Gefäßinvasion	
T1	3 Faktoren
T2	2 Faktoren
T3	1 Faktor
T4	0 Faktoren
Stadium I	T1 N0 M0
Stadium II	T2 N0 M0
Stadium III	T3 N0 M0
Stadium IV	T4 N0 M0 oder jedes T N1 M0 oder jedes T/N M1

Tab. 10.5: TNM-Stadium der "Liver Cancer Study Group of Japan" (LCSGJ).

10.4. Therapie des HCC

Die Therapie des HCC stellt eine besondere Herausforderung an den behandelnden Arzt dar, da die zumeist dem HCC zugrunde liegende Leberzirrhose die Therapie erschwert. Prinzipiell sollte, wie auch bei anderen Tumorerkrankungen, zwischen kurativen und palliativen Therapieoptionen unterschieden werden. Es stehen sowohl chirurgische als auch lokale Therapien zur Verfügung. Darüber hinaus werden derzeit im Rahmen von Studien neue systemische Therapien und Bestrahlungsverfahren untersucht. Abb. 10.1 zeigt einen nach der EASL modifizierten Therapiealgorithmus [40], welcher verdeutlicht, dass, neben der Anzahl und Größe der Tumore, die Restleberfunktion einen Einfluss auf die Therapieoptionen hat.

▓ Chirurgische Therapieverfahren

Zunächst sollte bei jedem neu diagnostizierten HCC geklärt werden, ob dieses chirurgisch therapiert werden kann. Hierzu müssen zunächst Anzahl und Größe der Tumore neben der Leberfunktion bestimmt werden [23]. Aufgrund des zum Zeitpunkt der Diagnosestellung bereits häufig zu weit fortgeschrittenen Tumorstadiums kommen chirurgische Therapieoptionen jedoch nur für einen Bruchteil von deutlich weniger als 10 % der Patienten in Frage. Zeigt sich bei den Patienten eine signifikante Einschränkung der Lebersyntheseleistung bzw. ergeben sich Zeichen für einen portalen Hochdruck, sollte von einer Resektion Abstand genommen und der Patient für eine mögli-

che Lebertransplantation evaluiert werden. Mit diesem aus onkologischer Sicht optimalen Therapiekonzept kann nicht nur der Tumor entfernt werden, sondern auch die dem Karzinom zugrunde liegende Leberzirrhose wird behandelt [24]. Damit reduziert sich zusätzlich die Gefahr für die Entstehung von weiteren Tumoren. Wesentliche Nachteile dieser Therapieform sind die lebenslange Immunsuppression sowie der bestehende Organmangel. Eine mögliche Alternative kann hier die Leberlebendspende darstellen. 1996 wurden die sog. Milan Kriterien formuliert, die es erlauben für eine Lebertransplantation geeignete Patienten zu identifizieren [25]. Unter Beachtung dieser Kriterien ist es mittlerweile möglich 5-Jahres-Überlebensraten von bis zu 70 % für Patienten mit HCC zu erzielen.

• 1 Tumor ≤5 cm maximaler Durchmesser
• max. 3 Tumore mit einem max. Durchmesser ≤3 cm

Tab. 10.6: Milan-Kriterien.

Neben der Anzahl und Größe der Tumore ist auch eine mögliche Gefäßinfiltration des Tumors sowohl für die Transplantation als auch für die Resektion prognostisch wichtig. So kommt es leider bei bis zu 70 % aller Patienten nach vollständiger chirurgischer Resektion ihres Tumors zu einem Rezidiv innerhalb von 5 Jahren. Hierbei handelt es sich sowohl um HCC-Neubildungen als auch um Metastasen des Primärtumors. Bisher können Rezidive durch eine adjuvante Therapie nicht verhindert werden, so dass adjuvante Therapien derzeit nicht durchgeführt werden [26].

▓ Perkutane Therapieverfahren

Perkutane Therapieverfahren können ebenso wie die chirurgischen Therapieverfahren in kurativer Absicht eingesetzt werden. Es ist möglich, bei den entsprechenden Patientenkollektiven 5-Jahres-Überlebensraten von über 75 % zu erzielen [41]. Die am häufigsten eingesetzten Verfahren sind die perkuatne Ethanolinjektion sowie die Radiofrequenzthermoablation. Durch beide Methoden wird versucht, den intrahepatischen Tumor lokal komplett zu zerstören. Bei der Radiofrequenzthermoablation (RFA) wird eine Nadelelektrode in den Tumor platziert und durch Aussendung von Radiofrequenzwellen eine thermische Destruktion

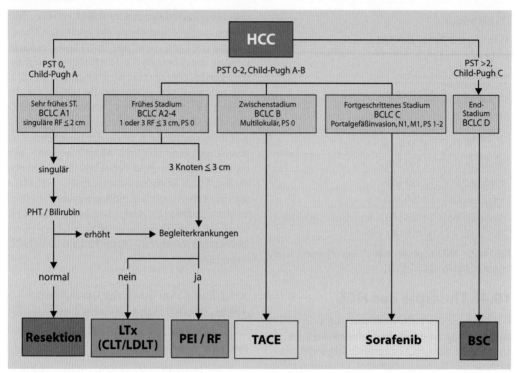

Abb. 10.1: Therapiealgorithmus des HCC.

hervorgerufen. Bei der perkutanen Ethanolinjektion wird in den Tumor 96 %iger Alkohol appliziert, was zu einer Zerstörung des Tumorgewebes durch Proteindenaturierung führt. Vergleichende Studien haben gezeigt, dass die perkutane Ethanolinjektion zwar kostengünstiger ist, aber auch mehr Lokalrezidive auftreten. Unklar ist bisher noch welches Therapieverfahren zu einem besseren Gesamtüberleben führt, da hier bisher in nur einer Studie eine Überlebensvorteil für die mit RFA behandelten Patienten mit kleinen HCC (<2cm Durchmesser) gezeigt werden konnte. Insgesamt stellt die Radiofrequenzthermoablation jedoch aufgrund ihrer hohen Effizienz und geringen Komplikationsrate in der Hand des geübten Arztes die perkutan-ablative Therapie der Wahl des HCC für Patienten mit kleinen Tumoren dar und hat damit die PEI weltweit weitgehend abgelöst [41].

■ Transarterielle Chemoembolisation

Hepatozelluläre Karzinome sind in der Regel hypervaskularisiert und werden vorwiegend durch Äste der Arteria hepatica versorgt. Dies ist die rationale Grundlage zur Durchführung von regionalen, intraarteriellen Therapieverfahren. Die TACE

wird häufig zur Therapie großer nicht-resezierbarer HCCs eingesetzt, welche nicht mittels RFTA behandelt werden können. Hier kann eine Ansprechrate von 15-55 % erwartet werden, verbunden mit einer Verzögerung der Tumorprogression und einer vaskulären Invasion [33]. Die Selektion der Patienten spielt eine entscheidende Rolle für die Effektivität der TACE. Die zur Verfügung stehenden Daten zeigen, dass insbesondere Patienten mit einer guten Leberfunktion (Child-Pugh A) und asymptomatischen multilokulären Tumoren ohne Gefäßinvasion von einer TACE profitieren [34]. Absolute Kontraindikationen sind eine totale Pfortaderthrombose, extrahepatische Metastasen, eine klinisch fortgeschrittene Lebererkrankung (Child-Pugh C) sowie ein Okuda-Stadium III (entspricht WHO-Stadium 3 und 4). In letzter Zeit wird die TACE zunehmend auch als *"bridging"*-Therapie vor einer Lebertransplantation verwendet, obwohl zu dieser Indikation noch wenige verlässliche Daten vorliegen.

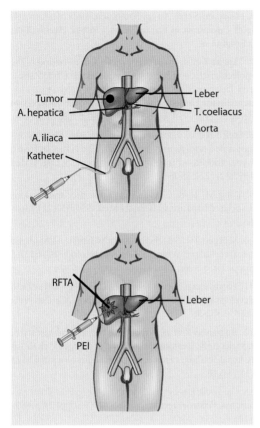

Abb. 10.2: Perkutane und transarterielle Therapieverfahren des HCC. Oben: Prinzip der transarteriellen Chemoembolisation. Unten: Perkutane Verfahren PEI und RFTA.

■ Kombinierte Chemoembolisation und perkutane Ablation

Die hohen Remissionsraten der Chemoembolisation können Grundlage für eine neoadjuvante Therapie großer solitärer hepatozellulärer Karzinome sein. Sowohl durch Chemoembolisationen als auch durch Ethanolinjektion allein ist eine komplette Zerstörung von Tumorherden, die größer als 5 cm sind, in der Regel nicht möglich. Histologische Untersuchungen zeigten nach Chemoembolisationen solcher Tumoren jedoch oft große Nekroseareale und einen sekundären Umbau mit Rückbildungen von Tumorsepten. Eine Ethanolinjektion in solche vorbehandelten hepatozellulären Karzinome ist möglicherweise aufgrund der verbesserten Ethanoldiffusion effektiver. Es liegen mehrere Studien vor, welche den Wert dieses multimodalen Vorgehens bei Patienten mit großen Tumorherden zeigen [31, 35].

■ Systemische Therapien

Bis vor wenigen Jahren galt das HCC als ein Tumor, für den es keine systemische Chemotherapie gab. Dies hat sich jedoch in den letzten Jahren basierend auf den Daten der SHARP-Studie grundlegend geändert. In dieser weltweit durchgeführten placebokontrollierten doppel-blinden Phase-III-Studie wurde Sorafenib, ein Multityrosin Kinaseinhibitor gegen Placebo bei Patienten mit fortgeschrittem HCC (BCLC-C) und Leberzirrhose im Stadium Child-Pugh A evaluiert. Es zeigte sich, dass bei relativ guter Verträglichkeit, das mittlere Überleben der Patienten von 7,9 Monate in der Placebogruppe auf 10,7 Monate in der mit Sorafenib behandelten Gruppe verlängert werden konnte [42]. Damit stellt Sorafenib (Nexavar ®) das Standardtherapeutikum für Patienten mit fortgeschrittenem HCC dar (☞ Abb. 10.3). Eine Vielzahl weiterer Medikamente befindet sich derzeit in der klinischen Prüfung [43].

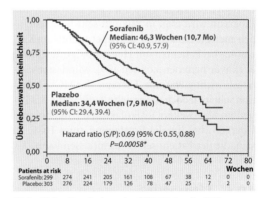

Abb. 10.3: Ergebnisse der SHARP-Studie [10].

10.5. Vorsorge und Prophylaxe

Die Hepatitis C stellt einen wichtigen Risikofaktor für die Entstehung eines HCC dar. Ca. 1-2 % der Patienten mit Leberzirrhose und HCV-Infektion werden pro Jahr mit einem HCC diagnostiziert, von denen wiederum 80 % innerhalb eines Jahres versterben. Zusätzlicher Alkoholkonsum von mehr als 60 g/Tag vervierfacht das Risiko zusätzlich [37].

Patienten mit replikativer HCV-Infektion, erhöhten Serumtransaminasen und Leberzirrhose sollten routinemäßig Vorsorgeuntersuchungen zugeführt werden, auch wenn die Effektivität solcher Untersuchungen im Rahmen prospektiver Studien bisher nicht sicher nachgewiesen werden konnte. Im Rahmen der Vorsorgeuntersuchung sollte der Serum-α-Fetoproteinspiegel (AFP) bestimmt werden und eine Sonographie der Leber durchgeführt werden. Diese Untersuchungen müssen alle 3-6 Monate wiederholt werden, um ein mögliches HCC in einem Frühstadium zu entdecken, wenn effiziente Therapieoptionen noch zur Anwendung kommen können.

Die Prävention des hepatozellulären Karzinoms ist das attraktivste Konzept um die Mortalität dieser Erkrankung zu senken [38, 39]. Das Ziel ist hierbei die Elimination von Risikofaktoren, die für die Entstehung eines hepatozellulären Karzinoms verantwortlich sind - also in erster Linie die Prävention der Leberzirrhose. Durch eine Therapie mit Interferon nimmt die Inzidenz des hepatozellulären Karzinoms in der Gruppe der "Responder" deutlich ab. Der positive Effekt ist in der Gruppe der "Non-Responder" deutlich geringer und ist hier umstritten. Durch bessere Kombinationstherapien der Hepatitis C mit PEG-Interferon und Ribavirin wird man in Zukunft sehr wahrscheinlich auch die Entstehung des hepatozellulären Karzinoms bei Patienten mit Hepatitis-C-Infektionen effektiver hemmen können [39]. Mindestens genauso wichtig wie eine Therapie der HCV-Infektion scheint jedoch die gezielte Aufklärung des Patienten über weitere Risikofaktoren (Alkohol und Übergewicht) für die Entstehung eines HCC zu sein, die der Patient selber beeinflussen kann [10, 39].

10.6. Literatur

1. Montalto G et al. Epidemiology, risk factors, and natural history of hepatocellular carcinoma. Ann NY Acad Sci 2002;963:13-20.

2. Gelatti U et al. Etiology of hepatocellular carcinoma influences clinical and pathologic features but not patient survival. Am J Gastroenterol 2003;98(4):907-14.

3. Bosch FX et al. Epidemiology of hepatocellular carcinoma. Clin Liver Dis 2005;9(2):191-211.

4. El-Serag HB, AC Mason. Rising incidence of hepatocellular carcinoma in the United States. N Engl J Med 1999;340(10):745-50.

5. Khan SA et al. Changing international trends in mortality rates for liver, biliary and pancreatic tumours. J Hepatol 2002;37(6):806-13.

6. elSaadany S et al. An epidemiologic study of hepatocellular carcinoma in Canada. Can J Public Health 2002; 93(6):443-6.

7. Tanaka Y et al. Inaugural Article: A comparison of the molecular clock of hepatitis C virus in the United States and Japan predicts that hepatocellular carcinoma incidence in the United States will increase over the next two decades. Proc Natl Acad Sci USA 2002;99(24):15584-9.

8. Seeff LB et al. Long-term mortality after transfusion-associated non-A, non-B hepatitis. The National Heart, Lung, and Blood Institute Study Group. N Engl J Med 1992;327(27): 1906-11.

9. Tong MJ et al. Clinical outcomes after transfusion-associated hepatitis C. N Engl J Med 1995;332(22):1463-6.

10. Morgan TR, S Mandayam, MM Jamal. Alcohol and hepatocellular carcinoma. Gastroenterology 2004;127(5 Suppl 2):S87-96.

11. Yotsuyanagi H et al. Hepatitis C virus genotypes and development of hepatocellular carcinoma. Cancer 1995; 76(8):1352-5.

12. Bugianesi E et al. Expanding the natural history of nonalcoholic steatohepatitis: from cryptogenic cirrhosis to hepatocellular carcinoma. Gastroenterology 2002;123 (1):134-40.

13. Caldwell, S.H., et al., Obesity and hepatocellular carcinoma. Gastroenterology, 2004. 127(5 Suppl 2): p. S97-S103.

14. Davila JA et al. Diabetes increases the risk of hepatocellular carcinoma in the United States: a population based case control study. Gut 2005;54(4):533-9.

15. El-Serag HB. Hepatocellular carcinoma: Recent trends in the United States. Gastroenterology 2004; 127(5 Suppl 2):S27-34.

16. Bruix J et al. Focus on hepatocellular carcinoma. Cancer Cell 2004;5(3): 215-9.

17. Thorgeirsson SS, JW Grisham. Molecular pathogenesis of human hepatocellular carcinoma. Nat Genet 2002; 31(4):339-46.

18. Daniele B et al. Alpha-fetoprotein and ultrasonography screening for hepatocellular carcinoma. Gastroenterology 2004;127(5 Suppl 1):S108-12.

19. Okuda K et al. Natural history of hepatocellular carcinoma and prognosis in relation to treatment. Study of 850 patients. Cancer 1985;56(4):918-28.

20. El-Serag HB, AC Mason, C Key. Trends in survival of patients with hepatocellular carcinoma between 1977 and 1996 in the United States. Hepatology 2001;33(1): 62-5.

21. Kudo M et al. Validation of a new prognostic staging system for hepatocellular carcinoma: the JIS score com-

pared with the CLIP score. Hepatology 2004;40(6):1396-405.

22. Bruix J et al. Clinical management of hepatocellular carcinoma. Conclusions of the Barcelona-2000 EASL conference. European Association for the Study of the Liver. J Hepatol 2001;35(3): 421-30.

23. Song TJ, EW Ip, Y Fong. Hepatocellular carcinoma: current surgical management. Gastroenterology 2004; 127(5 Suppl 1):S248-60.

24. Schwartz M. Liver transplantation for hepatocellular carcinoma. Gastroenterology 2004;127(5 Suppl 1):S268-76.

25. Mazzaferro V et al. Liver transplantation for the treatment of small hepatocellular carcinomas in patients with cirrhosis. N Engl J Med 1996;334(11):693-9.

26. Schwartz JD et al, Neoadjuvant and adjuvant therapy for resectable hepatocellular carcinoma: review of the randomised clinical trials. Lancet Oncol 2002;3(10):593-603.

27. Lencioni R et al. Percutaneous ablation of hepatocellular carcinoma: state-of-the-art. Liver Transpl 2004; 10(2 Suppl 1):S91-7.

28. Lencioni RA et al. Small hepatocellular carcinoma in cirrhosis: randomized comparison of radio-frequency thermal ablation versus percutaneous ethanol injection. Radiology 2003;228(1):235-40.

29. Omata M et al. Treatment of hepatocellular carcinoma by percutaneous tumor ablation methods: Ethanol injection therapy and radiofrequency ablation. Gastroenterology 2004;127(5 Suppl 2):S159-66.

30. Lencioni R et al. Early-stage hepatocellular carcinoma in patients with cirrhosis: long-term results of percutaneous image-guided radiofrequency ablation. Radiology 2005;234(3): 961-7.

31. Greten TF et al. Survival rate in patients with hepatocellular carcinoma: a retrospective analysis of 389 patients. Br J Cancer 2005;92(10):1862-8.

32. Lin SM et al. Radiofrequency ablation improves prognosis compared with ethanol injection for hepatocellular carcinoma < or =4 cm. Gastroenterology 2004; 127(6):1714-23.

33. Bruix J, M Sala, JM Llovet. Chemoembolization for hepatocellular carcinoma. Gastroenterology 2004;127(5 Suppl 2):S179-88.

34. Llovet JM et al. Arterial embolisation or chemoembolisation versus symptomatic treatment in patients with unresectable hepatocellular carcinoma: a randomised controlled trial. Lancet 2002;359(9319):1734-9.

35. Allgaier HP et al. Survival benefit of patients with inoperable hepatocellular carcinoma treated by a combination of transarterial chemoembolization and percuta-neous ethanol injection - a single-center analysis including 132 patients. Int J Cancer 1998;79(6):601-5.

36. Nowak AK, PK Chow, M Findlay. Systemic therapy for advanced hepatocellular carcinoma: a review. Eur J Cancer 2004;40(10):1474-84.

37. Fattovich G et al. Hepatocellular carcinoma in cirrhosis: incidence and risk factors. Gastroenterology 2004;127(5 Suppl 1):S35-50.

38. Colombo M, MF Donato. Prevention of hepatocellular carcinoma. Semin Liver Dis 2005;25(2):155-61.

39. Greten TF, Wedemeyer H, Manns MP. Chemoprävention virusbedingter Karzinome am Beispiel des hepatozellulären Karzinoms. Deutsches Ärzteblatt 2006;103: A1817-A1822.

40. Llovet JM, Di Bisceglie AM, Bruix J et al. Design and endpoints of clinical trials in hepatocellular carcinoma. Journal of the National Cancer Institute 2008;100:698-711

41. Livraghi T et al. Sustained complete response and complications rate after radiofrequency ablation of very early hepatocellular carcinoma in cirrhosis: is resection still the treatment of choice? Hepatology 2008;47(1):82-89

42. Llovet JM et al. Sorafenib in advaced hepatocellular carcinoma. N Engl J Med 2008;359(4):378-90

43. Greten T et al. Molecular therapy for the treatment of hepatocellular carcinoma. Br J Cancer 2009;100(1):19-23

11. Lebertransplantation bei Hepatitis C

11.1. Bedeutung der Hepatitis C für die Lebertransplantation

Der natürliche Verlauf der Hepatitis C ist langsam progredient. Dabei erreichen weniger als die Hälfte der Patienten das Endstadium der Leberzirrhose. Von den Patienten mit kompensierter Leberzirrhose erleiden bis zu 4 % pro Jahr eine klinische Dekompensation.

Das Hepatitis-C-assoziierte Leberversagen stellt eine der Hauptindikationen zur Lebertransplantation dar. Etwa ein Viertel der in Europa und mehr als ein Drittel der in Nordamerika lebertransplantierten Patienten haben ein Leberversagen oder ein hepatozelluläres Karzinom auf dem Boden einer chronischen Hepatitis C. Das fulminante Leberversagen bei akuter Hepatitis C ist eine äußerste Rarität als Indikation zur Lebertransplantation.

Epidemiologischen Prognosemodellen zufolge wird die Prävalenz der chronischen Hepatitis C in den nächsten Dekaden zwar leicht rückläufig sein, der Anteil der Patienten mit einer Lebererkrankung im Endstadium wird allerdings zunehmen. So wird für Nordamerika geschätzt, dass sich die Zahl der Transplantationskandidaten auf dem Boden einer chronischen Hepatitis C zwischen den Jahren 2000 und 2020 nahezu verdreifachen wird. In Abhängigkeit von der Verfügbarkeit effizienter antiviraler Therapien bestehen für den europäischen Raum ähnliche Befürchtungen.

11.2. Gesetzliche Grundlagen, Indikation und Meldung zur Lebertransplantation

Bei chronischer Hepatitis C existieren zwei Indikationsgruppen zur Lebertransplantation:

- Patienten mit fortgeschrittener Leberzirrhose und
- Patienten mit einem hepatozellulären Karzinom

▦ Rechtliche Bestimmungen

Zur Standardisierung der Indikationsstellung wurden von der "Kommission für Organtransplantation der Bundesärztekammer" verbindliche Kriterien erarbeitet (Richtlinien zur Organtransplantation gemäß §16 TPG). Diese werden regelmäßig überarbeitet und der aktuellen Literaturlage angepasst. Die gesetzliche Grundlage dafür bietet das 1997 beschlossene Transplantationsgesetz (TPG). Die Richtlinien werden von Eurotransplant, Leiden, Niederlande, in konkrete Ausführungsbestimmungen umgesetzt.

▦ Indikation zur Lebertransplantation

Zur Einschätzung der Prognose von Patienten mit einer Leberzirrhose wurden verschiedene Prognosemodelle entwickelt. Diese finden auch bei der Indikationsstellung zur Lebertransplantation Verwendung. Dabei muss zwischen der grundsätzlichen Indikationsstellung zur Lebertransplantation und der konkreten Empfängerauswahl im Fall eines verfügbaren Spenderorgans unterschieden werden.

Die Indikation zur Lebertransplantation sollte bei allen Patienten überprüft werden, die bei vorliegender Leberzirrhose eine klinische Dekompensation erlitten haben. Ebenso sind Patienten mit einer eingeschränkten Leberleistung als Transplantationskandidaten in Betracht zu ziehen. Als Klassifikation zur Einschätzung der Krankheitsprognose hat sich die Child-Pugh-Klassifikation bewährt. Sie ist einfach anwendbar und weist für den mittelfristigen Verlauf eine ebenso hohe Aussagekraft auf wie aktuellere Diagnosekriterien (z.B. MELD). Ab dem Child-Pugh-Stadium B sollten Patienten mit einer HCV-assoziierten Leberzirrhose in einem Transplantationszentrum vorgestellt werden.

Für die konkrete Allokation eines Spenderorganes wird seit dem 16. Dezember 2006 der MELD-Score (*Model of End-Stage Liver Disease*) eingesetzt. Er besitzt für die kurzfristige Prognoseabschätzung eine bessere Voraussagekraft als der Child-Pugh-Score und eignet sich daher besonders gut für die Empfängerauswahl. Der an der Mayo Clinic entwickelte Score wird nach der folgenden Formel berechnet:

$$\text{MELD-Score} =$$
$$3{,}8 \times \log_e (\text{Bilirubin [mg/dl]}) + 11{,}2 \times \log_e (\text{INR}) + 9{,}6 \times \log_e (\text{Kreatinin [mg/dl]}$$
$$+ 6{,}4 \times (\text{Ätiologie: } 0 = \text{cholestatisch oder alkoholisch, } 1 = \text{andere}).$$

Zusätzlich wird die Notwendigkeit einer Dialysetherapie mit in den Score einbezogen.

Bei speziellen Situationen (Standardausnahmen), wie dem Vorliegen eines hepatozellulären Karzinoms, werden gesonderte Kriterien angewandt. Den Patienten wird ein modifizierter Score-Wert (matchMELD) zugeordnet.

Die Indikationsstellung bei hepatozellulärem Karzinom erfolgt nach den Mailand-Kriterien. Dabei dürfen solitäre Tumoren nicht größer als 5 cm sein. Multilokuläre Karzinome sollten bei maximal 3 Einzelherden keinen Tumor über 3 cm Durchmesser aufweisen. Patienten mit hepatozellulärem Karzinom außerhalb der Mailand-Kriterien, aber innerhalb der San-Francisco-Kriterien (1 Raumforderung <6,5 cm oder maximal 3 Raumforderungen unterhalb von 4,5 cm mit einem Gesamtdurchmesser <8 cm), sind auch noch geeignete Kandidaten für eine Lebertransplantation. Die verbleibenden Tumoren stellen nur im Rahmen von Therapiestudien eine Indikation zur Lebertransplantation dar.

11.3. Natürlicher Verlauf der Hepatitis C nach Lebertransplantation

■ Persistenz der HCV-Infektion nach Transplantation

Nahezu alle Patienten (>95 %), die zum Zeitpunkt der Lebertransplantation virämisch sind, erleiden nach dem Eingriff eine Infektion des Transplantates. Diese findet bereits ab der Reperfusionsphase statt, wobei als Infektionsquelle sowohl frei im Blut zirkulierende Viren als auch infizierte mononukleäre Zellen dienen können. Schon wenige Tage bis Wochen nach der Transplantation lässt sich die HCV-RNA wieder im Blut nachweisen. Die RNA-Titer liegen dabei in der Regel 1 bis 2 Log-Stufen höher als vor der Transplantation. Dieser Anstieg der Viruslast wird auf eine verminderte Elimination der Viren bei immunsuppressiver Therapie zurückgeführt. Die erhöhten viralen Titer bleiben im weiteren Verlauf nach Transplantation erhalten. Ein spontaner Verlust der HCV-RNA nach

Transplantation findet sich nur in äußerst seltenen Einzelfällen.

■ Klinik der Rezidivhepatitis

Der klinische Verlauf der HCV-Reinfektion nach Lebertransplantation ist individuell sehr variabel. Abb. 11.1 gibt einen schematischen Überblick über die unterschiedlichen Verlaufsformen. Bei einem Viertel bis der Hälfte der Patienten tritt eine akute Rezidivhepatitis auf. Typischerweise kommt es dabei innerhalb des ersten halben Jahres nach Transplantation zu einem Anstieg der Transaminasen. Die Differenzierung zur Transplantatabstoßung kann nur histologisch erfolgen, wobei das mikroskopische Bild häufig überlappende Charakteristika aufweist und nicht immer eindeutig ist. Als besondere Verlaufsform der akuten Rezidivhepatitis tritt gelegentlich eine fibrosierend cholestatische Hepatitis auf (☞ unten). Im weiteren Verlauf zeigen 50-98 % der Patienten das Bild einer chronischen Transplantathepatitis.

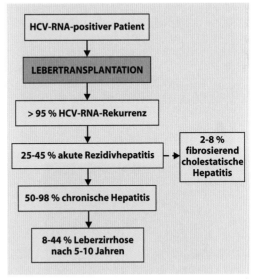

Abb. 11.1: Verlauf der Hepatitis C nach Lebertransplantation.

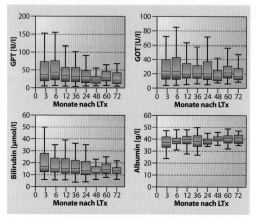

Abb. 11.2: Laborverlauf bei Patienten mit Hepatitis-C-Rezidiv nach Lebertransplantation.
Dargestellt ist die Entwicklung von ALT, AST, Bilirubin und Albumin im Verlauf bis zu 6 Jahre nach Lebertransplantation. Die Boxplot-Grafiken zeigen die 10er, 25er, 50er, 75er und 90er Perzentilen von 89 Patienten mit einem Hepatitis-C-Rezidiv nach Lebertransplantation, die an der Medizinischen Hochschule Hannover transplantiert wurden.

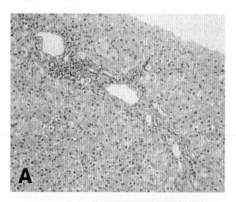

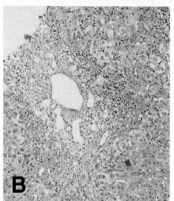

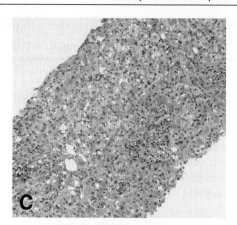

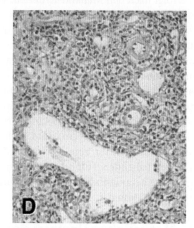

Abb. 11.3: Histologische Veränderung nach Lebertransplantation bei Rezidivhepatitis C und bei akuter Abstoßung.
A: Leichte Rezidivhepatitis mit vorwiegend portaler Infiltration durch mononukleäre Zellen. **B**: Übergreifen des portalen Infiltrates auf das angrenzende Parenchym mit mottenfraßartigen Nekrosen. **C**: Lobulär betonte Rezidivhepatitis. **D**: Akute Abstoßung mit Nachweis von Eosinophilen im Portalfeld und Endothelialitis.

Anfang bis Mitte der 1990er Jahre bestand eine intensive Diskussion über die Spontanprognose der Hepatitis C nach Lebertransplantation. Die Daten einiger Zentren suggerierten einen Verlauf ähnlich der chronischen Hepatitis C bei nicht immunsupprimierten Patienten mit sehr niedrigen Zirrhoseraten innerhalb der ersten 10 Jahre nach Transplantation. Andere Kliniken berichteten über einen beschleunigten Verlauf mit Zirrhoseentwicklung schon nach wenigen Jahren. Diese Diskussion nahm eine unerwartete Wende, als durch Berenguer und Mitarbeiter im Jahr 2000 gezeigt wurde, dass sich die Geschwindigkeit der Zirrhoseentwicklung kontinuierlich im Verlauf der Jahre gesteigert hatte. Während Patienten, die in der Zeit zwischen 1986 und 1989 lebertransplantiert wurden, im Mittel 5 Jahre brauchten, um sich um eine Stufe des METAVIR-Fibrose-Scores zu verschlechtern, war die Fibroseprogressionsrate im Jahr 1996 bereits auf 1 Stufe pro Jahr angewachsen. Diese Daten wurden dann aus anderen Zentren bestätigt. So wurde in einigen Untersuchungen bei knapp 50 % der Patienten innerhalb der ersten Dekade nach Transplantation bereits wieder eine Leberzirrhose festgestellt. Aktuelle Untersuchungen zeigen, dass dieser Trend in den letzten Jahren zumindest in einigen Zentren gestoppt werden konnte.

Auch die Zeit zwischen Manifestation der Zirrhose und deren Dekompensation ist kürzer als bei immunkompetenten Personen. Bereits nach 2 Jahren weisen mehr als die Hälfte der zirrhotischen LTx-Patienten eine Dekompensation auf, während die Dekompensationsrate bei immunkompetenten Patienten sonst nach 10 Jahren auf etwa 40 % geschätzt wird.

Der beschleunigte Verlauf der rekurrenten Hepatitis C führt zu einer Übersterblichkeit im Vergleich zu den übrigen Transplantationsindikationen. Diese Übersterblichkeit ist nicht auf eine erhöhte Rate hepatozellulärer Karzinome zurückzuführen, sondern kann der Rezidivhepatitis zugeordnet werden. Insgesamt zeigen die Zahlen, dass sich bei chronischer Hepatitis C die Erfolgsraten der Lebertransplantation nicht wie den übrigen Transplantationsindikationen kontinuierlich und deutlich verbessert haben, sondern bestenfalls leicht verbesserten.

Fibrosierend cholestatische Hepatitis

Eine aggressive und rasch progrediente Verlaufsform der akuten Rezidivhepatitis ist die fibrosierend cholestatische Hepatitis C (FCH-C). Sie tritt bei etwa 2 bis maximal 8 % der Patienten auf. Charakteristische Kennzeichen sind eine schwere Cholestase, teils großflächige Nekrosen und eine zügige Zirrhoseentwicklung. Das Organversagen bei fibrosierend-cholestatischer Hepatitis C tritt häufig bereits innerhalb des ersten Jahres nach Transplantation auf. In dieser Hinsicht ähnelt sie der fibrosierend-cholestatischen Hepatitis B, die auch unter Immunsuppression auftreten kann. Ursächlich wird ein direkt zytotoxischer Effekt durch das Hepatitis-C-Virus diskutiert, da bei FCH-C sehr hohe zirkulierende Viruskonzentrationen nachweisbar sind. Darüber hinaus wurde eine Assoziation mit der Steroidbolus-Therapie beschrieben.

11.4. Determinanten des Verlaufs der Hepatitis C nach Lebertransplantation

Die hohe Variabilität des klinischen Verlaufs der Rezidivhepatitis C nach Lebertransplantation wirft die Frage nach den zugrundeliegenden Mechanismen auf. Zu den potenziellen Einflussgrößen gehören virale Charakteristika (z.B. Genotyp, Viruslast), Eigenschaften von Empfänger und Donor (z.B. Alter, HLA-Typus), sowie Umwelt- oder iatrogene Faktoren (z.B. Alkoholkonsum, Immunsuppression).

Empfängerfaktoren

Eine in ihren Ursachen noch nicht ganz verstandene Beobachtung ist, dass weibliche Empfänger eine schlechtere Prognose bei rekurrenter Hepatitis C nach Lebertransplantation haben. Dieses Ergebnis wurde aus unterschiedlichen Kohorten wiederholt berichtet.

HCV-Genotyp

Die Bedeutung des HCV-Genotyps für den Verlauf nach Lebertransplantation wurde in verschiedenen Studien überprüft. Einige Untersucher fanden eine Häufung aggressiver Verläufe bei Vorliegen des HCV-Genotyps 1. Diese Ergebnisse wurden durch andere Arbeitsgruppen aber nicht bestätigt. Insgesamt scheint die Bedeutung der HCV-Genotypen für den Krankheitsverlauf nach Transplantation von untergeordneter Bedeutung zu sein.

HCV-Viruslast

Auch die Daten zur Bedeutung der HCV-Viruslast sind uneinheitlich. In den meisten Querschnittstudien fand sich kein Zusammenhang zwischen der Schwere der Erkrankung und der HCV-Viruslast. Dies spräche für einen immunvermittelten Schaden im Gegensatz zu einem direkt zytotoxischen Zellschaden durch HCV. Andererseits wurde gerade bei Patienten mit cholestatisch fibrosierender Verlaufsform eine besonders ausgeprägte Virämie nachgewiesen, sodass hier ein direkter zytotoxischer Viruseffekt diskutiert werden muss.

Interessante Ergebnisse haben Longitudinalstudien erbracht. Dort konnte übereinstimmend gezeigt werden, dass die HCV-Viruslast unmittelbar vor und in der Frühphase nach Lebertransplantation eine Aussage über die Schwere der Rezidivhepatitis und über das Voranschreiten der Erkrankung im Langzeitverlauf erlaubt. Auf dieser Erkenntnis basieren therapeutische Konzepte einer möglichst frühzeitigen antiviralen Therapie nach Lebertransplantation. Allerdings konnte bisher nicht gezeigt werden, dass der Verlauf sich dadurch positiv beeinflussen ließe.

◼ HCV-Quasispecies

Ähnlich wie andere RNA-Viren zeigt auch das Hepatitis-C-Virus eine hohe spontane Mutationsfrequenz. Dies führt im Verlauf der Erkrankung zur Bildung einer heterogenen HCV-Quasispecies-Population. Die bisher vorliegenden Untersuchungen haben nur kleine Patientengruppen nach Lebertransplantation analysiert, die unter Immunsuppression eine erhöhte Diversität der Quasispecies im Vergleich zu nicht immunkompromittierten Patienten zeigen. Die Bedeutung der Quasispecies für den Verlauf der Erkrankung ist noch unklar.

◼ Human-leukocyte-Antigen (HLA)-System

Die Bedeutung des HLA-Systems von Organspendern und Empfängern wurde für den Verlauf der Rezidivhepatitis C nach Lebertransplantation analysiert. Bei Übereinstimmungen im HLA-B-Lokus wurde eine verminderte Anzahl akuter Abstoßungen gesehen, allerdings schien das erneute Auftreten der viralen Hepatitis eher begünstigt.

Die Bedeutung von Mismatches im Bereich des HLA-DRB1-Lokus wird unterschiedlich beurteilt. Es liegen Daten vor, die im Falle eines Mismatches sowohl einen progressiveren als auch einen benigneren Verlauf der Rezidivhepatitis zeigen.

Wieder andere Untersuchungen konnten überhaupt keinen Zusammenhang der Rezidivhepatitis zum HLA-System zeigen. Insgesamt kann zur Bedeutung des HLA-Systems für die Hepatitis C nach Lebertransplantation im Moment noch keine abschließende Bewertung abgegeben werden.

◼ Immunsuppression

Besonders intensiv wird die Rolle der Immunsuppression für den Verlauf der Hepatitis C nach Lebertransplantation diskutiert. Die erhöhten zirkulierenden Viruskonzentrationen nach Transplantation werden als Resultat einer verminderten Virus-Clearance durch die Immunsuppression interpretiert.

Die Hauptsäule der Immunsuppression nach Lebertransplantation sind die Calcineurininhibitoren Ciclosporin A und Tacrolimus. *In-vitro*-Versuche im Replikon-Modell haben eine potentielle antivirale Aktivität von Ciclosporin gegenüber dem Hepatitis-C-Virus angedeutet. Dieser Effekt ließ sich durch Tacrolimus nicht erzeugen. Daten bei Patienten nach Knochenmarktransplantation und bei Nichttransplantierten scheinen auch *in vivo* eine antivirale Wirkung von Ciclosporin zu bestätigen. In den bisher untersuchten Kollektiven lebertransplantierter Hepatitis-C-Patienten ließ sich aber bisher kein eindeutiger Vorteil einer Ciclosporin-basierten gegenüber einer Tacrolimus-basierten Immunsuppression nachweisen. Zur Klärung dieser Frage werden derzeit prospektive Untersuchungen durchgeführt.

Vor allem in der Frühphase nach Lebertransplantation und zur Abstoßungstherapie spielen Steroide eine große Rolle. Eindeutige Ergebnisse liegen für die Steroidbolustherapie zur Rejektionsbehandlung vor. Hier wurde aus vielen Zentren übereinstimmend berichtet, dass die Bolustherapie mit einer erhöhten Fibroseprogressionsrate und Organdysfunktion im Langzeitverlauf assoziiert ist. Dabei ist aber nicht geklärt, ob die aggressivere Verlaufsform der Rezidivhepatitis C Ursache oder Folge der Steroidbolustherapie ist. Für die Dauerimmunsuppression mittels Steroiden liegen widersprüchliche Ergebnisse in Bezug auf die Rezidivhepatitis vor. Einerseits konnte in einer prospektiven Untersuchung gezeigt werden, dass eine steroidfreie Immunsuppression einer Steroidtherapie mit zügigem Ausschleichen möglicherweise überlegen ist. Andererseits scheint gerade die schnelle Dosisreduktion in der Steroidtherapie für den Verlauf der Rezidivhepatitis C kontraproduktiv zu sein; so fand sich bei Patienten, die langfristig mit Steroiden behandelt wurden, ein inverser Zusammenhang zwischen Steroiddosis und der histologischen Fibroseprogression.

Neben Calcineurininhibitoren und Steroiden spielen die Proliferationshemmer Azathioprin und Mycophenolatmofetil eine Rolle, vor allem bei Patienten, die aufgrund von Nebenwirkungen die erstgenannten Immunsuppressiva nicht oder nur eingeschränkt tolerieren. Retrospektive Daten deuten darauf hin, dass Azathioprin zumindest keinen negativen Effekt auf den Verlauf der Rezidivhepatitis hat. Die Datenlage für Mycophenolatmofetil ist noch nicht ausreichend für eine abschließende Beurteilung.

In den letzten Jahren wurden zunehmend Interleukin-2-Rezeptorantikörper im Rahmen der Induktionsimmunsuppression nach Lebertransplantation eingesetzt. Diese scheinen den Verlauf der Rezidivhepatitis eher negativ zu beeinflussen. Zu neueren Immunsuppressiva wie Sirolimus liegen noch keine ausreichenden Daten bezüglich der Hepatitis C vor.

■ Alter des Spenders

Der erste Faktor, der mit der sich verschlechternden Prognose nach Lebertransplantation bei Hepatitis C in Verbindung gebracht wurde, war das Spenderalter. Es hat sich im Laufe der Zeit eine kontinuierliche Zunahme des Spenderalters ergeben. Während das Spenderalter bei Patienten ohne Hepatitis C nur einen geringen Einfluss auf die Prognose nach Lebertransplantation hat, kommt es bei der Transplantathepatitis C zu einer deutlichen Beschleunigung der Fibroseprogression, je älter der Spender ist. Dies spiegelt sich auch in einem verminderten Organüberleben wieder. Unter den verschiedenen Faktoren, die die Transplantathepatitis C beeinflussen besitzt das Spenderalter die höchste Signifikanz.

■ Opportunistische Infektionen

Die Immunsuppression nach Lebertransplantation prädisponiert die Patienten für opportunistische Infektionen. Bezogen auf die Inzidenz nach Transplantation kommt dabei den Viren der Herpesgruppe eine besondere Rolle zu.

Mehrere Studien konnten eine Assoziation von Cytomegalievirus (CMV)-Infekten nach Lebertransplantation mit einem aggressiveren Verlauf der Rezidivhepatitis C nachweisen. Dieser Zusammenhang wurde nicht von allen Zentren bestätigt. Dabei muss allerdings beachtet werden, dass die immunsuppressiven Schemata zwischen den einzelnen Zentren deutlich variieren. Dies hat einen unmittelbaren Einfluss auf den Verlauf opportunistischer viraler Funktionen. Neben CMV wurde auch ein negativer Einfluss des humanen Herpes-

virus 6 (HHV-6) auf die rekurrente Hepatitis C nach Lebertransplantation beschrieben.

11.5. Prophylaxe der HCV-Reinfektion nach Lebertransplantation

Während für die Hepatitis B im Verlauf der letzten Jahre effektive Prophylaxe-Schemata nach Lebertransplantation etabliert werden konnten, waren ähnliche Maßnahmen zur Verhinderung der Reinfektion mit dem Hepatitis-C-Virus bisher weniger erfolgreich. Insbesondere in Anbetracht des akzelerierten Verlaufes der rekurrenten Hepatitis C nach Lebertransplantation wird aber die Notwendigkeit effektiver prophylaktischer Maßnahmen deutlich.

■ Immunglobuline

Hepatitis-B-Hyperimmunglobulin (HBIg) hat einen festen Platz in der prophylaktischen Behandlung von HBV-Trägern zur Verhinderung der Reinfektion nach Lebertransplantation. Eine interessante Beobachtung wurde dabei von der Arbeitsgruppe um Feray publiziert. Sie untersuchten Patienten, die HBIg im Rahmen der Hepatitis-B-Rezidivprophylaxe erhalten hatten. Dabei zeigte sich, dass die Applikation von HBIg auch bei HCV-Trägern zu einer signifikanten Reduktion der Reinfektionen von 94 auf 54 % führte. Dieser Effekt war aber nur bei Patienten signifikant, die in der Zeit vor 1990 lebertransplantiert worden waren, also zu einer Zeit, in der noch nicht nach Hepatitis C bei Blutspendern gescreent werden konnte. Diese Ergebnisse lassen darauf schließen, dass durch Immunglobuline die Reinfektionsrate verringert werden kann. Obwohl an der Entwicklung entsprechender Präparate gearbeitet wird, konnten bisher keine spezifischen HCV-Antikörper identifiziert werden, die eine protektive Wirkung bezüglich der Reinfektion aufwiesen. Daher gehört die Immunglobulin-Prophylaxe bei Hepatitis C im Moment noch nicht zum klinischen Standard.

■ Interferone und Ribavirin

Verschiedene Studien haben die Effektivität einer Interferon-basierten antiviralen Therapie während der Wartezeit auf die Transplantation in Bezug auf die Reinfektionsraten nach Lebertransplantation untersucht. Dabei kamen unterschiedliche Therapieschemata zum Einsatz (z.B. Interferon-α-Monotherapie, Kombinationstherapie von Interferon-α und Ribavirin, pegyliertes Interferon-α plus Ribavirin). Die untersuchten Kollektive waren nicht groß. Teils wurde über eine definierte Zeitdauer vor Transplantation behandelt, teils wurde die Therapie bis unmittelbar vor Transplantation fortgeführt.

Wegen des weit fortgeschrittenen Krankheitsstadiums zeigte sich schon beim Einschluss in die jeweiligen Studien, dass bis über die Hälfte der Patienten aus den jeweiligen Behandlungsprotokollen ausgeschlossen werden mussten, da sie Kontraindikationen für die antivirale Therapie aufwiesen. Zum Teil wurde versucht dieser Situation gerecht zu werden, indem die Therapie langsam auf das maximal verträgliche Maß gesteigert wurde (LADR = *Low Accelerating Dosage Regimen*). Unter den behandelten Patienten war die Frequenz der signifikanten Nebenwirkungen hoch, und betraf in einigen Studien sämtliche Patienten, sodass entsprechende Dosisanpassungen vorgenommen werden mussten. Die häufigste Komplikation waren ausgeprägte Thrombopenien. Es wurde auch über ein gesteigertes Risiko für bakterielle Infektionen berichtet.

Die Effizienz der Therapien ist bei den relativ kleinen untersuchten Kollektiven und den unterschiedlichen Therapieprotokollen schwer einzuschätzen. Ein virologisches Ansprechen konnte unter laufender Therapie bei den meisten Patienten erreicht werden. Jedoch kam es bei der Mehrheit der Patienten nach der Lebertransplantation zu einer Reinfektion. Insgesamt scheint die Therapieeffizienz bei ausgewählten Patienten nicht unerheblich unter den sonst üblichen SVR-Raten zu liegen, wobei unklar ist, welches Therapieregime die besten Erfolge erzielt. Ebenso gibt es bisher keinen sicheren Nachweis dafür, dass eine Therapieinduzierte Verminderung der Viruslast zum Zeitpunkt der Transplantation eine weniger aggressive Rezidivhepatitis zur Folge hätte. Die Behandlung der Patienten auf der Warteliste zur Lebertransplantation wird in den aktuellen Konsensusempfehlungen empfohlen, sofern die Situation nicht massiv dekompensiert ist. Diese Art der Therapie sollte allerdings unter Kontrolle erfahrener Zentren durchgeführt werden.

11.6. Therapie der rekurrenten Hepatitis C nach Lebertransplantation

Die Therapie der Rezidivhepatitis C nach Lebertransplantation ist in den letzten Jahren zunehmend in den Fokus der Diskussion gerückt. Anfang der 1990er Jahre ging man zunächst von einer langsamen Fibroseprogredienz ähnlich wie bei immunkompetenten Patienten aus, sodass der Bedarf für eine antivirale Therapie als nicht so hoch eingeschätzt wurde. Zudem wurde in einzelnen Fällen über schwere Abstoßungsreaktion nach Interferon-Gabe berichtet. Die Einschätzung des Bedarfes für eine antivirale Therapie nach Lebertransplantation ist aber in den letzten Jahren grundlegend revidiert worden. Dazu hat zunächst die Beschreibung der rasch progredienten Verläufe der fibrosierend cholestatischen Hepatitis C beigetragen. Später wurde dies durch die Beobachtung des akzelerierten Krankheitsverlaufes nach Lebertransplantation ergänzt, sodass mittlerweile kein Zweifel mehr an der Notwendigkeit einer effizienten antiviralen Therapie für die Hepatitis C nach Lebertransplantation besteht.

Die evaluierten Therapieprotokolle zur Behandlung des Hepatitis-C-Rezidivs entsprechen der Entwicklung der antiviralen Therapie für immunkompetente Patienten. Als Besonderheit ist die Möglichkeit eines sehr frühzeitigen Einsatzes noch vor der klinischen Manifestation der Rezidivhepatitis zu nennen (präemptive Therapie). Analog zur Behandlung der akuten Hepatitis C beim immunkompetenten Patienten versprach man sich von diesem Ansatz eine möglicherweise höhere Effizienz der Therapie oder zumindest einen milderen Verlauf der Rezidivhepatitis. Die Daten der bisherigen Studien legen aber keinen Vorteil einer präemptiven Therapie der Rezidivhepatitis C nach Lebertransplantation nahe.

▪ Monotherapien

Zunächst wurde die Monotherapie mit Interferon-α eingesetzt. Die Ergebnisse dieser Therapie waren allerdings enttäuschend und haben nur in Einzelfällen im unteren einstelligen Prozentbereich zu einer Elimination des Hepatitis-C-Virus geführt. Obwohl ein Teil der Patienten eine Normalisierung der Transaminasen erfährt, findet sich kaum eine Änderung der histologischen Befunde.

Auch der Einsatz von pegyliertem Interferon-α hat als Monotherapie zu keinen überzeugenden Erfolgen geführt. Die dauerhafte Viruselimination liegt bei PEG-Interferon-Monotherapie im Bereich um 10 %. Dabei scheint der Erfolg der präemptiven Therapie noch unterhalb des Therapieerfolges bei etablierter Rezidivhepatitis zu liegen. Erwähnenswert ist, dass ein Drittel der Patienten die Therapie aufgrund von Nebenwirkungen abbrechen musste.

Die Monotherapie mit Ribavirin ist bei Patienten nach Lebertransplantation in bezug auf die virale Elimination erfolglos.

▓ Kombinationstherapien

Bessere Ergebnisse wurden durch die Kombinationstherapie von Interferon-α mit Ribavirin erzielt. Hierzu liegen mittlerweile viele Berichte aus verschiedenen Zentren vor. Die Daten wurden größtenteils retrospektiv erhoben. Es wurden aber auch prospektive, randomisierte Studien durchgeführt. Unter der Therapie zeigte sich ein deutliches biochemisches und auch histologisches Ansprechen bei der überwiegenden Mehrheit der Patienten. In den *Intention-to-treat*-Analysen ergaben sich dauerhafte virologische Ansprechraten im Bereich zwischen 20 und 25 %. Längerfristige Beobachtungen haben gezeigt, dass - wie bei immunkompetenten Patienten - der Zeitpunkt 24 Wochen nach Therapieende zur Bewertung des dauerhaften Therapieansprechens verwendet werden kann.

Aktueller Standard ist der Einsatz von pegyliertem Interferon-α in Kombination mit Ribavirin. Wegen der zu erwartenden Nebenwirkungen durch das Ribavirin wurden in Studien teilweise akzelerierende Dosen für Ribavirin gewählt, um die maximalen individuell tolerierten Ribavirin-Dosen auszutitrieren. In den *Intention-to-treat*-Analysen ergaben sich dauerhafte virologische Ansprechraten im Bereich zwischen 25 und 45 %. Trotz der Bemühungen um eine individuelle Dosisanpassung brachen ca. ein Drittel der Patienten die Therapie ab.

Wurde bereits vor Transplantation eine erfolglose antivirale Therapie durchgeführt, spricht dies nicht gegen einen Therapieversuch nach Transplantation.

▓ Komplikationen und Komplikationsmanagement

Seit Beginn der Interferon-Behandlung nach Lebertransplantation bestanden Befürchtungen, die Immunstimulation könne Abstoßungsreaktionen induzieren. In einer französischen Studie entwickelten fünf von 14 Patienten eine chronische Abstoßung der transplantierten Leber, von diesen mussten drei retransplantiert werden. Andere Autoren berichteten schwere akute Abstoßungen. Diese Erfahrungen entstammen allerdings der Anfangszeit der antiviralen Therapie und haben sich in späteren Untersuchungen nicht bestätigt. Möglicherweise stellt die gleichzeitige Gabe von Ribavirin einen protektiven Faktor dar. In den neueren Untersuchungen fanden sich leichte akute Abstoßungsreaktionen bei weniger als 5 % der Patienten. Diese waren in aller Regel durch Steroidgabe oder eine Erhöhung der Basisimmunsuppression gut zu kontrollieren. Insgesamt ist somit die Abstoßungsdiskussion in den letzten Jahren in den Hintergrund getreten. Allerdings liegt ein beunruhigender Bericht aus einer kleinen Gruppe erfolgreich behandelter Patienten vor. Dort hatte sich bei vier von acht Patienten, bei denen eine Viruselimination erreicht worden war, im weiteren Verlauf eine kryptogene chronische Hepatitis entwickelt. Die Signifikanz dieses Befundes ist noch unklar.

Die quantitativ häufigsten Nebenwirkungen der antiviralen Therapie, die auch für den Großteil der Dosisreduktionen und Therapieabbrüche verantwortlich sind, bestehen in Blutbildveränderungen. Die Ursache dafür liegt einerseits in einer Persistenz der Zirrhose-assoziierten Splenomegalie mit konsekutivem Hyperspleniesyndrom, andererseits haben manche Immunsuppressiva selbst myelotoxische Wirkungen (z.B. Azathioprin).

Ribavirin induziert eine reversible Hämolyse. Diese kann nach Transplantation zu ausgeprägten und transfusionspflichtigen Anämien führen. Viele Zentren nutzen die Gabe von Erythropoetin, um der Hämolyse entgegenzusteuern, wenn keine sonst adäquaten Ribavirindosen zu erreichen sind. Analog wird auch die Interferon-induzierte Leukopenie mit rekombinantem G-CSF behandelt. Das größte klinische Problem besteht in Thrombopenien, die teilweise ein extremes Ausmaß annehmen können. Dies der Hauptgrund für Therapieabbrüche nach Lebertransplantation. Derzeit wird in Studien überprüft, ob sich die Thrombopoese durch Wachstumsfaktoren günstig beeinflussen lässt.

11.7. Retransplantation bei einem Rezidiv der chronischen Hepatitis C

Der rasch progrediente Verlauf der rekurrenten Hepatitis C nach Lebertransplantation führt bei einem substantiellen Anteil der Patienten zur Transplantatzirrhose und somit zur Frage der Retransplantation. Wegen des hohen Anteils von Hepatitis-C-Patienten an der Lebertransplantation kommt dieser Frage auch eine quantitative Bedeutung zu.

Analog zur initialen Transplantation bei chronischer Hepatitis C wurden auch nach Retransplantation rasch progrediente Erkrankungsverläufe beschrieben. Vergleichsdaten aus der nordamerikanischen UNOS-Datenbank haben ein schlechteres Patientenüberleben nach Retransplantationen bei Hepatitis-C-Patienten im Vergleich zu anderen Transplantationsindikationen gezeigt (5-Jahres-Überleben 45 % vs. 68 %, $p<0,001$). Dies hat zu einer intensiven Diskussion über die Indikation zur Retransplantation bei Patienten mit Hepatitis C geführt. Subgruppenanalysen haben gezeigt, dass es vor allem Patienten mit sehr fortgeschrittenen Krankheitsstadien sind (MELD-Score >25), deren Prognose nach Retransplantation eingeschränkt ist. Besondere Bedeutung kommt dabei begleitenden Komplikationen anderer Organsysteme wie dem Nierenversagen zu. Die erhöhte Mortalität entsteht dabei vor allem durch perioperative Komplikationen bei der Retransplantation. Es ist aktueller Konsensus, dass das Transplantatversagen auf dem Boden einer rekurrenten Hepatitis C eine Indikation zur erneuten Lebertransplantation darstellt.

11.8. Zusammenfassung

Die Leberzirrhose bei chronischer Hepatitis C ist eine der Hauptindikationen zur Lebertransplantation. Nach Transplantation kommt es fast ausnahmslos zur Rezidivhepatitis C. Im Vergleich zu immunkompetenten Patienten ist der Verlauf akzeleriert, sodass bis zur Hälfte der Patienten innerhalb der ersten Dekade nach Transplantation erneut eine Zirrhose entwickeln. Diese dekompen-

siert zügig, und die Überlebensprognose ist im Vergleich zu Transplantationen bei anderer Indikation eingeschränkt. Bisherige Bemühungen um effiziente antivirale Behandlungsschemata waren nur partiell erfolgreich, was einerseits der beschränkten Wirksamkeit interferonbasierter antiviraler Therapien zuzuschreiben ist, andererseits sind transplantierte Patienten besonders empfindlich gegenüber den hämatologischen Nebenwirkungen der Therapie, so dass Therapieabbrüche häufig sind. Die wesentliche Aufgabe für die Zukunft liegt in der Etablierung einer wirksamen Reinfektionsprophylaxe und besser verträglicher antiviraler Therapien.

11.9. Literatur

1. Adam R, Del Gaudio M. Evolution of liver transplantation for hepatocellular carcinoma. J Hepatol 2003; 39: 888-895.

2. Bahr MJ, Rosenau J, Manns MP. Discussion on the association between hepatitis C infection and survival after orthotopic liver transplantation. Gastroenterology 2002; 123: 2160.

3. Bahr MJ, Manns MP. Recurrent hepatitis C in transplanted patients: more questions than answers. Dig Liver Dis 2003; 35: 2-6.

4. Bahr MJ, Manns MP. Changing faces - natural course and treatment of hepatitis C after liver transplantation. J Hepatol 2004; 40: 699-701.

5. Bahr MJ, Beckermann JG, Rifai K, Gehrmann L, Rosenau J, Klempnauer J, Strassburg CP, Manns MP. Retrospective analysis of the impact of immunosuppression on the course of recurrent hepatitis C after liver transplantation. Transplant Proc 2005; 37: 1703-1704.

6. Belli LS, Zavaglia C, Alberti AB, Poli F, Rondinara G, Silini E, Taioli E, de Carlis L, Scalamogna M, Forti D, Pinzello G, Ideo G. Influence of immunogenetic background on the outcome of recurrent hepatitis C after liver transplantation. Hepatology 2000; 31: 1345-1350.

7. Belli LS, Burroughs AK, Burra P, Alberti AB, Samonakis D, Camma C, De Carlis L, Minola E, Quaglia A, Zavaglia C, Vangeli M, Patch D, Dhillon A, Cillo U, Guido M, Fagiuoli S, Giacomoni A, Slim OA, Airoldi A, Boninsegna S, Davidson BR, Rolles K, Pinzello G. Liver transplantation for HCV cirrhosis: improved survival in recent years and increased severity of recurrent disease in female recipients: results of a long term retrospective study. Liver Transpl 2007; 13: 733-740.

8. Berenguer M, Prieto M, Cordoba J, Rayon JM, Carrasco D, Olaso V, San-Juan F, Gobernado M, Mir J, Berenguer J. Early development of chronic active hepatitis in

recurrent hepatitis C virus infection after liver transplantation: association with treatment of rejection. J Hepatol 1998; 28: 756-763.

9. Berenguer M, Ferrell L, Watson J, Prieto M, Kim M, Rayon M, Cordoba J, Herola A, Ascher N, Mir J, Berenguer J, Wright TL. HCV-related fibrosis progression following liver transplantation: increase in recent years. J Hepatol 2000; 32: 673-684.

10. Berenguer M, Prieto M, Rayon JM, Mora J, Pastor M, Ortiz V, Carrasco D, San Juan F, Burgueno MD, Mir J, Berenguer J. Natural history of clinically compensated hepatitis C virus-related graft cirrhosis after liver transplantation. Hepatology 2000; 32: 852-858.

11. Berenguer M, Prieto M, San Juan F, Rayon JM, Martinez F, Carrasco D, Moya A, Orbis F, Mir J, Berenguer J. Contribution of donor age to the recent decrease in patient survival among HCV-infected liver transplant recipients. Hepatology 2002; 36: 202-210.

12. Berenguer M, Crippin J, Gish R, Bass N, Bostrom A, Netto G, Alonzo J, Garcia-Kennedy R, Rayon JM, Wright TL. A model to predict severe HCV-related disease following liver transplantation. Hepatology 2003; 38: 34-41.

13. Berenguer M, Prieto M, Palau A, Rayon JM, Carrasco D, Juan FS, Lopez-Labrador FX, Moreno R, Mir J, Berenguer J. Severe recurrent hepatitis C after liver retransplantation for hepatitis C virus-related graft cirrhosis. Liver Transpl 2003; 9: 228-235.

14. Berenguer M. What determines the natural history of recurrent hepatitis C after liver transplantation? J Hepatol 2005; 42: 448-456.

15. Böker KHW, Dalley G, Bahr MJ, Maschek H, Tillmann HL, Trautwein C, Oldhaver K, Bode U, Pichlmayr R, Manns MP. Long-term outcome of hepatitis C virus infection after liver transplantation. Hepatology 1997; 25: 203-210.

16. Brillanti S, Vivarelli M, De Ruvo N, Aden AA, Camaggi V, D'Errico A, Furlini G, Bellusci R, Roda E, Cavallari A. Slowly tapering off steroids protects the graft against hepatitis C recurrence after liver transplantation. Liver Transpl 2002; 8: 884-888.

17. Burak KW, Kremers WK, Batts KP, Wiesner RH, Rosen CB, Razonable RR, Paya CV, Charlton MR. Impact of cytomegalovirus infection, year of transplantation, and donor age on outcomes after liver transplantation for hepatitis C. Liver Transpl 2002; 8: 362-369.

18. Buti M, San Miguel R, Brosa M, Cabases JM, Medina M, Angel Casado M, Fosbrook L, Esteban R. Estimating the impact of hepatitis C virus therapy on future liver-related morbidity, mortality and costs related to chronic hepatitis C. J Hepatol 2005; 42: 639-645.

19. Carrión JA, Martínez-Bauer E, Crespo G, Ramírez S, Pérez-del-Pulgar S, García-Valdecasas JC et al. Antiviral therapy increases the risk of bacterial infections in HCV-infected cirrhotic patients awaiting liver transplantation: A retrospective study. J Hepatol 2009; 50: 719-728.

20. Castells L, Vargas V, Allende H, Bilbao I, Luis Lazaro J, Margarit C, Esteban R, Guardia J. Combined treatment with pegylated interferon (alpha-2b) and ribavirin in the acute phase of hepatitis C virus recurrence after liver transplantation. J Hepatol 2005; 43: 53-59.

21. Cattral MS, Hemming AW, Wanless IR, Al Ashgar H, Krajden M, Lilly L, Greig PD, Levy GA. Outcome of long-term ribavirin therapy for recurrent hepatitis C after liver transplantation. Transplantation 1999; 67: 1277-1280.

22. Chalasani N, Manzarbeitia C, Ferenci P, Vogel W, Fontana RJ, Voigt M, Riely C, Martin P, Teperman L, Jiao J, Lopez-Talavera JC. Peginterferon alfa-2a for hepatitis C after liver transplantation: two randomized, controlled trials. Hepatology 2005; 41: 289-298.

23. Charlton M, Seaberg E. Impact of immunosuppression and acute rejection on recurrence of hepatitis C: results of the National Institute of Diabetes and Digestive and Kidney Diseases Liver Transplantation Database. Liver Transpl Surg 1999; 5: S107-114.

24. Charlton M, Ruppert K, Belle SH, Bass N, Schafer D, Wiesner RH, Detre K, Wei Y, Everhart J. Long-term results and modeling to predict outcomes in recipients with HCV infection: results of the NIDDK liver transplantation database. Liver Transpl 2004; 10: 1120-1130.

25. Chazouilleres O, Kim M, Combs C, Ferrell L, Bacchetti P, Roberts J, Ascher NL, Neuwald P, Wilber J, Urdea M et al. Quantitation of hepatitis C virus RNA in liver transplant recipients. Gastroenterology 1994; 106: 994-999.

26. Chopra KB, Demetris AJ, Blakolmer K, Dvorchik I, Laskus T, Wang LF, Araya VR, Dodson F, Fung JJ, Rakela J, Vargas HE. Progression of liver fibrosis in patients with chronic hepatitis C after orthotopic liver transplantation. Transplantation 2003; 76: 1487-1491.

27. Condron SL, Heneghan MA, Patel K, Dev A, McHutchison JG, Muir AJ. Effect of donor age on survival of liver transplant recipients with hepatitis C virus infection. Transplantation 2005; 80: 145-148.

28. Cotler SJ, Gaur LK, Gretch DR, Wile M, Strong DM, Bronner MP, Carithers RL Jr., Emond MJ, Perkins JD, Nelson KA. Donor-recipient sharing of HLA class II alleles predicts earlier recurrence and accelerated progression of hepatitis C following liver transplantation. Tissue Antigens 1998; 52: 435-443.

29. Crippin JS, McCashland T, Terrault N, Sheiner P, Charlton MR. A pilot study of the tolerability and efficacy of antiviral therapy in hepatitis C virus-infected pa-

tients awaiting liver transplantation. Liver Transpl 2002; 8: 350-355.

30. Davis GL, Albright JE, Cook SF, Rosenberg DM. Projecting future complications of chronic hepatitis C in the United States. Liver Transpl 2003; 9: 331-338.

31. Doughty AL, Spencer JD, Cossart YE, McCaughan GW. Cholestatic hepatitis after liver transplantation is associated with persistently high serum hepatitis C virus RNA levels. Liver Transpl Surg 1998; 4: 15-21.

32. Dousset B, Conti F, Houssin D, Calmus Y. Acute vanishing bile duct syndrome after interferon therapy for recurrent HCV infection in liver-transplant recipients. N Engl J Med 1994; 330: 1160-1161.

33. Dumortier J, Scoazec JY, Chevallier P, Boillot O. Treatment of recurrent hepatitis C after liver transplantation: a pilot study of peginterferon alfa-2b and ribavirin combination. J Hepatol 2004; 40: 669-674.

34. Everson GT, Trotter J, Forman L, Kugelmas M, Halprin A, Fey B, Ray C. Treatment of advanced hepatitis C with a low accelerating dosage regimen of antiviral therapy. Hepatology 2005; 42: 255-262.

35. Fattovich G, Giustina G, Degos F, Tremolada F, Diodati G, Almasio P, Nevens F, Solinas A, Mura D, Brouwer JT, Thomas H, Njapoum C, Casarin C, Bonetti P, Fuschi P, Basho J, Tocco A, Bhalla A, Galassini R, Noventa F, Schalm SW, Realdi G. Morbidity and mortality in compensated cirrhosis type C: a retrospective follow-up study of 384 patients. Gastroenterology 1997; 112: 463-472.

36. Feray C, Gigou M, Samuel D, Ducot B, Maisonneuve P, Reynes M, Bismuth A, Bismuth H. Incidence of hepatitis C in patients receiving different preparations of hepatitis B immunoglobulins after liver transplantation. Ann Intern Med 1998; 128: 810-816.

37. Feray C., Caccamo L., Alexander G. J., Ducot B., Gugenheim J., Casanovas T., Loinaz C., Gigou M., Burra P., Barkholt L., Esteban R., Bizollon T., Lerut J., Minello-Franza A., Bernard P. H., Nachbaur K., Botta-Fridlund D., Bismuth H., Schalm S. W., Samuel D. European collaborative study on factors influencing outcome after liver transplantation for hepatitis C. European Concerted Action on Viral Hepatitis (EUROHEP) Group. Gastroenterology 1999; 117: 619-625.

38. Feray C. Fibrosis progression after liver transplantation in patients with recurrent hepatitis C. J Hepatol 2004; 41: 862-863.

39. Filipponi F, Callea F, Salizzoni M, Grazi GL, Fassati LR, Rossi M, Risaliti A, Burra P, Agnes S, De Carlis L, Valente U, Ferrara R, Pisati R. Double-blind comparison of hepatitis C histological recurrence Rate in HCV+ Liver transplant recipients given basiliximab + steroids or basiliximab + placebo, in addition to cyclosporine and azathioprine. Transplantation 2004; 78: 1488-1495.

40. Fisher RA, Stone JJ, Wolfe LG, Rodgers CM, Anderson ML, Sterling RK, Shiffman ML, Luketic VA, Contos MJ, Mills AS, Ferreira-Gonzalez A, Posner MP. Four-year follow-up of a prospective randomized trial of mycophenolate mofetil with cyclosporine microemulsion or tacrolimus following liver transplantation. Clin Transplant 2004; 18: 463-472.

41. Forman LM, Lewis JD, Berlin JA, Feldman HI, Lucey MR. The association between hepatitis C infection and survival after orthotopic liver transplantation. Gastroenterology 2002; 122: 889-896.

42. Forns X, Garcia-Retortillo M, Serrano T, Feliu A, Suarez F, de la Mata M, Garcia-Valdecasas JC, Navasa M, Rimola A, Rodes J. Antiviral therapy of patients with decompensated cirrhosis to prevent recurrence of hepatitis C after liver transplantation. J Hepatol 2003; 39: 389-396.

43. Gane EJ, Naoumov NV, Qian KP, Mondelli MU, Maertens G, Portmann BC, Lau JY, Williams R. A longitudinal analysis of hepatitis C virus replication following liver transplantation. Gastroenterology 1996; 110: 167-177.

44. Gane EJ, Portmann BC, Naoumov NV, Smith HM, Underhill JA, Donaldson PT, Maertens G, Williams R. Long-term outcome of hepatitis C infection after liver transplantation. N Engl J Med 1996; 334: 815-820.

45. Garcia-Retortillo M, Forns X, Feliu A, Moitinho E, Costa J, Navasa M, Rimola A, Rodes J. Hepatitis C virus kinetics during and immediately after liver transplantation. Hepatology 2002; 35: 680-687.

46. Gayowski T, Singh N, Marino IR, Vargas H, Wagener M, Wannstedt C, Morelli F, Laskus T, Fung JJ, Rakela J, Starzl TE. Hepatitis C virus genotypes in liver transplant recipients: impact on posttransplant recurrence, infections, response to interferon-alpha therapy and outcome. Transplantation 1997; 64: 422-426.

47. Ghabril M, Dickson RC, Machicao VI, Aranda-Michel J, Keaveny A, Rosser B, Bonatti H, Krishna M, Yataco M, Satyanarayana R, Harnois D, Hewitt W, Willingham DD, Grewal H, Hughes CB, Nguyen J. Liver retransplantation of patients with hepatitis C infection is associated with acceptable patient and graft survival. Liver Transpl 2007; 13: 1717-1727.

48. Ghobrial RM, Steadman R, Gornbein J, Lassman C, Holt CD, Chen P, Farmer DG, Yersiz H, Danino N, Collisson E, Baquarizo A, Han SS, Saab S, Goldstein LI, Donovan JA, Esrason K, Busuttil RW. A 10-year experience of liver transplantation for hepatitis C: analysis of factors determining outcome in over 500 patients. Ann Surg 2001; 234: 384-393; discussion 393-384.

49. Humar A, Kumar D, Raboud J, Caliendo AM, Moussa G, Levy G, Mazzulli T. Interactions between cytomegalovirus, human herpesvirus-6, and the recurrence of hepatitis C after liver transplantation. Am J Transplant 2002; 2: 461-466.

50. Kamath PS, Wiesner RH, Malinchoc M, Kremers W, Therneau TM, Kosberg CL, D'Amico G, Dickson ER, Kim WR. A model to predict survival in patients with end-stage liver disease. Hepatology 2001; 33: 464-470.

51. Klintmalm GB, Washburn WK, Rudich SM, Heffron TG, Teperman LW, Fasola C, Eckhoff DE, Netto GJ, Katz. Corticosteroid-free immunosuppression with daclizumab in HCV(+) liver transplant recipients: 1-year interim results of the HCV-3 study. Liver Transpl 2007; 13: 1521-1531.

52. Laskus T, Radkowski M, Wilkinson J, Vargas H, Rakela J. The origin of hepatitis C virus reinfecting transplanted livers: serum-derived versus peripheral blood mononuclear cell-derived virus. J Infect Dis 2002; 185: 417-421.

53. Machicao VI, Bonatti H, Krishna M, Aqel BA, Lukens FJ, Nguyen JH, Rosser BG, Satyanarayana R, Grewal HP, Hewitt WR, Harnois DM, Crook JE, Steers JL, Dickson RC. Donor age affects fibrosis progression and graft survival after liver transplantation for hepatitis C. Transplantation 2004; 77: 84-92.

54. Martin P, Busuttil RW, Goldstein RM, Crippin JS, Klintmalm GB, Fitzsimmons WE, Uleman C. Impact of tacrolimus versus cyclosporine in hepatitis C virus-infected liver transplant recipients on recurrent hepatitis: a prospective, randomized trial. Liver Transpl 2004; 10: 1258-1262.

55. Mazzaferro V, Regalia E, Doci R, Andreola S, Pulvirenti A, Bozzetti F, Montalto F, Ammatuna M, Morabito A, Gennari L. Liver transplantation for the treatment of small hepatocellular carcinomas in patients with cirrhosis. N Engl J Med 1996; 334: 693-699.

56. Mazzaferro V, Tagger A, Schiavo M, Regalia E, Pulvirenti A, Ribero ML, Coppa J, Romito R, Burgoa L, Zucchini N, Urbanek T, Bonino F. Prevention of recurrent hepatitis C after liver transplantation with early interferon and ribavirin treatment. Transplant Proc 2001; 33: 1355-1357.

57. McCashland T, Watt K, Lyden E, Adams L, Charlton M, Smith AD, McGuire BM, Biggins SW, Neff G, Burton JR Jr., Vargas H, Donovan J, Trotter J, Faust T. Retransplantation for hepatitis C: results of a U.S. multicenter retransplant study. Liver Transpl 2007; 13: 1246-1253.

58. Moreno Planas JM, Rubio Gonzalez E, Boullosa Grana E, Fernandez Ruiz M, Jimenez Garrido M, Lucena de la Poza JL, Martinez Arrieta F, Molina Miliani C, Sanchez Turrion V, Cuervas-Mons Martinez V. Effectiveness of Pegylated Interferon and Ribavirin in Patients With Liver HCV Cirrhosis. Transplant Proc 2005; 37: 1482-1483.

59. Mukherjee S, Rogge J, Weaver L, Schafer DF. Pilot study of pegylated interferon alfa-2b and ribavirin for re-

current hepatitis C after liver transplantation. Transplant Proc 2003; 35: 3042-3044.

60. Mukherjee S, Rogge J, Weaver LK, Schafer DF. De novo cryptogenic hepatitis after sustained eradication of hepatitis C following liver transplantation. Transplant Proc 2004; 36: 1494-1497.

61. Nelson DR, Soldevila-Pico C. Reed A, Abdelmalek MF, Hemming AW, Van der Werf WJ, Howard R, Davis GL. Anti-interleukin-2 receptor therapy in combination with mycophenolate mofetil is associated with more severe hepatitis C recurrence after liver transplantation. Liver Transpl 2001; 7: 1064-1070.

62. Neumann UP, Berg T, Bahra M, Seehofer D, Langrehr JM, Neuhaus R, Radke C, Neuhaus P. Fibrosis progression after liver transplantation in patients with recurrent hepatitis C. J Hepatol 2004; 41: 830-836.

63. Papatheodoridis GV, Barton SG, Andrew D, Clewley G, Davies S, Dhillon AP, Dusheiko G, Davidson B, Rolles K, Burroughs AK. Longitudinal variation in hepatitis C virus (HCV) viraemia and early course of HCV infection after liver transplantation for HCV cirrhosis: the role of different immunosuppressive regimens. Gut 1999; 45: 427-434.

64. Papatheodoridis GV, Davies S, Dhillon AP, Teixeira R, Goulis J, Davidson B, Rolles K, Dusheiko G, Burroughs AK. The role of different immunosuppression in the long-term histological outcome of HCV reinfection after liver transplantation for HCV cirrhosis. Transplantation 2001; 72: 412-418.

65. Pelletier SJ, Raymond DP, Crabtree TD, Berg CL, Iezzoni JC, Hahn YS, Sawyer RG, Pruett TL. Hepatitis C-induced hepatic allograft injury is associated with a pretransplantation elevated viral replication rate. Hepatology 2000; 32: 418-426.

66. Pelletier SJ, Raymond DP., Crabtree TD, Iezzoni JC, Sawyer RG, Hahn YS, Pruett TL. Pretransplantation hepatitis C virus quasispecies may be predictive of outcome after liver transplantation. Hepatology 2000; 32: 375-381.

67. Pessoa MG, Bzowej N, Berenguer M, Phung Y, Kim M, Ferrell L, Hassoba H, Wright TL. Evolution of hepatitis C virus quasispecies in patients with severe cholestatic hepatitis after liver transplantation. Hepatology 1999; 30: 1513-1520.

68. Pugh RN, Murray-Lyon IM, Dawson JL, Pietroni MC, Williams R. Transection of the oesophagus for bleeding oesophageal varices. Br J Surg 1973; 60: 646-649.

69. Rifai K, Sebagh M, Karam V, Saliba F, Azoulay D, Adam R, Castaing D, Bismuth H, Reynes M, Samuel D, Feray C. Donor age influences 10-year liver graft histology independently of hepatitis C virus infection. J Hepatol 2004; 41: 446-453.

70. Rodriguez-Luna H, Khatib A, Sharma P, De Petris G, Williams JW, Ortiz J, Hansen K, Mulligan D, Moss A, Douglas DD, Balan V, Rakela J, Vargas HE. Treatment of recurrent hepatitis C infection after liver transplantation with combination of pegylated interferon alpha2b and ribavirin: an open-label series. Transplantation 2004; 77: 190-194.

71. Rosen HR, Chou S, Corless CL, Gretch DR, Flora KD, Boudousquie A, Orloff SL, Rabkin JM, Benner KG. Cytomegalovirus viremia: risk factor for allograft cirrhosis after liver transplantation for hepatitis C. Transplantation 1997; 64: 721-726.

72. Rosen HR, Shackleton CR, Higa L, Gralnek IM, Farmer DA, McDiarmid SV, Holt C, Lewin KJ, Busuttil RW, Martin P. Use of OKT3 is associated with early and severe recurrence of hepatitis C after liver transplantation. Am J Gastroenterol 1997; 92: 1453-1457.

73. Russo MW, Galanko JA, Zacks SL, Beavers KL, Fried MW, Shrestha R. Impact of donor age and year of transplant on graft survival in liver transplant recipients with chronic hepatitis C. Am J Transplant 2004; 4: 1133-1138.

74. Saab S, Hu R, Ibrahim AB, Goldstein LI, Kunder G, Durazo F, Han S, Yersiz H, Ghobrial RM, Farmer DG, Busuttil RW, Lassman C. Discordance between ALT values and fibrosis in liver transplant recipients treated with ribavirin for recurrent hepatitis C. Am J Transplant 2003; 3: 328-333.

75. Samonakis DN, Triantos CK, Thalheimer U, Quaglia A, Leandro G, Teixeira R, Papatheodoridis GV, Sabin CA, Rolando N, Davies S, Dhillon AP, Griffiths P, Emery V, Patch DW, Davidson BR, Rolles K, Burroughs AK. Immunosuppression and donor age with respect to severity of HCV recurrence after liver transplantation. Liver Transpl 2005; 11: 386-395.

76. Samuel D, Bizollon T, Feray C, Roche B, Ahmed SN, Lemonnier C, Cohard M, Reynes M, Chevallier M, Ducerf C, Baulieux J, Geffner M, Albrecht JK, Bismuth H, Trepo C. Interferon-alpha 2b plus ribavirin in patients with chronic hepatitis C after liver transplantation: a randomized study. Gastroenterology 2003; 124: 642-650.

77. Schluger LK, Sheiner PA, Thung SN, Lau JY, Min A, Wolf DC, Fiel I, Zhang D, Gerber MA, Miller CM, Bodenheimer HC Jr. Severe recurrent cholestatic hepatitis C following orthotopic liver transplantation. Hepatology 1996; 23: 971-976.

78. Singh N, Husain S, Carrigan DR, Knox KK, Weck KE, Wagener MM, Gayowski T. Impact of human herpesvirus-6 on the frequency and severity of recurrent hepatitis C virus hepatitis in liver transplant recipients. Clin Transplant 2002; 16: 92-96.

79. Sullivan DG, Wilson JJ, Carithers RL Jr., Perkins JD, Gretch DR. Multigene tracking of hepatitis C virus quasispecies after liver transplantation: correlation of gene-

tic diversification in the envelope region with asymptomatic or mild disease patterns. J Virol 1998; 72: 10036-10043.

80. Thomas RM, Brems JJ, Guzman-Hartman G, Yong S, Cavaliere P, Van Thiel DH. Infection with chronic hepatitis C virus and liver transplantation: a role for interferon therapy before transplantation. Liver Transpl 2003; 9: 905-915.

81. Thuluvath PJ, Krok KL, Segev DL, Yoo HY. Trends in post-liver transplant survival in patients with hepatitis C between 1991 and 2001 in the United States. Liver Transpl 2007; 13: 719-724.

82. Vargas HE, Laskus T, Wang LF, Radkowski M, Poutous A, Lee R, Demetris JA, Gayowski T, Marino IR, Singh N, Dodson F, Casavilla A, Fung JJ, Rakela J. The influence of hepatitis C virus genotypes on the outcome of liver transplantation. Liver Transpl Surg 1998; 4: 22-27.

83. Wali M, Harrison RF, Gow PJ., Mutimer D. Advancing donor liver age and rapid fibrosis progression following transplantation for hepatitis C. Gut 2002; 51: 248-252.

84. Watt KD, Lyden ER, McCashland TM. Poor survival after liver retransplantation: is hepatitis C to blame? Liver Transpl 2003; 9: 1019-1024.

85. Wiesner RH, Shorr JS, Steffen BJ, Chu AH, Gordon RD, Lake JR. Mycophenolate mofetil combination therapy improves long-term outcomes after liver transplantation in patients with and without hepatitis C. Liver Transpl 2005; 11: 750-759.

86. Yun Z, Barkholt L, Sonnerborg A. Dynamic analysis of hepatitis C virus polymorphism in patients with orthotopic liver transplantation. Transplantation 1997; 64: 170-172.

87. Zekry A, Gleeson M, Guney S, McCaughan GW. A prospective cross-over study comparing the effect of mycophenolate versus azathioprine on allograft function and viral load in liver transplant recipients with recurrent chronic HCV infection. Liver Transpl 2004; 10: 52-57.

88. Zervos XA, Weppler D, Fragulidis GP, Torres MB, Nery JR, Khan MF, Pinna AD, Kato T, Miller J, Reddy KR, Tzakis AG. Comparison of tacrolimus with microemulsion cyclosporine as primary immunosuppression in hepatitis C patients after liver transplantation. Transplantation 1998; 65: 1044-1046.

89. Zucker K, Roth D, Cirocco R, Mathew J, Carreno M, Fuller L, Karatzas T, Jin Y, Burke G, Nery J, Webb M, Tzakis A, Esquenazi V, Miller J. Transplant-associated autoimmune mechanisms in human hepatitis C virus infection. J Clin Immunol 1996; 16: 60-70.

12. Hepatitis C und Transplantation

Die Prognose von Patienten nach Organtransplantation hat sich in den letzten Jahren konstant verbessert. Insbesondere die Optimierung der chirurgischen Technik und der immunsuppressiven Therapie haben dazu beigetragen.

Infektionen mit dem Hepatitis-C-Virus werden relativ häufig bei transplantierten Patienten festgestellt. Neben der vorbestehenden Infektion mit Hepatitisviren kommt auch die Übertragung von Hepatitisviren durch Blutprodukte vor, während und nach der Transplantation, durch das Organ selbst oder durch invasive Eingriffe nach der Transplantation in Betracht. Die Transplantation von Organen Hepatitis-C-Virus (HCV)-infizierter Spender führt praktisch immer zu einer Infektion mit dem Hepatitis-C-Virus, die in nahezu 100 % der Fälle chronisch verläuft, wobei Neuinfektionen heute eigentlich nicht mehr zufällig vorkommen, sondern das Resultat eines kalkulierten Risikos darstellen.

Interessanterweise konnte gezeigt werden, dass durch die chronische HCV-Infektion die Prognose der Patienten innerhalb der ersten 3,5 bis 7 Jahre nicht beeinträchtigt wird. Wird ein Organ von HCV-RNA-positiven Spendern transplantiert, kommt es praktisch immer zur nachfolgenden HCV-Virämie. Antikörper gegen das HCV-Virus werden erst verzögert und nur bei einem Teil der Patienten gebildet, so dass der molekularbiologische Nachweis durch PCR manchmal der einzige verlässliche Parameter ist.

In dieser Übersicht wird auf die Bedeutung der HCV-Infektion für die Transplantation von Herz, Knochenmark, Gewebe und Niere eingegangen, wobei die Reinfektion nach Lebertransplantation nur angeschnitten werden wird, da diese in Kap. 11. dargestellt wird. Für die Pankreas- und Lungentransplantation sind wenig publizierte Daten bekannt, die Überlegungen bezüglich der anderen Organtransplantation können jedoch wahrscheinlich analog gesehen werden.

Generell ist zu überlegen, dass es möglicherweise besser ist, in 5-20 Jahren an den Folgen einer Hepatitis C zu versterben, als wegen des Fehlens eines Organs sofort. Entsprechend werden HCV-positive Organe auch für "Notfall-Transplantationen" in der Regel akzeptabel sein. Für die Nierentransplantation ist dies sicherlich kritischer zu sehen, bei HCV-Positivität des Empfängers aber vermutlich zu vertreten.

12.1. Post-Transplant-Diabetes

Eine Vielzahl von Berichten weist auf eine Assoziation von HCV-Infektion und der Entwicklung eines *De-novo*-Typ-II-Diabetes hin, die in einer großen Assoziationsuntersuchung an amerikanischen Veteranen mit über 30.000 vs. mehr als 130.000 Kontrollen nicht bestätigt werden konnte. Somit stellt sich die Frage, ob vielleicht die HCV-Infektion bei Patienten mit Neigung zu Diabetes schlechter verläuft und diese Patienten daher vermehrt in tertiären Behandlungszentren gesehen werden. In dieser Richtung ließe sich auch die Tatsache der übereinstimmend gefundenen erhöhten Frequenz von *De-novo*-Diabetes nach Lebertransplantation durchaus erklären. Nun liegen aber auch mehrere Studien vor, die eine erhöhte Diabetesfrequenz nach Nierentransplantation im Zusammenhang sehen. Möglicherweise ist jedoch auch hier wieder eine unzureichende Kontrolle der Kofaktoren zu berücksichtigen. In einer großen Studien an 28.942 Medicare-KT-Empfängern wurde ein erhöhtes Risiko in Relation zur HCV-Infektion gesehen.

12.2. Herztransplantation

Patienten, bei denen die Indikation für eine Herztransplantation (HTx) gestellt wurde, haben i.d.R. weniger Bluttransfusionen vor dem Eingriff erhalten als Nieren-, Knochenmark- oder Leberempfänger. Das Infektionsrisiko beschränkt sich bei diesen Patienten meist auf die Maßnahmen während und nach der Herztransplantation. Infektionsquelle kann das Empfängerorgan oder die unter der Herztransplantation erforderliche Substitution von Blutprodukten sein. Auch invasive Untersuchungen wie die Herzmuskelbiopsie beinhalten ein Infektionsrisiko, wie dies für die Hepatitis-B-Virus-Übertragungen gezeigt worden war.

Bei Verdacht auf eine HCV-Infektion nach Herztransplantation ist eine PCR sinnvoll und unerlässlich. Die schweren Formen einer Hepatitis C nach Herztransplantation präsentieren sich meist mit cholestatischem Verlauf. Insgesamt zeigen die bisher publizierten Daten jedoch keine generelle Beeinträchtigung der Herzempfänger durch eine *De-novo*-Hepatitis C, so dass 1994 69 % der amerikanischen Herz-Thorax-Chirurgischen Zentren HCV-positive Organe zumindest für HCV-positive oder sehr dringende Patienten akzeptierten; diese Rate stieg bis 1997 sogar auf 74 % an. Es ist auch fraglich, ob die wenigen fatalen Verläufe bei Patienten mit einer Hepatitis-C-Virus-Infektion wirklich auch kausal mit der HCV-Infektion zusammenhingen.

Die Immunsuppressiva Mycophenolatmofetil und Azathioprin wurden als Risikofaktoren für die schweren cholestatischen Verlaufsformen berichtet, klare Empfehlungen, welche Immunsuppression zu bevorzugen ist, fehlen jedoch.

Besonderes Problem ist bei der Herztransplantation, dass ein gegenüber der Lebertransplantation erhöhtes Abstoßungsrisiko besteht, weshalb die Indikation zu einer Interferontherapie in dieser Konstellation sehr kritisch zu stellen ist. Vereinzelt wurde allerdings über erfolgreiche Interferontherapien ohne Abstoßungen des Herzens berichtet; so wurde in einer Studie bei keinem von sieben Patienten (vier mit HCV und einem mit HCV- und HBV-Infektion sowie zwei mit HBV-Infektion) unter Interferon eine zelluläre Abstoßung beobachtet. HCV-Viruselimination wurde jedoch nur bei einem Patienten erreicht. Eine Therapie der HCV-Infektion ist möglicherweise nicht nur wegen der Hepatitis zu erwägen, sondern auch aufgrund von Berichten über eine erhöhte Rate an akzelerierter Koronargefäßvaskulopathie. Diese Beobachtung deckt sich mit einem 2008 publizierten Bericht über eine etwa 2-fach erhöhte kardivaskuläxre Mortalität bei 10.259 HCV-positiven vs. 10.259 HCV-negativen Blutspendern. Ob hier jedoch HCV oder mit HCV vermutlich assoziierte Risikofaktoren wie Rauchen eine entscheidende Rolle spielen, bleibt derzeit offen.

12.3. Knochenmarktransplantation

Patienten, bei denen eine Knochenmarkstransplantation (KMT) notwendig ist, haben ein besonders hohes Infektionsrisiko für Hepatitisviren, da vor der Transplantation meist stationäre Aufenthalte notwendig sind, die mit der Gabe von größeren Mengen an Blutprodukten einhergehen. Außerdem sin die Patienten vermutlich für Infektionen mit auch minimalsten Virusmengen empfänglicher, weshalb die meisten nosokomialen Ausbrüche im Zusammenhang von *"Multi use"*-Gefäßen vor allem von hämatologischen Stationen berichtet wurden. Jedoch sind abnorme Leberwerte nach KMT häufig auch unabhängig von Hepatitisviren zu beobachten.

In den frühen und späten 1990er Jahren und auch zu Beginn dieses Jahrzehntes schien es, als wenn die HCV-Infektion im Rahmen von KMT von untergeordneter Relevanz wäre. Es war konstatiert worden, dass die unbeeinträchtigten Überlebensraten der HCV-infizierten KMT-Empfänger die HCV-Infektion als in der Regel wenig kompromittierend erscheinen ließ. Die Mortalität und Morbidität werden innerhalb der ersten 5 bis 10 Jahre nach KMT durch eine Hepatitis-C-Virus-Infektion nicht wesentlich beeinträchtigt. Studien bestätigen, dass zwar abnorme Leberwerte häufiger bei Patienten mit Hepatitis-C-Infektion auftreten, aber das Überleben der Patienten dadurch nicht beeinträchtigt ist.

Neuere Arbeiten konstatieren nun jedoch auch für die Hepatitis-C-Virus-Infektionen einen signifikant ungünstigen Einfluss auf das Überleben, wobei teilweise in den Studien HCV und HBV unzureichend getrennt werden.

Für Patienten mit chronischer Hepatitis B, die eine KMT benötigen, kann heute mit antiviralen Medikamenten, z.B. Lamivudin (Zeffix®), ein gute Prophylaxe vorgenommen werden. Dagegen ist die Behandlung der Hepatitis C nach KMT noch unzureichend erfolgreich. Wenn vermeidbar, scheint es daher sinnvoll, einen HCV-negativen Spender für eine potentielle KMT zu verwenden. Zu beachten ist, dass die Immunsuppression möglichst vorsichtig reduziert werden sollte, da bei bestehender Hepatitis C das Absetzen der Immunsuppression eine Exazerbation der Hepatitis C induzieren und in seltenen Fällen zum fulminanten Leberversagen führen kann.

12.4. Nierentransplantation

Patienten mit Nierenerkrankungen und Dialysepflicht haben aufgrund dieser Behandlung *per se* ein deutlich erhöhtes Risiko, an einer Hepatitis zu erkranken, wenngleich die Rate an HBV- und/oder HCV-Infizierten seit der Einführung der Hepatitis-B-Impfung sowie der Entdeckung des Hepatitis-C-Virus rückläufig ist.

Eine chronische Hepatitisinfektion stellt für die Nierentransplantation keine Kontraindikation dar, vielmehr zeigen Patienten vermutlich nach Transplantation ein besseres Überleben als an Dialyse, wenngleich dies nicht in randomisierten Studien zu prüfen sein wird. In einer interessanten Studie an 38.270 amerikanischen Medicare-Patienten auf der Transplantationswarteliste war das Risiko zu versterben geringer, wenn Patienten auf der Warteliste (unabhängig vom eigenen HCV-Status) ein anti-HCV-positives Organ erhielten, statt auf der Warteliste zu verbleiben.

Für die Hepatitis-C-Infektion konnte an großen Patientenkollektiven gezeigt werden, dass die Prognose nach Transplantation für Patienten mit HCV-Infektion ungünstiger ist als für Patienten ohne die Infektion. Fabrizi et al. fanden in einer Metaanalyse mit 6.365 Patienten ein erhöhtes relatives Risiko von 1,79 für Überleben und 1,56 für Graftverlust gegenüber der nicht HCV-infizierten Vergleichsgruppe. Die Rolle des Virus hierfür ist jedoch umstritten, da möglicherweise andere Kofaktoren hierfür verantwortlich sind, da in einigen Berichten, die mehrere relevante Faktoren einschlossen, nach entsprechender Korrektur keine Relevanz für HCV zu sehen war.

Anfänglich diskutierte Daten, dass HCV möglicherweise vermehrt Abstoßungsperioden triggert, konnten später nicht bestätigt werden. Bei der Immunsuppression sollte möglicherweise wie bei der Nachsorge von herztransplantierten Patienten mit einer Hepatitis C auf Azathioprin verzichtet werden. Eine wesentliche Besonderheit gegenüber den anderen Organtransplantationen ist jedoch die gute Therapiemöglichkeit der Hepatitis-C-Virus-Infektion vor Transplantation einer Niere. Bei HCV-positiven Patienten mit terminaler Niereninsuffizienz und Dialysetherapie haben Studien erstaunlich hohe dauerhafte Ansprechraten auf eine α-Interferon-Therapie ergeben. Etwa die Hälfte der Dialyse-Patienten mit Hepatitis-C-Virus-Infektion zeigt unter dieser Therapie eine Hepatitis-C-Virus-Elimination aus dem Serum, die sogar auch nach später erfolgter Nierentransplantation erhalten bleibt, wobei eine erhöhte Rate an Therapieabbrüchen wegen Nebenwirkungen berücksichtigt werden muss. Bei Nierentransplantierten

sollte ferner auch bedacht werden, dass es besser ist, das transplantierte Organ als den Patienten zu verlieren, sollte es durch die Therapie gegen die Hepatitis zu einer Abstoßung der Niere kommen. Da Ribavirin die Effektivität von Interferon steigert, sollte unseres Erachtens die anti-HCV-Therapie immer als Kombination von Interferon mit Ribavirin durchgeführt werden. Mehrere Fallberichte mit insgesamt mehr als 20 nierentransplantierten Patienten, die eine Kombinationstherapie von (pegylierten) Interferonen mit Ribavirin erhalten haben, haben gezeigt, dass die Behandlung sicher durchgeführt werden kann. Abstoßungsreaktionen traten hier nur in weniger als 20 % der Fälle auf. Möglicherweise reduziert Ribavirin also die Interferon-induzierten Abstoßungsreaktion, wie es bereits für Lebertransplantationen vermutet wurde.

Eine Ribavirin-Monotherapie ist nicht zu empfehlen. Möglicherweise ist diese Therapie aufgrund der assoziierten Hämolyse sogar mit einer erhöhten Fibroserate assoziiert, wenngleich dies nicht uneingeschränkt bestätigt wurde.

Eine 2009 von Pageaux et al. vorab publizierte Studie berichtet über ein dauerhaftes virologisches Ansprechen bei vier von acht mit pegyliertem Interferon behandelten Patienten. Allerdings entwickelte ein Patient ein hämolytisch-urämisches Syndrom (HUS) und verlor seine Niere. Die Notwendigkeit der Intervention sollte daher immer kritisch abgewogen werden sollte.

12.5. Gewebetransplantation

Bei der Gewebetransplantation steht in der Regel genügend Zeit zur Verfügung, einen geeigneten Spender zu suchen. Somit sollten strengste Kriterien für die Infektionsvermeidung beachtet werden. Bei Zweifeln über eine mögliche Infektiösität des Gewebes sollte dieses nicht verwendet werden. Zum Ausschluss einer Infektiösität HBsAg-negativer, anti-HBc-positiver Spender sollte zusätzlich ein Nachweis auf molekularbiologischer Ebene durchgeführt und die Gewebe ggf. mit γ-Bestrahlung behandelt werden, um das Restrisiko weiter zu reduzieren.

12.6. Prophylaxe einer Hepatitis nach Organtransplantation

Während für die Hepatitis B eine Impfung zur Verfügung steht, ist in den nächsten Jahren für die Hepatitis C keine verfügbare porphylaktische Impfung abzusehen. Auch ein Ansatz einer passiven Immunisierung wie bei Hepatitis B ist aktuell noch nicht absehbar. Einzige Prophylaxe bleiben somit die sorgfältige Hygiene und Spenderauswahl.

12.7. Behandlung einer Virushepatitis nach Organtransplantation

α-Interferon sollte nach Organtransplantation nur in Ausnahmesituationen erwogen werden, da die Interferontherapie die Inzidenz von Abstoßungsreaktionen erhöhen kann und nur selten zu einer Elimination des Virus während einer immunsuppressiven Therapie führt. Für die Behandlung der Hepatitis C nach Organtransplantation könnte allerdings die Kombination von pegylierten Interferonen und Ribavirin erfolgversprechend sein (☞ Kap. 11.). Diese Kombinationstherapie weist einen gegenüber der Standardtherapie mit Interferon verbesserten Erfolg auf. Am ehesten wird dies bei der Nierentransplantation vertretbar sein, wo ein Organersatzverfahren (Dialyse) zur Verfügung steht, sollte es doch zu einer irreversiblen Abstoßung kommen.

Idealerweise sollten Patienten mit HCV und terminaler Niereninsuffizienz während der Dialysephase therapiert werden, da Dialyse-Patienten gar höhere HCV-Clearance-Raten und *"sustained response"*-Raten zeigen als immunkompetente Personen, wobei vermutlich Standardinterferon jeweils am Tag nach der Dialyse besser ist als das 12kD-pegylierte Interferon-α2b. Möglicherweise ist das mit 40 kD größere pegylierte Interferon-α2a eine Alternative. Wenn immer möglich, sollte nach Ansicht des Autors jedoch versucht werden, Ribavirin zuzugeben, wenngleich dies bislang nicht in größeren Studien untersucht wurde. Aber wenn man einem Dialyse-Patienten schon die Therapie zumutet, sollte man es mit der höchstmöglichen Aussicht auf Erfolg tun.

Wie oben angeführt, gibt es jedoch auch bereits Daten über relativ gute Verträglichkeit von Interferon nach Herztransplantation. Da dies bislang jedoch nur wenige Patienten waren, sollte die Indikation weiterhin mit Vorsicht gestellt werden. Vermutlich wäre es dann auch sinnvoll eine kontrollierte Studie durchzuführen, in der eine antivirale Therapie mit einer reinen Beobachtung verglichen würde.

Zu bedenken ist jedoch, dass die Therapie in Kürze durch die Ergänzung mit direkt antiviralen Substanzen weiter verbessert wird, auch wenn pegyliertes Interferon und Ribavirin Teil der Kombinationtherapie bleiben werden.

12.8. Kann die Transplantation HCV-positiver Organe verantwortet werden?

Wegen der Organknappheit muss überlegt werden, ob auch Organe mit suboptimalen Bedingungen, hier eine Hepatitis-C-Virus-Infektion des Spenders, unter bestimmten Voraussetzungen transplantiert werden könnten. Es handelt sich hierbei insbesondere um Empfänger, die selbst mit Hepatitis C infiziert sind. Anders als bei der Hepatitis B, wo HBsAg-positive Organe relativ sicher auf anti-HBs-positive Empfänger transplantiert werden können, muss man bei HCV auch bei anti-HCV-Positivität und negativer HCV-RNA mit einer erneuten Infektion rechnen. Daher muss die Frage gestellt werden: **"Kann die Transplantation HCV-positiver Organe verantwortet werden?"**

Besonders relevant ist diese Problematik in Notfallsituationen, bei denen das Vorhandensein eines Organs über die Prognose des Patienten entscheidet. Das Risiko einer HCV-Infektion nach Herz- oder Lebertransplantation ist wohl eher zu akzeptieren als das bei Verzicht auf die lebensrettende Operation. Aber auch für die Nierentransplantation wurde gezeigt, dass es besser ist, ein HCV-positives Organ zu erhalten, als weiter auf der Warteliste zu verbleiben. In Anbetracht der Situation, dass Menschen versterben, weil sie kein Organ erhalten, sollten HCV-positive Organe generell verwendet werden, und die Frage sollte nicht sein: "Kann die Transplantation HCV-positiver Organe verantwortet werden?", sondern vielmehr: **"Kann das Unterlassen der Transplantation HCV-positiver Organe verantwortet werden?"**. Die Transplantation von Lebern anti-HCV-positiver Spender auf anti-HCV-negative Empfänger ergibt exzellente 5-Jahres-Überlebensraten (dies bedeutet in der Regel 5 Jahre gelebt zu haben, die sonst nicht zu Verfügung gestanden hätten). Analoge Ergebnisse wurden auch für die Transplantation von Lebern HCV-infizierter Spender auf HCV-infizierte Leberempfänger berichtet. Bevorzugt sollten HCV-positive Organe jedoch wohl auf HCV-positive Spender transplantiert werden. Hierbei sollte ferner der HCV-Genotyp berücksichtigt werden, um das mögliche Risiko einer aggressiveren Hepatitis-C-Virus-Infektion zu vermindern. Möglicherweise führt sogar gerade die Transplantation eines HCV-positiven Organes auf einen HCV-positiven Empfänger zu einer milderen Hepatitisverlaufsform.

12.9. Literatur

Allander T, Gruber A, Naghavi M, Beyene A, Soderstrom T, Bjorkholm M, Grillner L, Persson MA. Frequent patient to patient transmission of hepatitis C in a haematologic ward. Lancet 1995;345:603-607

Bouthot BA, Murthy BV, Schmid CH, Levey AS, Pereira BJ. Long-term follow-up of hepatitis C virus infection among organ transplant recipients: implications for policies on organ procurement. Transplantation 1997;63:849-853

Cadranel JF, Lunel F, Perrin M, Ghoussoub JJ, Dorent R, Frangeul L, Moussalli J, Grippon P, Desruenne M, Cabrol A et al. Prevalence elevee de l'hepatite B apres transplantation cardiaque: absence d'argument pour une contamination transfusionnelle. Gastroenterol Clin Biol 1992;16:671-673

Campistol JM, Esforzado N, Martinez J, Rosello L, Veciana L, Modol J, Casellas J, Pons M, de Las Cuevas X, Piera J, Oliva JA, Costa J, Barrera JM, Bruguera M. Efficacy and tolerance of interferon-alpha(2b) in the treatment of chronic hepatitis C virus infection in haemodialysis patients. Pre- and post-renal transplantation assessment. Nephrol Dial Transplant 1999;14:2704-2709

Cho YW. Expanded criteria donors. Clin Transpl 1998:421-436

David-Neto E, Americo da Fonseca J, Jota de Paula F, Nahas WC, Sabbaga E, Ianhez LE. The impact of azathioprine on chronic viral hepatitis in renal transplantation: a long-term, single-center, prospective study on azathioprine withdrawal. Transplantation 1999;68:976-980.

Delgado J, Munoz de Bustillo E, Ibarrola C, Colina F, Morales JM, Rodriguez E, Aguado JM, Fuertes A, Gomez MA. Hepatitis C virus-related fibrosing cholestatic hepatitis after cardiac transplantation: is azathioprine a contributory factor? J Heart Lung Transplant 1999;18:607-610.

Dodson SF, Issa S, Bonham A. Liver transplantation for chronic viral hepatitis.Surg Clin North Am 1999;79:131-145.

Fagiuoli S, Pevere S, Minniti F, Livi U, Cafario AL, Naccarato R, Chiaramonte M. Natural leukocyte interferon alfa for the treatment of chronic viral hepatitis in heart transplant recipients. Transplantation 2003;75:982-986.

Forbes GM, Davies JM, Herrmann RP, Collins BJ. Liver disease complicating bone marrow transplantation: a clinical audit. J Gastroenterol Hepatol 1995;10:1-7

Gray JR, Kasiske BL. Patient and renal allograft survival in the late posttransplant period. Semin Nephrol 1992;12:343-352

Gudmundsson GS, Malinowska K, Robbinson JA, Mendez JC, Foy BK, Mullen GM. Five year follow-up of hepatitis C-naïve heart Transplant recipients who receive hepatitis C-positive donor hearts. Transplant Proc 2003;35:1536-1538

Guiltinan AM, Kaidarova Z, Custer B, Orland J, Strollo A, Cyrus S, Busch MP, Murphy EL. Increased all-cause, liver, and cardiac mortality among hepatitis C virus-seropositive blood donors. Am J Epidemiol. 2008 Mar 15;167(6):743-50. Epub 2008 Jan 17.

Haji SA, Starling RC, Avery RK, Mawhorter S, Tuzcu EM, Schoenhagen P, Cook DJ, Ratliff NB, McCarthy PM, Young JB, Yamani MH. Donor hepatitis-C seropositivity is an independent risk factor for the development of accelerated coronary vasculopathy and predicts outcome after cardiac transplantation. J Heart Lung Transplant 2004;23:277-283.

Kanamori H, Fukawa H, Murata A, Harano H, Kodama F, Matsuzaki M, Miyashita H, Motomura S, Okubu T, Yoshiba M et al. Case report: fulminant hepatitis C viral infection after allogenic bone marrow transplantation. Am J Med Sci 1992;303:109-111

Kliem V, Ute van den Hoff, Brunkhorst R, Tillmann HL, Flik J, Manns MP, Pichlmayr R, Koch KM, Frei U. The long term course of hepatitis C after kidney transplantation. Transplantation 1996;62:1417-1421

Kramer P, ten-Kate FW, Bijnen AB, Jeekel J, Weimar W. Recombinant leucocyte interferon A induces steroid-resistant acute vascular rejection episodes in renal transplant recipients. Lancet 1984;I:989-990

Lake KD, Smith CI, LaForest SK, Allen J, Pritzker MR, Emery RW. Policies regarding the transplantation of hepatitis C-positive candidates and donor organs. J Heart Lung Transplant 1997;16:917-921

Lee WM. Should we transplant hepatitis C-positive organs? Gastroenterology 1993;105:300-301

Lim HL, Lau GK, Davis GL, Dolson DJ, Lau JY. Cholestatic hepatitis leading to hepatic failure in a patient with organ transmitted hepatitis C virus infection. Gastroente-rology 1994;106:248-251

McHutchison JG, Gordon SC, Schiff ER, Shiffman ML, Lee WM, Rustgi VK, Goodman ZD, Ling MH, Cort S, Al-brecht JK. Hepatitis Interventional Therapy Group. In-terferon alfa-2b alone or in combination with ribavirin as initial treatment for chronic hepatitis C. N Engl J Med 1998;339:1485-1492

Ong JP, Barnes DS, Younossi ZM, Gramlich T, Yen-Lieberman B, Goormastic M, Sheffield C, Hoercher K, Starling R, Young J, Smedira N, McCarthy P. Outcome of de novo hepatitis C virus infection in heart transplant recipients. Hepatology 1999;30:1293-1298

Orloff SL, Stempel CA, Wright TL, Tomlanovich SJ, Amend WJ, Stock PG, Melzer JS, Vincenti F. Long-term outcome in kidney transplant patients with hepatitis C (HCV) infection. Clin Transplant 1995;9:119-124

Pageaux GP, Hilleret MN, Garrigues V, Bismuth M, Au-din-Mamlouk H, Zarski JP, Mourad G. Pegylated inter-feron-alpha-based treatment for chronic hepatitis C in renal transplant recipients: an open pilot study. Transpl Int. 2009 Jan 10. Epub ahead of print

Pereira BJ, Milford EL, Kirkman RL, Quan S, Sayre KR, Johnson PJ, Wilber JC, Levey-AS. Prevalence of hepatitis C virus RNA in organ donors positive for hepatitis C an-tibody and in the recipients of their organs. N Engl J Med 1992;327:910-915

Roth D, Zucker K, Cirocco R, DeMattos A, Burke GW, Nery J, Esquenazi V, Babischkin S, Miller J. The impact of hepatitis C virus infection on renal allograft recipients. Kidney Int 1994;45:238-244

Strasser SI, Myerson D, Spurgeon CL, Sullivan KM, Sto-rer B, Schoch HG, Kim S, Flowers ME, McDonald GB. Hepatitis C virus infection and bone marrow transplan-tation: a cohort study with 10-year follow-up. Hepatolo-gy 1999;29:1893-1899

Tillmann HL, Krüger M, Bode U, Trautwein C. Das Pro-blem der Virushepatitis in der Transplantationsmedizin. Internist 1996;37:240-249.

Vargas HE, Laskus T, Wang LF, Lee R, Radkowski M, Dodson F, Fung JJ, Rakela J. Outcome of liver transplan-tation in hepatitis C virus-infected patients who received hepatitis C virus-infected grafts. Gastroenterology 1999; 117:149-153

Wreghitt TG, Gray JJ, Allain JP, Poulain J, Garson JA, Deaville R, Maple C, Parameshwar J, Calne RY, Wall-work J et al. Transmission of hepatitis C virus by organ transplantation in the United Kingdom. J Hepatol 1994; 20:768-772

13. Der angemessene Umgang mit Hepatitis-C-Patienten - psychologische und soziale Aspekte der Hepatitis C

13.1. Der Umgang des Arztes und des medizinischen Hilfspersonals mit Hepatitis-C-Patienten

Wenn Personen, die unter infektiösen Krankheiten leiden, in ambulanten Einrichtungen, Krankenhäusern oder Pflegeeinrichtungen behandelt und betreut werden, wird die Frage nach drohender Virusübertragung vom Patienten auf das medizinische Personal zu einem wichtigen Thema. In den letzten Jahren geriet die chronische Hepatitis-C-Infektion dabei immer mehr in den Fokus der Aufmerksamkeit. Grund hierfür ist unter anderem, dass es im Gegensatz zur Hepatitis-B-Infektion oder zur HIV-Infektion weder einen Impfstoff noch eine Postexpositionprophylaxe gibt. Es verwundert daher kaum, dass viele Personen, die im medizinischen Bereich tätig sind, sich vor einer Ansteckung mit Hepatitis C fürchten.

Die Angst vor einer Infektion mit dem Hepatitis-C-Virus beruht jedoch mehr auf Fehlinformation und Vorurteilen, als auf durch klinische Studien belegte Fakten. Medizinisches Personal gehört trotz beruflich erhöhter Exposition [1-3] nicht zu den Risikogruppen für gehäufte HCV-Infektionen, da die Prävalenz einer HCV-Infektion im Vergleich zur Allgemeinbevölkerung nicht erhöht ist [4-8]. Das Risiko einer HCV-Infektion nach Nadelstichverletzung in Studien mit großer Fallzahl liegt mit <0,5 % unter der bisher angenommenen Serokonversionsrate [20]. Gerade deshalb ist eine weitgehende und intensive Aufklärung des medizinischen Personals von großer Bedeutung, um Fehlinformation auszuräumen und die Übertragung der Krankheit zu vermeiden. Informationen zum natürlichen Verlauf der chronischen Hepatitis C, die größtenteils in milder Form auftritt, und zur Infektiösität des Virus sollten dabei in den Vordergrund gestellt werden (www.kompetenznetz-hepatitis.de).

Im Allgemeinen wird die Hepatitis C über direkten Blut-Blut-Kontakt übertragen. Entsprechend der amerikanischen NIH-Konsensuskonferenz von 2002 ist zu sagen, dass die Einhaltung der üblichen, internationalen Hygiene- und Vorsichtsmaßnahmen bei der Behandlung und Betreuung aller Patienten zu berücksichtigen ist. Dies gilt unabhängig davon, an welcher Erkrankung der Patient leidet, denn der aktuelle Infektionsstatus des Patienten ist oft (noch) nicht bekannt. Über die üblichen Hygienevorschriften wie bei der Verhütung einer HIV- oder HBV-Infektion kann auch die Übertragung des Hepatitis-C-Virus verhindert werden. Dabei sollten Maßnahmen zur Vermeidung von Nadelstichverletzungen ebenfalls berücksichtigt werden.

An erster Stelle muss die eigene Sicherheit stehen. Das medizinische Personal muss angehalten werden, neben den allgemeinen Hygienevorschriften wie Händedesinfektion etc. auch Handschuhe zu tragen, gebrauchte Spritzen, Nadeln und Skalpelle [9] unverzüglich und mit der entsprechenden Sorgfalt zu entsorgen (durchstichsichere Gefäße) und auf das sogenannte *"recapping"*, das Zurückstecken der Nadel in ihre Hülle, zu verzichten. Zusätzlich muss darauf geachtet werden, dass jegliche Wunden versorgt und abgedeckt werden müssen. Ist das Abdecken einer (blutenden) Wunde nicht ohne Weiteres möglich, so muss direkter, körperlicher Kontakt zu infizierten Patienten unterlassen werden.

Allen Personen, die im medizinischen Bereich arbeiten, sollte mitgeteilt werden, dass das HC-Virus wesentlich weniger infektiös ist als HBV. Dies zeigt sich auch darin, dass die Prävalenz für chronische Hepatitis C bei medizinischem Personal ähnlich, bzw. allenfalls wenig höher liegt als in der Normalbevölkerung [10-12]. Hepatitis-C-Patienten müssen und sollten daher nicht von anderen Personen isoliert werden. Dennoch gilt natürlich für alle Patienten mit einer Hepatitis-Virusinfektion, dass im Falle einer Hämodialyse besondere Hygienevorschriften zu beachten sind.

Es darf auch nicht vergessen werden, dass nicht nur medizinisches Personal durch Patienten gefährdet werden kann, sondern dass umgekehrt auch eine Ansteckung mit dem Hepatitis-C-Virus vom medizinischen Personal auf Patienten erfolgen kann. Dies kann für die betroffene Person und für die gesamte Einrichtung juristische Konsequenzen haben. In der Literatur wurde von einem Fall berichtet, in dem ein Anästhesiepfleger durch einen Patienten mit Hepatitis C infiziert wurde und danach das Virus auf 5 weitere Personen übertragen hat. Dies konnte passieren, da der betroffene Pfleger keine Handschuhe getragen hat und Verletzungen an den Händen hatte [13]. In einer anderen Studie konnte gezeigt werden, dass im Falle eines HCV-positiven Gynäkologen es nur in einer von fast 2.500 Operationen zu einer Übertragung des Virus auf eine Patientin kam. Somit kann festgehalten werden, dass Hepatitis-C-Patienten ohne Risiko behandelt werden können, solange das medizinische Personal die Hygiene- und Vorsichtsmaßnahmen adäquat befolgt. Regelmäßige Schulungen und Fortbildungsveranstaltungen für das Personal sollten in allen Einrichtungen im Gesundheitswesen durchgeführt werden (☞ Tab. 13.1).

- Infektiösität des Virus: HBV > HCV
- HCV-Übertragung über direkten Blutkontakt
- Allgemeine Hygienemaßnahmen sollten strikt befolgt werden
- Wunden müssen adäquat abgedeckt werden; kein Patientenkontakt, falls dies nicht möglich ist
- Spezielle Isolation für Patienten mit Hepatitis C ist nicht erforderlich
- Materialien, die mit Blut kontaminiert sind, müssen entsorgt oder sterilisiert werden
- Übertragungen des HCV von medizinischem Personal auf Patienten wurden beschrieben
- Aufklärung und Schulungen des medizinischen Personals sind notwendig

Tab. 13.1: Was medizinisches Hilfspersonal wissen sollte.

13.2. Was ist im Falle einer Nadelstichverletzung zu tun?

Als Nadelstichverletzungen werden alle Stich-, Schnitt- und Kratzverletzungen der Haut durch Nadeln, Kanülen, Skalpelle, Messer oder ähnliche Instrumente zusammengefasst. Sie gehören zu den am häufigsten vorkommenden Arbeitsunfällen im klinischen Alltag [14]. Sie obliegen einer sofortigen

Meldung beim Betriebsärztlichen Dienst, die allerdings oftmals unterbleibt. Die mutmaßliche Dunkelziffer liegt deshalb zwischen 50-90 % [15]. In der Literatur wird das Risiko einer akuten HCV-Infektion nach Nadelstichverletzung mit 0-5 % angegeben [1, 16-19]. Analysiert man jedoch die seit 1991 publizierten Studien zur Inzidenz von HCV-Infektionen nach Nadelstichverletzungen an HCV kontaminierten Nadeln, so kam es bei einer Gesamtzahl von 6.858 dokumentierten Ereignissen nur in 51 Fällen zu einer HCV-Serokonversion. Dies entspricht einer HCV-Serokonversionsrate von 0,74 % [20]. Der Großteil der Studien wurde in Japan und Europa durchgeführt. Im internationalen Vergleich lag das Risiko einer HCV-Serokonversion in Europa mit 0,41 % am niedrigsten. Daten des Betriebsärztlichen Dienstes der Medizinischen Hochschule Hannover zur HCV Serokonversion nach Nadelstichverletzung an HCV kontaminierten Nadeln im Zeitraum von 2000 bis 2005 bestätigen ebenfalls dieses Ergebnis [20]. Für das unterschiedliche Verteilungsmuster der HCV-Serokonversion werden u.a. genetische Faktoren verantwortlich gemacht.

Land	Anzahl [n]	Serokonversion [n]	Serokonversion [%]
Weltweit	6.858	51	0,74
Japan/ Südkorea	1.425	24	1,7
Indien/ Pakistan	65	2	3,3
Kuwait	24	0	0
USA	50	3	6,0
Europa	5.294	22	0,41

Tab. 13.2: Unterschiedliches regionales Verteilungsmuster für HCV-Serokonversion nach Verletzungen an HCV-kontaminierten Nadeln im Zeitraum von 1991-2007.

Ob es nach einer Nadelstichverletzung zu einer HCV-Serokonversion kommt, ist von verschiedenen Faktoren abhängig. Studien an Schimpansen und medizinischem Personal nach Nadelstichverletzung an HCV-kontaminierten Nadeln konnten zeigen, dass die Höhe der Viruslast für eine mögliche Serokonversion wichtig ist [22-24]. Außerdem ist die Zeit zwischen Patientenkontakt und Verletzung sowie die Art der Verletzung (Größe und Tie-

Punkte	0	1	2	3
Verletzung		Nadel <0,9 mm	Nadel ≥0,9 mm	Skalpell
Spontane Blutung	Nein	Minimal	>20 s	
Blutmenge	Kein Blut	Tropfen	> Tropfen	
Zeit zwischen Patienten-kontakt und Verletzung		>5 min	<5 min	Direkt
HCV-RNA (IU/ml)		$<1 \times 10^5$	$1 \times 10^5 - 2 \times 10^6$	$>2 \times 10^6$

Tab. 13.3a: Vorschlag für eine Risikoabschätzung bei Nadelstichverletzungen.

fe der Wunde/Durchmesser der Nadel) wichtig. Auch die Art des Gewebes, das dem HCV ausgesetzt ist, beeinflusst die Möglichkeit einer Infektion durch Nadelstichverletzungen. Das Risiko einer Infektion ist bei intakter Haut am geringsten und nimmt mit dem Grad der Verletzung der Haut zu [25]. Eine allgemein akzeptierte Risikoabschätzung, mit der das individuelle Risiko einer Nadelstichverletzung an HCV kontaminierten Nadeln bestimmt werden kann, gibt es zurzeit noch nicht. Deshalb haben wir einen Risiko-Score entworfen, um das individuelle Risiko einer HCV-Serokonversion besser abschätzen zu können (☞ Tab. 13.3a+b).

Risiko	Indexpatient +Virämie	Indexpatient Virämie nicht bekannt
Niedrig (I)	3-6 Punkte	2-4 Punkte
Mittel (II)	7-10 Punkte	5-7 Punkte
Hoch (III)	11-13 Punkte	8-10 Punkte

Tab. 13.3b: Einteilung in Risikogruppen anhand des Punktesystems. In Abhängigkeit davon, ob die Virämie des Indexpatienten verfügbar ist, ergeben sich zwei Punktesysteme.

Ziel dieses Punktesystems soll es sein, betroffene Personen, die ein erhöhtes Risiko einer HCV-Infektion durch Nadelstichverletzungen bergen, zu identifizieren, damit diese intensiver überwacht werden können, z.B. im Rahmen einer zusätzlichen Bestimmung HCV-spezifischer T-Zellen. Prospektive Untersuchungen mit größeren Kohorten müssen die Wertigkeit dieses Scores allerdings erst noch belegen.

Kommt es trotz allgemeiner Sicherheitsmaßnahmen zu einer Nadelstichverletzung mit sicherer oder möglicher Übertragung von Blut, muss die Stichstelle gründlich desinfiziert und gespült wer-den. Dann erfolgt die Vorstellung beim betriebsärztlichen Dienst oder dem Durchgangsarzt, der die weiteren serologischen Untersuchungen des Verletzten veranlasst. Zusätzlich muss der immunologische Status des Indexpatienten, gegebenenfalls ebenfalls durch eine Blutentnahme, bestimmt werden. Für die individuelle Risikoabschätzung einer HCV-Serokonversion nach Nadelstichverletzung sollten die im Risiko-Score enthaltenen Zusatzinformationen erhoben werden.

Ergibt die serologische Untersuchung des Indexpatienten, dass keine HCV-Kontamination vorliegt, erübrigen sich alle weitern Untersuchungen. Ist der Indexpatient allerdings HCV-positiv oder eine serologische Untersuchung nicht möglich, sollten die Transaminasen nach 2-4, 12 und 26 Wochen bestimmt werden. Außerdem erfolgt nach 2-3 Wochen die Bestimmung der Viruslast mittels HCV-PCR. Steigen die Transaminasen erst nach 12 Wochen über 100 IE/L an, wird eine erneute Durchführung einer HCV-RNA-PCR empfohlen. Anti-HCV-Antikörper werden 26 Wochen nach Verletzung bestimmt.

Entwickelt der Verletzte eine akute HCV-Infektion, besteht gegebenenfalls die Möglichkeit sofort oder nach einer Beobachtungszeit mit einer Interferon-Therapie mit pegyliertem Interferon-α zu beginnen. Generell sollte medizinisches Personal nach Nadelstichverletzung durch den betriebsärztlichen Dienst jeweils nach 4, 8, 12 und 24 Wochen untersucht werden. Die Virushepatitiden B und C gehören außerdem zu den namentlich meldepflichtigen Erkrankungen. Die Meldung erfolgt in der Regel an das Gesundheitsamt des Wohnortes des Betroffenen. Aktuelle Empfehlungen zum Vorgehen bei Nadelstichverletzungen an kontaminierten Nadeln findet man auf der Homepage des Kompetenznetzes Hepatitis (☞ www.kompetenznetz-hepatitis.de) oder der Homepage des Robert-Koch-Institutes (☞ www.rki.de).

- Sofortiges Desinfizieren und Spülen der Wunde
- Anti-infektiöse Substanzen können lokal appliziert werden
- Abschätzen des Risikos für eine HCV-Infektion: Viruslast des Patienten? Art und Schwere der Verletzung?
- Umgehendes Aufsuchen eines Betriebsarztes
- Durchführung von anti-HCV-Antikörper Tests (EIA) und Leberfunktionstests (Transaminasen) am Tag der Verletzung
- HCV-RNA zur Woche 2-4
- Anti-HCV-Antikörper nach Monat 3
- Leberwerte (Transaminasen) Monat 0, 1, 3, 6
- Kontaktaufnahme mit Arzt , sobald sich Symptome entwickeln (Grippesymptome, Müdigkeit, abdominelle Schmerzen, Gelbsucht)

Tab. 13.4: Allgemeines Vorgehen im Falle einer Nadelstichverletzung.

13.3. Aufbau einer stabilen Arzt-Patienten-Beziehung - Erwartungen des Patienten an die Therapie

Die Behandlung der medizinischen Probleme allein ist für den Patienten sicherlich nicht ausreichend. Personen mit Hepatitis-Erkrankung sind gerade in ihren sozialen Lebensbereichen betroffen und werden noch heute mit einer Stigmatisierung in der Gesellschaft konfrontiert. Noch immer trifft man in der Bevölkerung auf den Irrglauben, dass eine Hepatitiserkrankung mit Alkoholmissbrauch zusammenhängt oder zwangsläufig nur bei Drogenabhängigen auftritt. Nicht selten kann dies zu einer sozialen Ausgrenzung bis hin zu massiver Diskriminierung des betroffenen Patienten führen. Die Angst vor sozialem Statusverlust kann oftmals der Grund sein, wenn Patienten trotz niedriger Krankheitsaktivität einen extrem starken Therapiewunsch haben. Auch wenn in solchen Fällen das Einleiten einer Therapie aus medizinischen Gründen nicht notwendig ist, sollte eine Therapie unter Umständen in Erwägung gezogen werden, bevor der Patient einen weiteren Arzt aufsucht.

Für Ärzte, wie auch für medizinisches Personal, gilt, dass aufgrund der sozialen Auswirkungen der Hepatitisinfektion absolute Diskretion gegenüber Dritten gewahrt werden muss.

Insgesamt kann der betreuende Arzt für den Patienten eine große Unterstutzung und ein vertrauensvoller Ansprechpartner sein, wenn er versucht, die Beziehung zu seinem Patienten behutsam aufzubauen und zu pflegen. Das Vertrauensverhältnis zwischen Arzt und Patient ist besonders wichtig, wenn der Patient eben nicht nur unter körperlichen, sondern auch sozialen und psychischen Folgen der Hepatitis zu leiden hat.

Bei der Kommunikation zwischen Arzt und Patient muss darauf geachtet werden, dass Gespräche mit dem Patienten mitfühlend (Empathie) und behutsam durchgeführt werden, da oftmals sensible Lebensbereiche zur Sprache kommen. Der Arzt tut gut daran, sich insbesondere für den ersten Patientenkontakt oder eine Therapieeinleitung ausreichend Zeit zu nehmen und aufmerksam zuzuhören. Viele Fragen des Patienten kommen im Alltag leider nicht ausreichend zur Sprache, da er aufgrund von Zeitdruck und Nervosität einzelne Punkte während des Arztgespräches vergisst, die ihm wichtig sind. Dies spiegelt sich auch in Umfragen der Deutschen Leberhilfe e.V. wieder, wonach die durchschnittliche Dauer des Arztgespräches nur 10-15 Minuten beträgt. Dies ist für den Patienten sicherlich nicht ausreichend, um in einem Erstgespräch über die Hepatitiserkrankung im Allgemeinen, seine persönliche Erkrankung im Besonderen und über Therapieoptionen umfassend informiert zu werden.

Ein weiteres Problem ist, dass sich viele Patienten als potentielle Infektions- bzw. Gefahrenquelle für ihre Familienmitglieder und Freunde ansehen. Dieser Druck sollte von dem Patienten durch Aufklärung über die geringe Infektiosität und den häufig benignen Verlauf einer Infektion genommen werden. Es kann sehr sinnvoll sein, bei diesen Gesprächen den Partner des Patienten und weitere Angehörige hinzuzuziehen.

Zusätzlich kann der Arzt helfen, Ängste abzubauen, indem er den Patienten über Selbsthilfegruppen informiert. Um mit der Krankheit auch im Alltag besser umgehen zu können, sollte der Patient das Gefühl haben, mit seinen Problemen nicht allein zu sein. Oftmals kann der Patient in einer Selbsthilfegruppe auf kreative Weise mit anderen

Betroffenen Lösungen zur Bewältigung der Erkrankung finden (Coping).

Es ist ebenfalls wichtig, die potentielle Infektionsquelle bzw. den Übertragungsweg zu evaluieren, wobei der Arzt schnell in äußerst sensible Lebensbereiche gelangt. Dennoch sollten Ärzte darauf bestehen, alle Möglichkeiten zu klären, um weitere Infektionen zu verhindern. Dies kann sich in vielen Fällen als sehr zeitintensive "Detektivarbeit" herausstellen. Wenn es möglich ist, die Infektionsquelle ausfindig zu machen, sind die Patienten oftmals sehr dankbar.

Durch eine gute Kommunikation und sichere Arzt-Patienten-Beziehung kann die Compliance des Patienten maßgeblich verbessert werden. Die Compliance ist einer der wichtigsten Faktoren, um ein Therapieansprechen bei einer Behandlung mit Interferon-α zu erreichen. Da die Interferon-Therapie mit schwerwiegenden Nebenwirkungen verbunden ist, sollte der Arzt den Patienten genau aufklären, was ihn unter Umständen während der Therapie erwartet. Nur der Patient, der gut informiert ist, fühlt sich beim Auftreten von Nebenwirkungen weniger hilflos als ein Patient, der nicht damit rechnet. Daher sollte der Arzt sowohl den Betroffenen als auch seine Angehörigen darüber aufklären, dass der Patient unter Umständen über ein Jahr lang unter der Therapie leiden kann. Zusätzlich sollte darauf geachtet werden, dass eine Kontinuität des gesamten medizinischen Personals gewährleistet ist und behandelnde Ärzte und Helferinnen nicht häufig wechseln. Diese Punkte können einen größeren Einfluss auf den Therapieerfolg haben als die Wahl einer antiviralen Substanz A oder B.

Die regelmäßige HCV-RNA-Bestimmung kann nicht nur aus medizinischen Gründen notwendig sein, sondern kann auch die Motivation des Patienten erhöhen, die Therapie zu Ende zu führen. Wenn der Patient beispielsweise weiß, dass die HCV-RNA zu Woche 12, 24 und 36 negativ ist, ist es wesentlich einfacher, ihn vom Fortführen der Therapie zu überzeugen, auch wenn er mit Nebenwirkungen zu kämpfen hat.

Der natürliche Verlauf der chronischen Hepatitis C ist meist mild, wenn zusätzliche Risikofaktoren vermieden werden. Der am meisten Erfolg versprechende Ansatz für die Behandlung der Hepatitis C ist, den Konsum von Alkohol zu vermeiden.

Ob geringe Mengen Alkohol (z.B. eine Flasche Bier oder ein Glas Wein pro Tag) toleriert werden können, ist zur Zeit Gegenstand kontroverser Diskussionen. Sicher wird ein Glas Sekt auf einem Empfang keinen Einfluss auf die Entwicklung einer Leberfibrose haben, dennoch sollte regelmäßiger Konsum von Alkohol in jedem Falle vermieden werden. Des weiteren gibt es Belege, dass das Körpergewicht einen entscheidenden Einfluss auf den Krankheitsausgang hat (☞ Tab. 13.5) Eine Gewichtsreduktion bei Vorliegen von Übergewicht kann die histologische Krankheitsaktivität signifikant verbessern und sollte allen Patienten ab einem Body Mass Index über 25 kg/m^2 empfohlen werden.

- Strikte, persönliche Diskretion ist geraten
- Nehmen Sie sich insbesondere für den ersten Patientenkontakt Zeit
- Eruieren Sie die potentielle Infektionsquelle
- Erklären Sie ausführlich den natürlichen Verlauf der Erkrankung und Therapieoptionen
- Sprechen Sie mit dem Patienten zusammen mit seinem/ihrem Partner bevor eine antivirale Therapie begonnen wird
- Kontinuität des medizinischen Personals während der gesamten Therapiezeit sollte gewährleistet werden
- HCV-RNA-Messung während der Therapie kann die Compliance des Patienten zur Therapie verbessern
- Alkoholkonsum sollte vermieden werden
- Gewichtsreduktion kann die histologische Krankheitsaktivität signifikant verbessern
- Geben Sie Hilfestellungen, um den Patienten in Kontakt mit Selbsthilfegruppen zu bringen

Tab. 13.5: Wie man mit Patienten mit Hepatitis C kommunizieren sollte.

13.4. Dinge, die Hepatitis-C-Patienten selbst tun können

▓ Sportliche Betätigung

Es gibt keine Hinweise, dass sportliche Betätigung einen schädigenden Einfluss auf die Leber hat. Wenn bereits eine Leberzirrhose vorliegt, sollten lediglich verletzungsträchtige Sportarten vermieden werden. Sport zu betreiben kann das Wohlbefinden steigern, Übergewicht verhindern und Muskelmasse erhalten. In erster Linie sollten Hepatitis-C-Patienten ermutigt werden, ihren Lebensstil, so gut es angesichts ihrer Symptome möglich ist, zu genießen. Sehr oft bedeutet dies, dass keine Einschränkungen nötig sind.

■ Arbeit

Der Verlust des Arbeitsplatzes kann, unabhängig davon, ob man gesund oder krank ist, einen Verlust von Selbstvertrauen bewirken und ein Gefühl von Wertlosigkeit aufkommen lassen. Gerade diese Symptome betreffen den HCV-Patienten ohnehin in vielen Fällen. Wenn der Patient in der Lage ist, seine Arbeit weiter fortzuführen, bringt dass sowohl praktische als auch psychologische Vorteile, um sein Gefühl von Unabhängigkeit zu wahren. Dies ist bei der Entscheidung zu einer Therapie mit Interferon-α zu berücksichtigen, wenn der Patient eventuell länger krankgeschrieben oder weniger leistungsstark ist.

■ Schlaf und seelisches Gleichgewicht

In einigen Fällen von chronischer Hepatitis C benötigen die Patienten mehr Schlaf als vorher. Ein Schlafmangel kann verständlicherweise zu einem Fatigue-ähnlichen Syndrom oder einer Depression beitragen. Schlechter, unruhiger Schlaf kann oftmals durch eine Reduktion von Kaffee- und Teekonsum verbessert werden. Um für einen regelmäßigen Tages- und Nachtrhythmus zu sorgen, können leichte Aktivitäten (Spaziergänge etc.), Lesen und Entspannungstechniken helfen. Insgesamt gibt es allerdings keine konkreten Hinweise, dass man den Patienten mehr Schlaf oder häufigere Ruhepausen empfehlen sollte.

■ Sexualität und Schwangerschaft

Viele Patienten, die mit der Diagnose Hepatitis C konfrontiert werden, fürchten sich davor, dass die Erkrankung ihre Lebenspläne verändert. Das Risiko der HCV-Übertragung beim Geschlechtsverkehr ist sehr gering (ca. 0-0,6 % pro Jahr bei langfristigen, monogamen Paaren), ebenso wie die Rate der vertikalen Übertragung von der Mutter auf das Kind. Zwar scheint diese abhängig von der Viruslast der Mutter zu sein, liegt aber nur bei etwa 2-7 %. Aufgrund der teratogenen Ribavirin-Wirkung sollte der Arzt während einer Therapiedurchführung dringend eine doppelte Schwangerschaftsverhütung anraten.

Neben der Rolle als Ratgebender hat der Arzt auch eine Aufgabe darin, den Patienten zu ermutigen, eigene Entscheidungen über seine Gesundheit zu treffen und aktiv mit der Krankheit umzugehen. Die gute Nachricht sollte sein, dass HCV grundsätzlich kein "Todesurteil" ist. Dies sollte der Arzt mit möglichst viel Geduld, Optimismus und in verständlicher Sprache zu vermitteln versuchen.

13.5. Literatur

1. Ippolito G, Puro V, Petrosillo N, De Carli G. Surveillance of occupational exposure to bloodborne pathogens in health care workers: the Italian national programme. Euro.Surveill 1999;4(3):33-6.

2. Mihaly I, Telegdy L, Ibranyi E, et al. Prevalence, genotype distribution and outcome of hepatitis C infections among the employees of the Hungarian Central Hospital for infectious diseases. J.Hosp.Infect. 2001;49(4):239-44.

3. Kosgeroglu N, Ayranci U, Vardareli E, Dincer S. Occupational exposure to hepatitis infection among Turkish nurses: frequency of needle exposure, sharps injuries and vaccination. Epidemiol.Infect. 2004;132(1):27-33.

4. Rehman K, Khan AA, Haider Z, et al. Prevalence of seromarkers of HBV and HCV in health care personnel and apparently healthy blood donors. J.Pak.Med Assoc. 1996;46(7):152-4.

5. Miyajima I, Sata M, Murashima S, et al. Prevalence of hepatitis C antibodies in health care personnel. Kansenshogaku Zasshi 1997;71(2):103-7.

6. Moens G, Vranckx R, De Greef L, Jacques P. Prevalence of hepatitis C antibodies in a large sample of Belgian healthcare workers. Infect.Control Hosp.Epidemiol. 2000;21(3):209-12.

7. Schreier E, Höhne, M. Hepatitis C - Epidemiologie und Prävention. Bundesgesundheitsblatt - Gesundheitsforschung - Gesundheitsschutz 2001;(44):554-61.

8. Proietti L, Malaponte G, Libra M, et al. Analysis of hepatitis C virus infection among health-care workers: an observational study. Minerva Gastroenterol.Dietol. 2005;51(3):255-9.

9. Ouzan D, Collomp R, Mousnier A. [What happens to the used equipment (needles, vials, syringes, pens) after interferon injection at home?.. Gastroenterol.Clin.Biol. 2000;24(10):966-7.

10. Fujiyama S, Kawano S, Sato S, et al. Prevalence of hepatitis C virus antibodies in hemodialysis patients and dialysis staff. Hepatogastroenterology 1992;39(2):161-5.

11. Tillmann HL, Manns MP. Mode of hepatitis C virus infection, epidemiology, and chronicity rate in the general population and risk groups. Dig.Dis.Sci. 1996;41(12 Suppl):27S-40S.

12. Vivas AC, Torres Garibay JC, Aguilar BS. [Prevalence of hepatitis B and C virus markers among medical staff at a third-level hospital.. Rev.Gastroenterol.Mex. 1997;62(2):108-12.

13. Ross RS, Viazov S, Gross T, Hofmann F, Seipp HM, Roggendorf M. Transmission of hepatitis C virus from a patient to an anesthesiology assistant to five patients. N.Engl.J.Med. 2000;343(25):1851-4.

14. Kralj N. Nadelstichverletzungen im Gesundheits-dienst: Vorkommen, Folgen und Vorbeugung. Zahn-ärztliche Mitteilungen 2002;19:34-6.

15. Mülder K. Nadelstichverletzungen - Der bagatelli-sierte "Massenunfall". Deutsches Ärzteblatt 2005;102(9):558-61.

16. Sodeyama T, Kiyosawa K, Urushihara A, et al. Detec-tion of hepatitis C virus markers and hepatitis C virus ge-nomic-RNA after needlestick accidents. Arch.In-tern.Med. 1993;153(13):1565-72.

17. Arai Y, Noda K, Enomoto N, et al. A prospective stu-dy of hepatitis C virus infection after needlestick acci-dents. Liver 1996;16(5):331-4.

18. Baldo V, Floreani A, Dal Vecchio L, et al. Occupatio-nal risk of blood-borne viruses in healthcare workers: a 5-year surveillance program. Infect.Control Hosp.Epi-demiol. 2002;23(6):325-7.

19. De Carli G, Puro V, Ippolito G. Risk of hepatitis C vi-rus transmission following percutaneous exposure in he-althcare workers. Infection 2003;31 Suppl 2:22-7.

20. Kubitschke A, Bader C, Tillmann HL, Manns MP, Kuhn S, Wedemeyer H. Injuries from needles contami-nated with hepatitis C virus: how high is the risk of sero-conversion for medical personnel really? Internist (Berl) 2007;48(10):1165-72.

22. Mitsui T, Iwano K, Masuko K, et al. Hepatitis C virus infection in medical personnel after needlestick accident. Hepatology 1992;16(5):1109-14.

23. Shata MT, Tricoche N, Perkus M, et al. Exposure to low infective doses of HCV induces cellular immune re-sponses without consistently detectable viremia or sero-conversion in chimpanzees. Virology 2003;314(2):601-16.

24. Yazdanpanah Y, De Carli G, Migueres B, et al. Risk factors for hepatitis C virus transmission to health care workers after occupational exposure: a European case-control study. Clin.Infect.Dis. 2005;41(10):1423-30.

25. Sulkowski MS, Ray SC, Thomas DL. Needlestick transmission of hepatitis C. JAMA 2002;287(18):2406-13.

26. Bernstein D, Kleinman L, Barker CM et al. Relations-hip of health-related quality of life to treatment adheren-ce and sustained response in chronic hepatitis C patients. Hepatology 2002-, 35: 704-708

27. Hickman IJ, Clouston AD, Macdonald GA et al. Ef-fect of eight reduction on liver histology and biochemi-stry in patients with chronic hepatitis C. Gut 2002; 51: 89-94

28. NIH Consensus Conference on the Management of hepatitis C, 2002

29. Farrell GC (2002) Hepatitis C, other liver disorders and liver health. A Practical Guide. 105-116.

14. Deutsche Leberstiftung - Konzept für die Nachhaltigkeit

14.1. Ausgangspunkt: das Kompetenznetz Hepatitis

Die virusbedingte Leberentzündung ist eine der weltweit häufigsten Infektionskrankheiten. In Deutschland sind fast eine Million Menschen an einer chronischen Virushepatitis erkrankt, verursacht durch die Hepatitisviren B, C, und D [1]. Im Jahr 2002 wurde das Kompetenznetz Hepatitis als eines der vom Bundesministerium für Bildung und Forschung (BMBF) initiierten und geförderten Kompetenznetze der Medizin gegründet [2]. Es unterstützt die bundesweite Erforschung von Leberentzündungen durch Viren und entwickelt einheitliche Diagnose- und Therapiestandards.

Das horizontale Netzwerk ermöglicht einen engen Austausch zwischen ca. 120 klinischen Forschern und Grundlagenwissenschaftlern in Deutschland. Gleichzeitig ist ein vertikales Netzwerk mit etwa 1.300 niedergelassenen Ärzten und Patienten-Selbsthilfeorganisationen entstanden. Es verbessert den Wissenstransfer und bindet alle medizinischen Versorgungsebenen in die Forschung mit ein. Diese horizontale und vertikale Vernetzung ermöglicht erstmals eine fachübergreifende Konzentration auf zentrale Fragen der medizinischen Versorgung und der Forschung. Dies ist ein wichtiger Schritt zur Verbesserung der Heilungschancen.

Das "Kompetenznetz Hepatitis" hat folgende Arbeitsschwerpunkte:

- Study-House, in dem laufende Studien unterstützt und eigene Studien durchgeführt werden. Im HepNet Study-House laufen alle Kooperationen im Bereich klinischer Studien zu akuten und chronischen Virushepatitiden zusammen, mit dem Ziel, die Therapie viraler Hepatitiden zu verbessern und Patienten und Ärzte über aktuelle Studien zu informieren.

- Koordination/Mitarbeit und Implementierung von Leitlinien, bspw. der S3-Leitlinie zum Management der Hepatitis-B-Virus (HBV)-Infektionen [3] und der Leitlinie zum Management von Patienten mit Hepatitis C (Z Gastroenterol 2009, Manuskript in Vorbereitung)

- Vernetzung der Verbundprojekte in den Bereichen Immunologie, Genetik und Virologie.

- Aufbau und Etablierung zentraler Serum- und Gewebebanken

14.2. Sicherung des Erfolgs: die Deutsche Leberstiftung

Um die erfolgreiche Arbeit des "Kompetenznetz Hepatitis" nach Auslaufen der staatlichen Förderung zu sichern, wurde im Herbst 2006 die Deutsche Leberstiftung gegründet und am 1. Dezember 2006 als rechtlich selbstständige Stiftung des bürgerlichen Rechts anerkannt.

Die Ziele der Deutschen Leberstiftung wurden in der Satzung wie folgt festgelegt - wobei bei deren Verwirklichung explizit auf die Erfahrungen aus dem Kompetenznetz Hepatitis aufgebaut werden soll:

- Intensivierung der Grundlagenforschung, Initiierung klinischer Studien

- Steigerung des öffentlichen Bewusstseins und Erhöhung der Gesundheitsprävention

- Aufbau und Bereitstellung eines horizontalen und vertikalen Netzwerkes für die Verbesserung der Diagnostik und Therapie für den individuellen Patienten

- Generierung von Wissen und Verbesserung des Wissenstransfers

Zu den Gründungsstiftern und damit zu den Gremienmitgliedern der Deutschen Leberstiftung gehören die wichtigsten Fachgesellschaften im Bereich der Hepatologie, hochrangige Wissenschaftler sowie Universitätskliniken und Patienten-Selbsthilfegruppen (☞ Abb. 14.1). Damit ist die Deutsche Leberstiftung hervorragend geeignet, in der Zukunft gemeinsame Projekte zu initiieren und koordinieren, um so die Kräfte im Bereich der Leberforschung zu bündeln. Zudem werden mit finanzieller Unterstützung des BMBF die wissenschaftlichen Teilprojekte im Kompetenznetz Hepatitis durchgeführt.

Ein Schwerpunkt der Stiftungstätigkeit ist die Öffentlichkeitsarbeit mit dem Ziel, das öffentliche

Vorstand	
Prof. Dr. Michael P. Manns (Vorsitzender)	Hannover
Prof. Dr. Stefan Zeuzem (Stellvertretender Vorsitzender)	Frankfurt
Prof. Dr. Hans Peter Dienes	Köln
Prof. Dr. Claus Niederau	Oberhausen
Prof. Dr. Michael Roggendorf	Essen
Stiftungsrat Mitglied	vertreten durch
Gesellschaft für Virologie e. V.	Prof. Dr. Thomas Mertens, Vorsitzender
Berufsverband Niedergelassener Gastroenterologen Deutschlands e. V. (bng)	Dr. Stefan Mauss, Stellv. Vorsitzender
Deutsche Gesellschaft für Pathologie e. V.	Prof. Dr. Hans-Heinrich Kreipe
Deutsche Gesellschaft für Verdauungs- und Stoffwechselkrankheiten e. V. (DGVS)	Prof. Dr. Thomas Berg
Deutsche Leberhilfe e. V.	Achim Kautz
Hep-Net e. V.	Dr. Markus Cornberg
Medizinische Hochschule Hannover	Holger Baumann
Universitätsklinikum Frankfurt	Prof. Dr. Roland Kaufmann
Deutsche Arbeitsgemeinschaft zum Studium der Leber e. V. (GASL) (Vorsitzende des Kuratoriums)	Prof. Dr. Elke Roeb
Lebertransplantierte Deutschland e. V. (Stellvertretender Vorsitzender des Kuratoriums)	Egbert Trowe
Kuratorium Mitglied	vertreten durch
Deutsche Arbeitsgemeinschaft zum Studium der Leber e. V. (GASL)	Prof. Dr. Elke Roeb, Vorsitzende
Lebertransplantierte Deutschland e. V.	Egbert Trowe, Stellv. Vorsitzender
Berufsverband Niedergelassener Gastroenterologen Deutschlands e. V. (bng)	Dr. Stefan Mauss
Deutsche Gesellschaft für Pathologie e. V.	Prof. Dr. Hans-Heinrich Kreipe
Deutsche Gesellschaft für Verdauungs- und Stoffwechselkrankheiten e. V. (DGVS)	Prof. Dr. Thomas Berg
Deutsche Leberhilfe e. V.	Achim Kautz
Hep-Net e. V.	Dr. Markus Cornberg
Medizinische Hochschule Hannover	Holger Baumann
Universitätsklinikum Frankfurt	Prof. Dr. Roland Kaufmann
Deutsche Gesellschaft zur Bekämpfung der Krankheiten von Magen, Darm und Leber sowie von Störungen des Stoffwechsels und der Ernährung e.V. (Gastro-Liga)	Prof. Dr. Jürgen F. Riemann
Prof. Dr. Michael P. Manns	
Roche Pharma AG	Dr. Jutta Steinmüller
Novartis Pharma GmbH	Dr. Jürgen Zimmermann
GlaxoSmithKline GmbH & Co. KG	Dr. Ravi Walli
Gilead Sciences GmbH	Ingeborg Kuhn-Hartmann
Essex Pharma GmbH	Dr. Jutta Wendel-Busch

Abb. 14.1: Gremienmitglieder der Deutschen Leberstiftung.

Bewusstsein für Lebererkrankungen zu steigern. Hierzu gehört bspw. die gemeinsame Pressearbeit mit dem Deutschen Olympischen Sportbund (DOSB) anlässlich der Olympischen Spiele 2008 in China, einem Land mit einer hohen Hepatitis-B-Prävalenz. Die Deutsche Leberstiftung prüfte den Impfstatus der Athleten und stellte ggf. den Impfstoff gegen Hepatitis A und B zur Verfügung. Mit diesen und ähnlichen Aktionen etabliert die Deutsche Leberstiftung das Thema "Lebererkrankungen" in der Öffentlichkeit.

Gemeinsam mit der Gastro-Liga und der Deutschen Leberhilfe ist die Deutsche Leberstiftung Ausrichter des alljährlich stattfindenden "Deutschen Lebertages" am 20. November. An diesem bundesweiten Aktionstag finden regionale Veranstaltungen wie Arzt-Patienten-Seminare, Lebertest-Aktionen usw. sowie eine zentrale Pressekonferenz statt. Der Deutsche Lebertag findet eine hohe Resonanz in der regionalen und überregionalen Presse und trägt erheblich dazu bei, die Öffentlichkeit für das Thema "Leber" zu sensibilisieren.

Für die Forschungsvernetzung veranstaltet die Deutsche Leberstiftung jährlich im Juni das "Hep-Net Symposium". Das Jahrestreffen hat mittlerweile einen festen Platz im hepatologischen Kongresskalender. Themen sind sowohl klinisch-praktische Aspekte als auch neue Erkenntnisse aus grundlagenwissenschaftlichen Projekten. Außerdem bietet sich hier die Gelegenheit für Treffen der Verbundprojekte oder Arbeitsgruppen.

Im Rahmen des Wissenstransfers erscheint zweimal jährlich die Zeitschrift "HepNet Journal" mit kompetenten aktuellen Beiträgen zur Hepatologie. Hierzu gehören u.a. Berichte von den EASL- und AASLD-Jahrestagungen sowie Zusammenfassungen aktueller Leitlinien. Die Website der Deutschen Leberstiftung (☞ www.deutsche-leberstiftung.de) informiert Fachkreise und die breite Öffentlichkeit über Lebererkrankungen und bietet verschiedene Hilfen, wie Leitlinien-Texte, Lebertests und Informationsmaterial zum Download an.

Durch verschiedene Faltblätter (Hepatitis B und C, "Check-up für die Leber") vermittelt die Deutsche Leberstiftung aktuelle, leitlinienkonforme Informationen zu Lebererkrankungen an Ärzte und Patienten (☞ Abb. 14.2). Die Faltblätter zur Hepatitis

B und C werden in zahlreichen Fremdsprachen herausgegeben, um möglichst viele betroffene Bevölkerungsgruppen zu erreichen.

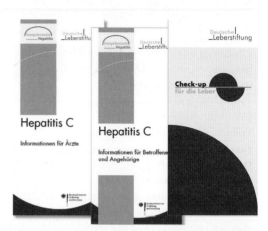

Abb. 14.2: Verschiedene Faltblätter der Deutschen Leberstiftung.

Zudem wird eine Telefonsprechstunde für Patienten und Ärzte angeboten, die vor allem von Patienten intensiv genutzt wird (Tel.: 01805 - 45 00 60, Montag bis Donnerstag zwischen 14:00 und 16:00 Uhr - Euro 0,14/min aus dem deutschen Festnetz, abweichende Preise aus dem Mobilfunk). Möglich ist auch eine Beratung über E-Mail (info@deutsche-leberstiftung.de).

Mit ihren Assoziierten Ärzten, Wissenschaftlern, Kliniken und Selbsthilfegruppen baut die Deutsche Leberstiftung ein Netzwerk aus Personen und Institutionen auf, die sich durch eine Kompetenz im Bereich der Lebererkrankungen ausweisen bzw. die Kompetenz der Deutschen Leberstiftung nutzen können (☞ Abb. 14.3). Dies dient der Verbesserung der Patientenversorgung. Für einen entsprechenden Jahresbeitrag bietet die Deutsche Leberstiftung umfangreiche Leistungen an. Assoziierte Ärzte und Wissenschaftler sowie die Mitarbeiter von Kliniken und Selbsthilfegruppen haben die Möglichkeit, individuelle Beratung von ausgewiesenen Experten in Anspruch zu nehmen, können kostenfrei an hepatologischen Fortbildungen und Symposien teilnehmen und haben Zugang zu exklusiven Informationen im Intranet, bspw. zu den Beiträgen verschiedener Intensivkurse zum Thema "Klinische Hepatologie". Auf der Website der Deutschen Leberstiftung werden alle Assoziierten Ärzte, Wissenschaftler, Kliniken und Selbsthilfegruppen aufgelistet. Darüber hinaus können sie selbst mit Urkunden werbewirksam auf ihre Assoziation mit der Deutschen Leberstiftung hinweisen. Durch den Jahresbeitrag helfen die "Assoziierten der Deutschen Leberstiftung" die Arbeit des "Kompetenznetz Hepatitis" fortzusetzen.

Zur Einwerbung von finanziellen Mitteln für die Fortführung der Projekte im "Kompetenznetz Hepatitis" wirbt die Deutsche Leberstiftung außerdem erfolgreich um Sponsoren, die sich als "Partner" bzw. "Förderer" langfristig für die Stiftung engagieren.

Durch diese verschiedenen Maßnahmen ist die Deutsche Leberstiftung auf einem guten Weg, die wissenschaftlichen Projekte des "Kompetenznetz Hepatitis" nach dem Auslaufen der staatlichen Förderung fortzusetzen, das öffentliche Bewusstsein für Lebererkrankungen zu steigern und das Wissen aus der Forschung zeitnah zu den Patienten zu bringen.

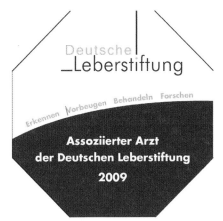

Abb. 14.3: Signet "Assoziierter Arzt der Deutschen Leberstiftung".

Literatur

1. Robert Koch Institut. Virushepatitis B, C und D im Jahr 2007. 2008;46:395-408.

2. Manns MP, Meyer S, Wedemeyer H. The german network of excellence for viral hepatitis (hep-net). Hepatology 2003;38(3):543-544.

3. Cornberg M, Protzer U, Dollinger MM, Petersen J, Wedemeyer H, Berg T et al. Prophylaxis, Diagnosis and Therapy of Hepatitis-B-Virus-(HBV-)Infection: upgrade of the guideline, AWMF-Register 021/011. Z Gastroenterol 2007;45(6):525-574.

15. Ausblick: Neue therapeutische Optionen und Impfstoffentwicklung

Mehr als die Hälfte der im Rahmen von kontrollierten Studien behandelten Patienten mit einer chronischen Hepatitis C kann mittlerweile erfolgreich behandelt werden. Diese erfreuliche und für Virusinfektionen des Menschen einmalige Entwicklung war nur durch gemeinsame Anstrengungen von Grundlagenwissenschaften, klinischer Forschung und pharmazeutischer Industrie möglich. Dennoch ist zu berücksichtigen, dass innerhalb von Studien nur selektionierte Patienten behandelt werden, die strenge Ein- und Ausschlusskriterien erfüllen. Probleme und aktuelle therapeutische Strategien für verschiedene Gruppen von Patienten, die diese Einschlusskriterien oft nicht erfüllen, sind daher in Kap. 9. ausführlich beschrieben worden. Das Hauptproblem aller zurzeit verfügbaren Therapien der Hepatitis C ist jedoch, dass sich die Behandlung auf den Einsatz von Interferon-α stützt. Der Einsatz von Typ-I-Interferonen ist neben den erheblichen Kosten häufig mit zahlreichen, zum Teil schwerwiegenden Nebenwirkungen verbunden. Ribavirin kann ebenfalls bei zahlreichen Patienten nicht eingesetzt werden. Bezogen auf die Gesamtpopulation von HCV-Infizierten muss somit festgestellt werden, dass eine Viruselimination nur bei einer Minderzahl der Patienten erreicht werden kann und für viele gegenwärtig keine Optionen existieren, den Krankheitsprozess aufzuhalten. Daher werden zahlreiche alternative Optionen bereits in klinischen Studien untersucht. Schwerpunkte sind dabei zum einen Substanzen, die direkt die Vermehrung des Hepatitis-C-Virus hemmen, zum anderen Ansätze, die die Immunantwort des Körpers gegen das Virus verstärken oder dahingehend modulieren, dass die Progression der Lebererkrankung gestoppt wird [1, 2].

15.1. Hemmung der Aufnahme des Hepatitis-C-Virus in die Zelle

Prinzipiell ist es denkbar, die Vermehrung des Virus dadurch zu hemmen, dass man die Aufnahme des HCV in die Zielzelle blockiert. Zum einen kann dies durch Hemmung der Bindung an die Zelloberfläche erfolgen, zum anderen könnte die Internalisierung in die Zelle gehemmt werden.

Neutralisierende Antikörper, die an diesen Punkten ansetzen könnten, stehen leider nicht für einen klinischen Einsatz zur Verfügung. Erste klinische Studien zum Einsatz von anti-HCV-Immunglobulinen zur Verhinderung einer Reinfektion nach Lebertransplantation waren erfolglos. Es werden aktuell jedoch potentere Antikörper entwickelt, die bereits in klinischen Studien getestet werden [3].

Um die Bindung und die Aufnahme des Hepatitis-C-Virus zu hemmen, müssen zunächst noch weitere Kenntnisse gewonnen werden, wie das HCV internalisiert wird und wie der Hepatotropismus zu erklären ist. Zwar bindet HCV CD81, dieses Molekül ist jedoch auf annähernd allen Körperzellen exprimiert. Möglicherweise benutzt HCV nach Bindung an CD81 den LDL-Rezeptor zur Aufnahme in die Hepatozyten [4]. Claudin-1, ein Bestandteil der tight junctions in Hepatozyten, wurde kürzlich als wichtiger Kofaktor für den Eintritt des Hepatitis-C-Virus in den Hepatozyten beschrieben [5]. Weitere Kandidatenmoleküle, die an der Bindung des HCV beteiligt sein können, sind DC-SIGN [6] und der so genannte "Scavenger-Receptor Typ II" [7]. Von großer Bedeutung dürfte die Entwicklung eines Zellkultursystems sein, bei dem infektiöse Partikel gebildet werden und mit dem somit auch die initialen Schritte der HCV-Replikation untersucht werden können [8]. Diese neuen Erkenntnisse könnten dann die Grundlage für zukünftige Therapien bilden, ohne dass zurzeit jedoch konkrete klinische Projekte absehbar sind.

15.2. Inhibition viraler RNA

In Tab. 15.1 sind Möglichkeiten zusammengefasst, die Replikation des HCV direkt zu hemmen. Ziel neuer HCV-RNA-gerichteter Therapieansätze ist eine möglichst spezifische und effektive Spaltung hochkonservierter, einzelsträngiger, funktionell bedeutender Regionen des Virus, um dadurch eine signifikante Inhibition der viralen Translation und Replikation zu erzielen. Insbesondere das Fehlen von ins Genom integrierten HCV-Sequenzen, sowie die Möglichkeit simultan verschiedene Regionen des Virus zu attackieren, lassen RNA-gerichtete Therapieformen bei HCV viel versprechend erscheinen.

Inhibition viraler RNA
• Antisense-Oligonukleotide
• katalytische RNA-Moleküle (Ribozyme)
• intrazelluläre Expression antiviraler Proteine oder Peptide (z.B. dominant negative Mutanten)
Inhibition viraler Enzyme
• NS3-Serinproteaseinhibitoren NS3-Helikaseinhibitoren
• NS5B RNA-abhängige RNA-Polymeraseinhibitoren

Tab. 15.1: Direkt antivirale Therapieansätze gegen Hepatitis C.

Nukleinsäuren, wie Antisense-Oligonukleotide oder Ribozyme, sind in zahlreichen experimentellen Ansätzen untersucht worden. Diese Moleküle können entweder über Komplexbildung mit lipophilen Substanzen von extrazellulär aufgenommen werden oder intrazellulär mittels eines gentherapeutischen Ansatzes, z.B. über adenovirale Vektoren (die zur Infektion der sich nicht teilenden Hepatozyten eingesetzt werden können), exprimiert werden. Als Zielstrukturen von Antisense-Oligonukleotiden oder Ribozymen bieten sich bei HCV insbesondere die für die virale Replikation entscheidende, zwischen den Genotypen hochkonservierte interne Ribosomenbindungsstelle (IRES) in der 5'-NC-Region, das Core-Gen oder die 3'-NC-Region des Virus an. Der inhibitorische Effekt von Antisense-Oligonukleotiden entsteht durch die Bindung komplementärer Nukleinsäuren an virale RNA, wodurch RNAse H induziert wird, nachfolgend die Degradation der HCV-RNA stattfindet, und dadurch nicht nur die HCV-Translation, sondern auch die Replikation des Virus inhibiert wird. *In-vitro*-Translationsstudien sowie Untersuchungen an transformierten, HCV-Core-exprimierenden Hepatozyten belegen eine Hemmung der HCV-Genexpression durch Antisense-Oligonukleotide [9].

Antisense-Oligonukleotide sind bereits in einer ersten Pilotstudie bei Patienten mit chronischer Hepatitis C eingesetzt worden. ISIS 14803 ist ein Oligodeoxynukleotid, welches mit der HCV-IRES-Region interagiert und *in vitro* HCV-RNA und Proteinexpression inhibiert. Etwa ein Drittel der Patienten zeigte eine Reduktion der HCV-Viruslast um mehr als eine Logstufe. Dieser Effekt ist wahrscheinlich eher einer Immunaktivierung als einer direkt antiviralen Wirkung zuzuschreiben, da Anstiege der Transaminasen mit der Reduktion der Viruslast in den meisten Patienten verbunden waren und der antivirale Effekt erst mit einer zeitlichen Verzögerung von 1-2 Wochen zu beobachten war [10].

Im Bereich der **katalytischen RNA-Moleküle** werden zumeist Hammerhead- oder Hairpin-Ribozyme eingesetzt. Ribozyme (**Ribo**nukleinsäure-**Enzyme**) sind kleine katalytische RNA-Moleküle, die aus charakteristischen konservierten RNA-Sequenzen und einem katalytischen Zentrum bestehen [11]. Über ihre Bindungsarme (die komplementär zur gewünschten Zielsequenz gestaltet werden) hybridisieren Ribozyme passende Sequenzen der RNAs gewünschter Ziel-Gene und entfalten unter geeigneten Bedingungen über das katalytische Zentrum eine sequenzspezifische Spaltungsaktivität, die zur Spaltung, Destabilisierung und nachfolgend dem intrazellulären Abbau der Ziel-RNA führt. Neben der Sequenzspezifität liegt ein weiterer Vorteil von Ribozymen darin, dass ein Ribozym-Molekül intrazellulär sukzessiv mehrere Ziel-RNAs spalten kann und unverändert aus diesen Spaltungsreaktionen hervorgeht.

Die Ergebnisse einer ersten Pilotstudie zum Einsatz des HEPATAZYME, welches als Zielstruktur die 5'-untranslatierte Region des HCV hat, zeigten jedoch eher enttäuschende Ergebnisse. Ein leichter Abfall der HCV-RNA war bei 3 von 33 Patienten zu beobachten [12]. Ob eine Kombination von anderen Ribozymen oder Antisense-Oligonucleotiden in Kombination mit z.B. Interferon-α sinnvoll ist, müssen zukünftige Studien zeigen.

15.3. Inhibition viraler Enzyme

Die Prozessierung der viralen Polyproteinkette wird durch zelluläre Peptidasen (C, E1, E2) und durch die viralen Proteasen NS2/3 (Metalloproteinase) sowie NS3 (Serinprotease) bewerkstelligt [13]. Mit der Aufklärung der dreidimensionalen Struktur der NS3-Serinprotease ist die Voraussetzung zur Entwicklung von **HCV-Proteaseinhibitoren** geschaffen worden. Die NS3-kodierte Helicase als Teil des Replikase-Komplexes dient der Trennung der viralen RNA nach der Replikation durch die HCV-Polymerase, besitzt daher eine zentrale Bedeutung für die Replikation des Virus und ist somit von besonderem Interesse für die Entwicklung spezifischer Helicaseinhibitoren. Auch hier konnten durch die Auflösung der dreidimensionalen Struktur mit der Charakterisierung von drei miteinander verbundenen funktionalen Domänen, welche ATPase- und RNA-Bindungsaktivität erlauben, wichtige Hinweise auf die Funktion des Enzyms gewonnen werden.

Basierend auf diesen strukturellen und funktionellen Informationen sind für HCV-Protease, -Helicase und -Polymerase Screening-Assays zur Identifizierung von Inhibitoren entwickelt worden. Als erste Substanz ist der Serin-Proteaseinhibitor BILN-2061 erfolgreich bei Patienten mit chronischer Hepatitis C getestet worden [14]. In einer ersten Testphase wurde BILN-2061 in 4 Dosen für 2 Tage oral gegeben. Dabei war eine dosisabhängige Reduktion der Viruslast zu beobachten, die für die Dosis 200 mg/Verabreichung nach 48 h mehr als 2-Logstufen bei allen Patienten betrug. Leider ist die weitere Entwicklung dieser Substanz jedoch gestoppt worden, da in Tierversuchen Kardiotoxizitäten bei einer Gabe von sehr hohen Dosen von BILN-2061 aufgetreten sind [15]. BILN-2061 hat jedoch bereits ein mögliches Problem von Proteaseinhibitoren gezeigt, das in der Spezifität für einen HCV-Genotyp liegt. Die Substanz war etwa um den Faktor 100 weniger effektiv bei Patienten, die mit dem HCV-Genotyp 3 infiziert waren [16], als bei Genotyp-1-Patienten (☞ Abb. 15.1). Ob möglicherweise sogar Unterschiede zwischen HCV-Subtypen wie 1a und 1b für Enzyminhibitoren existieren, wird Gegenstand der kommenden Studien sein.

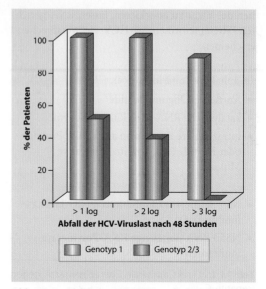

Abb. 15.1: Abfall der HCV-RNA nach 4-maliger Gabe des HCV-Proteaseinhibitors BILN-2061 (500 mg) bei Patienten mit Genotyp 1 und 2 oder 3. Nach [13] und [14].

Aktuell befinden sich zahlreiche Proteaseinhibitoren in Phase I und II der klinischen Prüfung (☞ Tab. 15.2), für zwei Substanzen wurden 2008 bereits klinische Phase-III-Studien begonnen. Es handelt sich dabei um das von Vertex entwickelte Telaprevir (VX-950) und die Substanz Boceprevir (SCH503034) von Schering-Plough.

Telaprevir zeigte in einer Phase-I-Studie in einer Dosis von 750 mg 3 × täglich bei 34 Patienten, von denen 27 auf eine Vortherapie nicht angesprochen hatten, einen mittleren HCV-RNA-Abfall von 4,4 $\log_{10}$ IE/ml über 14 Tage [19]. Boceprevir zeigte in Kombination mit pegyliertem Interferon-α2b in einer Phase-Ib-Studie mit ebenfalls zuvor erfolglos therapierten Patienten, eine Reduktion der HCV-RNA bis zu 2,9 $\log_{10}$ IE/ml bei 3 × täglicher Gabe von 400 mg über 2 Wochen [20].

Bereits vorliegende Daten für beide Substanzen in Kombination mit pegyliertem Interferon-α2a/b und Ribavirin zeigen ein schnelles Abfallen der HCV-RNA zu den Therapiewochen 4 und 12, Daten über anhaltendes virologisches Ansprechen (SVR = HCV-RNA 24 Wochen nach Therapieende negativ) sind ebenfalls bereits vorgestellt worden und verglichen mit den Raten für anhaltendes virologisches Ansprechen durch die Standardtherapie erfreulich (☞ Abb. 15.2: PROVE 1 [21, 22], PROVE 2 [23], SPRINT 1 [24]).

In der PROVE-2-Studie erreichten insgesamt 60 % der Patienten nach nur 12 Wochen Tripeltherapie ein anhaltendes virologisches Ansprechen. Diese Daten lassen darauf hindeuten, dass durch Telaprevir eine Therapieverkürzung auf 12 oder 24 Wochen für therapienaive Patienten mit dem HCV-Genotyp 1 möglich erscheint [25].

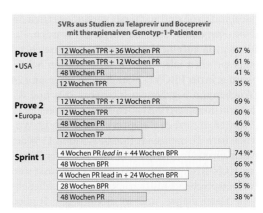

SVRs aus Studien zu Telaprevir und Boceprevir mit therapienaiven Genotyp-1-Patienten

Prove 1 • USA	12 Wochen TPR + 36 Wochen PR	67 %
	12 Wochen TPR + 12 Wochen PR	61 %
	48 Wochen PR	41 %
	12 Wochen TPR	35 %
Prove 2 • Europa	12 Wochen TPR + 12 Wochen PR	69 %
	12 Wochen TPR	60 %
	48 Wochen PR	46 %
	12 Wochen TP	36 %
Sprint 1	4 Wochen PR *lead in* + 44 Wochen BPR	74 %*
	48 Wochen BPR	66 %*
	4 Wochen PR lead in + 24 Wochen BPR	56 %
	28 Wochen BPR	55 %
	48 Wochen PR	38 %*

Abb. 15.2: Dargestellt sind die *sustained virological responses* (SVR), d.h. die Anzahl der Patienten, die 24 Wochen nach Therapieende ein anhaltendes virologisches Ansprechen (HCV-RNA negativ) zeigen (* für die 48-wöchigen Therapiearme der SPRINT-1-Studie sind bislang nur die SVR 12, d.h. 12 Wochen nach Therapieende, verfügbar). P=pegyliertes Interferon-α2a/b, R= Ribavirin, T=Telaprevir, B=Boceprevir.

HCV-Protease-Inhibitoren	Stand der Entwicklung
BILN-2061 (Boehringer Ingelheim)	Phase I (2-3 $\log_{10}$-Abfall der HCV-RNA nach 2 Tagen), Effektiver bei HCV-Genotyp 1. Programm gestoppt
BI201335 (Boehringer Ingelheim)	Phase II (2,9-4,0 $\log_{10}$-Abfall der HCV-RNA nach 2-4 Tagen je nach Dosis)
TMC435350 (Tibotec)	Phase II (1 × tägliche Gabe möglich, 3,47 (25 mg) und 4,55 (75 mg) $\log_{10}$-Abfall der HCV-RNA nach 7 Tagen in Kombination mit PEG-IFN und RBV)
MK-7009 (Merck)	Phase II (1,8-4,6 $\log_{10}$-Abfall der HCV-RNA nach 8 Tagen Monotherapie)
VX-950 (Telaprevir) (Vertex)	Phase-III-Studien für therapienaive und therapieerfahrene Patienten haben 2008 begonnen, Ergebnisse PROVE-I- und PROVE-II-Studien ☞ Tab. 15.2
SCH503034 (Boceprevir) (Schering-Plough)	Phase-III-Studien für therapienaive und therapieerfahrene Patienten haben 2008 begonnen, Ergebnisse SPRINT-1-Studie ☞ Tab. 15.2
HCV-Polymerase-Inhibitoren	Stand der Entwicklung
R1626 (Roche)	Beendigung der weiteren Entwicklung 2008 aufgrund unerwarteter hämatologischer Nebenwirkungen in der Phase-IIb-Studie
NM283, Valopicitabine (Idenix)	Entwicklung aufgrund von ausgeprägten gastrointestinalen Nebenwirkungen (Übelkeit, Erbrechen) gestoppt
R7128 (Pharmasset & Roche)	Phase IIb geplant für 2009 (3,8-5,1 $\log_{10}$-Abfall der HCV-RNA nach 4 Wochen in Kombination mit PEG-IFN und RBV)
PF-00868554 (Pfizer)	Phase II (0,68-1,95 $\log_{10}$-Abfall der HCV-RNA nach 8 Tagen Monotherapie)
GS-9190 (Gilead)	Phase-II-Studie hat im Januar 2009 begonnen

Tab. 15.2: Auswahl HCV-Enzymhemmer Stand 2/2009.

Hoffnungsvoll sind auch erste vorläufige Daten für Non-Responder, die 2008 vorgestellt wurden. Patienten, die auf eine Vortherapie nicht ausreichend angesprochen oder einen Relapse erlitten haben, wurden in der PROVE-3-Studie über insgesamt 24 Wochen mit pegyliertem Interferon-α2a und Ribavirin therapiert und haben dabei in den ersten 12 Wochen zusätzlich Telaprevir erhalten. 12 Wochen nach Therapieende (SVR 12) waren 41 % der vormaligen Non-Responder und 73 % der Relapser HCV-RNA-negativ [26]. Diese Ergebnisse sind vielversprechend, müssen aber in der abschließenden Datenanalyse und in zukünftigen Studien noch bestätigt werden.

Boceprevir zeigte bei therapieerfahrenen Patienten geringere SVR-Raten von maximal 14 % [27]. Es ist jedoch anzumerken, dass diese Studie 2005 geplant wurde und als Dosisfindungsstudie ausgelegt war. Damit sind viele Patienten mit initial zu niedrigen Dosen von Boceprevir und teilweise ohne Ribavirin therapiert worden. Nach einer Zwischenanalyse erfolgte dann auf Anraten des *Data Safety Boards* eine Dosisanpassung von Boceprevir sowie die Zugabe von Ribavirin in allen Studienarmen. Eine optimale Dosierung (800 mg 3 × täglich) hätte möglicherweise zu höheren Ansprechraten geführt.

Ein wichtiger Aspekt neuer Medikamente ist immer auch die Entwicklung von Resistenzen gegen die entsprechenden Substanzen. Sowohl im HCV-Replikon als auch in klinischen Studien konnten Resistenzen gegen NS3/4A-Proteaseinhibitoren identifiziert werden. Eine aktuelle Studie zeigt, dass Virusvarianten, die mit Resistenz gegen Proteaseinhibitoren einhergehen, bei 1-2 % therapienaiver Patienten gefunden werden [28]. Die höchste Resistenz für Telaprevir und Boceprevir besteht für die Mutation A156. Die übrigen weiteren bislang identifizierten Resistenzen sind heterogen verteilt. Für Boceprevir konnte kürzlich gezeigt werden, dass mit steigender Supprimierung der HCV-RNA die Frequenz von Resistenzmutationen anstieg, diese aber nach Absetzen von Boceprevir wieder rückläufig waren [29]. Weiterhin konnte für Boceprevir gezeigt werden, dass durch Kombination mit pegyliertem Interferon-α das Auftreten von Resistenzen im Vergleich zu Boceprevir Monotherapie deutlich vermindert werden kann [30]. Unter Monotherapie mit Telaprevir

entstandene Virusvarianten waren bis zu sieben Monate nach Therapieende nachweisbar [31].

Neben **Proteaseinhibitoren** werden auch Polymeraseinhibitoren in klinischen Studien untersucht. Als Angriffsstruktur fungiert das Nicht-Strukturprotein 5B (NS5B), wobei es sich um eine RNA-abhängige RNA-Polymerase handelt. Es werden nucleosidale und nicht-nucleosidale Inhibitoren der NS5B-Polymerase unterschieden, wobei die nucleosidalen Polymeraseinhibitoren Analoga des natürlichen Substrats des Enzyms darstellen. Nach Konvertierung zu Triphosphaten werden sie in die elongierende RNA eingebaut und führen dort zu einem Abbruch der Nukleinsäurekette. Sie wirken auf alle HCV-Genotypen und haben eine hohe genetische Barriere [32].

Einer der ersten bei Patienten untersuchten nicht-nucleosidalen Polymeraseinhibitoren war BILB1941 von Boehringer Ingelheim. In einer Phase-I-Monotherapiestudie zeigte sich nach 5-tägiger Gabe eine Reduktion der HCV-RNA um bis zu 3 $\log_{10}$-Stufen. Da u.a. bei in der Folge höher getesteten Dosen die Zahl der Patienten mit Diarrhoen stetig zunahm, wurde die weitere Entwicklung der Substanz gestoppt [33].

Der von Roche entwickelte nucleosidale Polymeraseinhibitor R1626 zeigte in Kombination mit pegyliertem Interferon-α2a und Ribavirin nach 4-wöchiger Gabe eine Reduktion der HCV-RNA um 5,2 $\log_{10}$ [34]. Allerdings nahmen dosisabhängig die unerwünschten Effekte (Blutbildveränderungen wie Abfall von Hämoglobin, Leukozyten und Thrombozyten) zu, so dass aufgrund unerwarteter Nebenwirkungen die weitere Entwicklung der Substanz 2008 beendet wurde. Für einen weiteren nucleosidalen Inhibitor der NS5B-Polymerase R7128 von Pharmasset wurden kürzlich Ergebnisse nach 4-wöchiger Tripeltherapie zusammen mit pegyliertem Interferon-α2a und Ribavirin berichtet. Dabei konnte eine Reduktion der HCV-RNA um 3,8 bis 5,1 $\log_{10}$-Stufen, je nach Dosierung mit 500 mg oder 1.500 mg täglich gezeigt werden. In der hohen Dosierung erreichten 85 % der Patienten eine rapid virological response (RVR), d.h. sie waren nach vier Wochen HCV-RNA-negativ (Pressemitteilung Pharmasset 07.01.2008).

Der Vorteil von nucleosidalen Inhibitoren wie R1626 liegt darin, dass sie im Gegensatz zu nicht-nucleosidalen Inhibitoren keine vorbestehenden

Resistenzmutationen in therapienaiven Patienten gezeigt haben. Nicht-nukleosidale Polymeraseinhibitoren sind darüber hinaus HCV-Geno- und Subtyp-abhängig [35]. Zahlreiche nicht-nucleosidale Polymeraseinhibitoren namhafter Hersteller wie Gilead (GS-9190), Pfizer (PF-868,554), Virochem (VCH-759) oder Boehringer Ingelheim (BI 207127) befinden sich in Phase-I- oder Phase-II-Studien. Nach Monotherapiegabe zeigen diese Substanzen einen Abfall der HCV-RNA um mehr als eine $\log_{10}$-Stufe innerhalb weniger Tage.

Zusammenfassend sind aus der Klasse der Inhibitoren der viralen Enzyme die vorliegenden Daten für die Substanzen Telaprevir und Boceprevir am vielversprechensten. Bei erfolgreichem Ablauf der Phase-III-Studien, kann eine Zulassung 2011/2012 erwartet werden. Der Nutzen wird zum einen eine Steigerung der SVR bei therapienaiven Genotyp-1-Patienten sein. Basierend auf den Daten der PROVE-1- und -2-Studien mit Telaprevir ist ein Ansteigen der SVR um 10 bis 20 % zu erreichen. Der zweite große Vorteil wird in der Verkürzung der Gesamttherapiedauer liegen. Boceprevir wurde in Kombination mit Standardtherapie nur für 24 bis 48 Wochen geprüft, Telaprevir hingegen hat bei 60 % der therapienaiven Genotyp-1-Patienten, die eine Tripeltherapie über 12 Wochen erhalten haben, ein anhaltendes virologisches Ansprechen (SVR) erreicht [36]. Die von Vertex veröffentlichten Daten mit Ansprechraten von 41 % bei vormals Non-Responder-Patienten sind ebenfalls erfreulich. Weitere Studien für therapieerfahrene Patienten mit Boceprevir in optimaler Dosis müssen abgewartet werden.

Eine weitere interessante Frage, die es zu klären gilt, ist, ob Proteaseinhibitoren bei *Non-Responder*-Patienten dazu beitragen können, dass Interferon-α-Nichtansprechen zu überwinden, um eine funktionelle Monotherapie mit dem Proteaseinhibitor bei Kombinationstherapie mit pegyliertem Interferon-α zu vermeiden. Denn eine Monotherapie führt zu schneller Selektion von Resistenzmutationen, die zumindest für einige Monate nach Therapieende persistieren [37]. Dies könnte durch Kreuzresistenzen die Möglichkeit des Einsatzes weiterer Proteaseinhibitoren minimieren. Es ist vorstellbar, dass durch eine Blockade der Hepatitis-C-Virus-Replikation die inhibierenden Effekte des Virus auf den *Interferon Response Pathway* verhindert werden könnten und somit neben

der direkten antiviralen Wirksamkeit der Substanzen auch das Ansprechen für Interferon-α wiederhergestellt werden könnte [38].

Über das Spektrum unerwünschter Arzneimittelwirkungen der neuen Medikamente wird ebenfalls mehr Information aus größeren Studien benötigt. Die schwerwiegendste Nebenwirkung von Telaprevir stellt das Auftreten von Hautausschlägen dar. Boceprevir zeigte sich bislang weitestgehend gut verträglich, lediglich die Rate von Dysgeusie (Störung des Geschmackempfindens) sowie Anämie war höher bei den zusätzlich mit Boceprevir behandelten Patienten im Vergleich zum Kontrollarm [39, 40]. Insbesondere die höhere Rate an Anämien muss weiter evaluiert werden, da sie die maximale Dosis von Ribavirin minimieren kann und viele Studien gezeigt haben, dass eine klare Dosisabhängigkeit zwischen Ribavirin und anhaltendem virologischen Ansprechen besteht [41]. Ribavirin wird auch in zukünftigen Therapieregimen zusammen mit pegyliertem Interferon-α2a/b Bestandteil sein, solange nur eine neue Klasse von HCV-Enzyminhibitoren verfügbar ist.

Ein weiteres Problem sowohl für Boceprevir als auch für Telaprevir ist die 3 × tägliche Einnahme, die eine sehr gute Patientencompliance erforderlich macht. Daher muss in Zukunft die 2 × tägliche Dosierung weiter untersucht werden. Erste Ergebnisse für Telaprevir in 2 × täglicher Dosierung zeigen ein ähnliches Ansprechen nach 12-wöchiger Therapie wie bei 3 × täglicher Gabe [42]. Es konnte weiterhin bereits gezeigt werden, dass die Plasmaspiegel von Boceprevir und Telaprevir durch die Zugabe von Ritonavir stark gesteigert werden können und damit gegebenenfalls eine 2 × tägliche Gabe ermöglicht werden kann [43].

Alle momentan in klinischen Studien befindlichen Proteaseinhibitoren wurden bislang lediglich bei Genotyp-1-Patienten untersucht. Für BILN 2061 von Boehringer Ingelheim konnte nur eine reduzierte Effektivität bei Genotyp-2- und -3-Patienten gezeigt werden. Diese Patienten zeigen zwar ein wesentlich höheres virologisches Ansprechen verglichen mit Genotyp-1-Patienten auf eine Standardtherapie, nichtsdestotrotz erreichen aber 10 bis 40 % der Genotyp-2- und -3-Patienten keine SVR. Weiterhin können viele Patienten aufgrund von Kontraindikation für eine Therapie mit Interferon-α überhaupt nicht therapiert werden. Es besteht also auch hier eine dringende Notwendigkeit neuer Therapiemöglichkeiten.

Das Ziel aller aktuellen Bestrebungen muss eine definitive Therapie mit einer festgelegten Dauer ohne Interferon und Ribavirin sein. Dies kann nur mit einer Kombination von zwei oder mehr direkt antiviral wirksamen Medikamenten verschiedener Klassen gelingen. *"Proof-of-concept"* für diesen Therapieansatz gelang mit der Kombination aus einem Protease- mit einem Polymeraseinhibitor in Schimpansen. Eines von drei Tieren konnte nach nur 30 Tagen Kombinationstherapie gefolgt von einer wenige Wochen dauernden Proteaseinhibitor Monotherapie das Hepatitis-C-Virus eliminieren (Olsen, HepDART 2007).

Erste Daten bei Menschen wurden durch Kombination des Polymerase-Inhibitors R7128 mit dem Protease-Inhibitor R7227/ITMN-191 gewonnen: Innerhalb von 14 Tagen kam es zu einem Abfall der HCV-RNA um bis zu 5,2 log-Stufen. Bei einem Viertel der Patienten lag die Viruslast sogar unter der Nachweisgrenze von 15 IU/ml. Langzeitdaten dieses vielversprechenden Ansatzes zu Effektivität und Verträglichkeit liegen jedoch bisher nicht vor [44].

15.4. Modulation der Immunantwort

Die Immunantwort des Körpers gegen das Hepatitis-C-Virus kann entweder spezifisch verstärkt (☞ Impfstoffentwicklung Abschnitt 15.5.) oder aber unspezifisch durch den lokalen oder systemischen Einsatz von Zytokinen moduliert werden. Grundsätzlich können dabei zwei verschiedene Strategien verfolgt werden: Verstärkung der Th-1-Antwort mit dem Ziel, die Virusreplikation zu hemmen; zum anderen Herunterregulation von pro-entzündlichen Zytokinen, um den Progress der Lebererkrankung zu verhindern, ohne eine Viruselimination anzustreben.

Das Netzwerk zellulärer Immunantworten ist ausführlich in Kap. 3. beschrieben worden. Die erste Immuntherapie der Hepatitis C war der Einsatz von Ribavirin, das kaum direkt antiviral gegen Hepatitis C wirkt, wohl aber neben anderen möglichen Effekten auf die HCV-Mutagenese [45] einen so genannten TH-2-TH-1-Shift induziert, d.h. Interferon-γ-Antworten werden verstärkt und IL-10

wird gehemmt [46]. Wie Ribavirin diese Effekte genau ausübt, ist bisher nicht bekannt.

Das Zytokin IL-12 spielt eine zentrale Rolle bei der Induktion von antiviralen T-Zellen, die insbesondere Interferon-γ und TNF-α produzieren. Rekombinantes IL-12 ist in einer Studie bei Patienten mit chronischer Hepatitis C eingesetzt worden [47]. Es kam nur zu einer leichten Reduktion der Viruslast und zu keiner dauerhaften Viruskontrolle. Ob IL-12 aber möglicherweise einen Einsatz in der Kombinationstherapie mit anderen antiviralen Substanzen hat, müssen zukünftige Studien zeigen. Zahlreiche andere Zytokine, Wachstumsfaktoren oder unspezifische Immunmodulatoren (z.B. GM-CSF, Thymosin-α, Histamine, etc.) sind in kleinen Pilotstudien bei der chronischen Hepatitis C eingesetzt worden, ohne dass sich eine der Substanzen durchsetzen konnte. Auch ist die alleinige Gabe von Interferon-γ nicht ausreichend eine signifikante Senkung der HCV-Viruslast zu induzieren [48].

Toll-Like-Rezeptoren (TLRs) spielen eine wichtige Rolle bei der Induktion und Erhaltung von Immunantworten. Zwei Substanzen, die die Toll-Like-Rezeptoren 7 bzw. 9 stimulieren, sind bereits bei Hepatitis-C-Patienten getestet worden [49, 50]. Dabei zeigte sich, dass grundsätzlich eine HCV-RNA-Reduktion erreichbar ist. Allerdings war die inter-individuelle Variabilität des Ansprechens sehr hoch. Weiterhin muss gezeigt werden, inwieweit der Effekt auf eine reine Induktion von endogenem Interferon-α zurückzuführen ist oder ob eine direkte Stimulierung von Zellen, die an der Immunkontrolle des HCV beteiligt sind, eine Bedeutung hat.

Nur wenige Arbeiten verfolgten bisher den Ansatz – im Gegensatz zu den vorher genannten Strategien – die TH1-Antworten nicht zu verstärken, sondern zu hemmen, um die Entzündungsaktivität in der Leber herunterzuregulieren. Rekombinantes IL-10 wurde in einer Pilotstudie bei Interferon-Non-Respondern mit dem Ziel eingesetzt, die Progression der Fibrose zu hemmen [51]. In der Tat gelang dies auch nach nur 12-wöchigem Einsatz von IL-10. Der Effekt war aber nur grenzwertig signifikant. Folgestudien lassen bisher auf sich warten.

Ob andere anti-inflammatorische Konzepte, wie sie zum Beispiel aus der Behandlung von chronisch-entzündlichen Darmerkrankungen bekannt sind, bei der Hepatitis C sinnvoll sind, bleibt kritisch zu diskutieren. Insgesamt scheint der Verlauf einer Hepatitis C unter Immunsuppression im Langzeitverlauf schlechter zu sein, allerdings kann es z.B. bei fortgeschrittener Lebererkrankung oder fulminantem Leberversagen sinnvoll sein, Immunantworten zu hemmen. Dies kann durch den Einsatz von anti-TNFα-Antikörpern oder aber in der Beeinflussung von Migration (z.B. FTY-720), Proliferation und Aktivierung von T-Zellen erreicht werden.

15.5. Impfstoffentwicklung

Im Gegensatz zum Hepatitis-B-Virus existiert für HCV keine protektive humorale Immunität (☞ Kap. 3.). Ein Grund hierfür ist die ausgeprägte Variabilität des Virus, insbesondere in den so genannten "hypervariablen Regionen". Ziel einer Impfung muss daher insbesondere die Stärkung zellulärer Immunantworten von $CD4^+$- und $CD8^+$-T-Zellen sein, wie es ebenfalls beim HI-Virus erprobt wird. Dabei sollten die Immunantworten sich sowohl gegen strukturbildende Proteine (Core, E1, E2) als auch gegen die nicht-strukturbildenden Proteine (NS2-5) richten [1]. In zahlreichen Studien wurde versucht, HCV-spezifische T-Zellen durch Immunisierung von Mäusen mit Peptiden, Proteinen, DNA-Vakzinierung oder attenuierten rekombinanten lebenden Carriern für bestimmte HCV-Proteine zu induzieren (☞ Tab. 15.3). Mit einem anderen Ansatz konnten mittels Lipopeptiden *in vitro* HCV-spezifische zelluläre Immunantworten sowohl bei gesunden Blutspendern als auch bei Hepatitis-C-Patienten induziert werden [55]. Möglicherweise spielt hierbei die Stimulierung von Toll-Like-Rezeptoren eine entscheidende Rolle.

Induktion von humoralen and zellulären Immunantworten
• Peptide
• Proteine mit speziellen Adjuvantien
• Lipopeptide
• DNA-Immunisierung
• Virus-ähnliche Partikel
• Lebende-attenuierte Carrier (Viren, Bakterien)
• Zell-basierte Impfung (Dendritische Zellen)
Möglichkeiten, die Immunantwort zu verstärken
• Chimere DNA-Konstrukte
• Zytokine (GM-CSF, IL-4, CD40L, Interferon-α, etc.)
• Stimulierung von Toll-Like-Rezeptoren
• ISCOMATRIX-Partikel
• CpGs
• Dendritische Zellen

• Applikationsweg
  - i.m. - intradermal - oral
  - Elektroporation
  - Intrahepatische Inokulation

Tab. 15.3: Impfstrategien für Hepatitis C.

Dabei wurden auch verschiedene Strategien benutzt, um diese Immunantworten zu verstärken. Es zeigte sich, dass eine einfache DNA-Immunisierung mit einzelnen HCV-Plasmiden in der Regel nur zu schwachen Antworten führte. Die zusätzliche Gabe von Zytokinen und Adjuvantien oder der Einsatz lebender Carrier für HCV-codierende DNA führte zu deutlich stärkeren Immunantworten [56]. Allerdings muss berücksichtigt werden, dass Mäuse nicht mit dem Hepatitis-C-Virus infiziert werden können. Somit fehlte in diesen Studien der Beweis, dass die induzierten Immunantworten auch protektiv sind. Zudem ist bekannt, dass die Immunogenität verschiedener Impfstrategien sich zwischen Nagetieren und Primaten deutlich unterscheiden kann. Es stehen daher nur Schimpansen zur Verfügung, um einen Impfstoff gegen Hepatitis C zu testen. Hier sind bisher erst wenige Daten veröffentlicht, wobei die Gruppe um Michael Houghton von der Firma Chiron (wo das Hepatitis-C-Virus auch im Jahre 1989 identifiziert wurde) Schimpansen mit rekombinantem HCV-Strukturprotein geimpft hat.

Die Ergebnisse lassen sich dahingehend zusammenfassen, dass mit dieser Impfstrategie zwar kein kompletter Schutz vor einer Infektion zu erreichen ist, die Tiere jedoch einen deutlich milderen Verlauf der akuten Hepatitis C aufzeigten und im Gegensatz zu ungeimpften Kontrolltieren nie einen chronischen Verlauf der Infektion aufwiesen [57]. Bemerkenswert ist, dass dieser Effekt auch über verschiedene HCV-Genotypen beobachtet werden konnte, d.h., dass die Rate von HCV-Chronifizierungen bei vorhergehender Impfung mit einem anderen HCV-Genotyp reduziert wurde (☞ Abb. 15.3). Dementsprechend sind Daten einer ersten Phase-I-Studie beim Menschen vorgestellt worden. Es zeigte sich, dass sowohl anti-HCV-Antikörper als auch HCV-spezifische T-Zellen induziert werden können. Die schwierige Frage wird allerdings sein zu beweisen, dass diese Immunantworten auch bei Menschen einen Effekt im Falle einer HCV-Exposition haben.

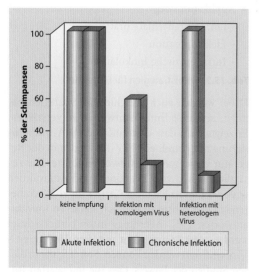

Abb. 15.3: Impfung von Schimpansen (n=45) mit rekombinanten HCV-E1/E2-Proteinen. Eine chronische Infektion konnte bei über 80 % der Tiere verhindert werden. Es bestand allerdings keine protektive Immunität, da bei 16 von 21 Tieren eine akute Hepatitis C trotz Impfung auftrat.

Zahlreiche grundsätzliche Fragen für einen HCV-Impfstoff sind noch nicht endgültig geklärt. So ist die zelluläre Immunantwort gegen Hepatitis C sehr heterogen, es sind keine eindeutig immunodominanten T-Zellepitope bekannt, die z.B. bei allen Patienten mit dauerhafter Viruskontrolle

nachzuweisen sind. Die Auswahl geeigneter Peptide wird aber entscheidend sein. Wie für die Hepatitis B gezeigt, wird es nicht ausreichend sein, nur gegen ein CTL-Epitop zu impfen [58]. Weiterhin könnte das Problem einer so genannten *"Escape-Mutation"* relevant werden, wenn aufgrund des Immundrucks eine HCV-Mutante selektioniert wird, die dann nicht mehr von den HCV-spezifischen T Zellen erkannt wird [59, 60].

Der Einsatz von Impfstoffen kann prinzipiell nicht nur **prophylaktisch** sondern auch **therapeutisch** erfolgen. Dabei ist allerdings zu berücksichtigen, dass HCV-spezifische T-Zellen bei Patienten mit chronischer Hepatitis C funktionell anerg sind [61, 62] und die Viruslast wahrscheinlich primär mit antiviralen Substanzen zu senken ist, bevor die zelluläre Immunantwort durch eine Impfung verstärkt werden sollte. Ein Problem beim therapeutischen Einsatz von Impfstoffen ist die Möglichkeit, durch eine Verstärkung der Immunantwort die histologische Aktivität in der Leber zu verschlechtern. Ideal wäre daher die Induktion von zytokinproduzierenden, aber nicht zytotoxischen T-Zellen, wobei prinzipiell die differentielle Regulierung dieser unterschiedlichen Effektorfunktionen möglich scheint [63].

Erste Phase-II-Studien zum Einsatz von therapeutischen Impfstoffen bei chronischer Hepatitis C sind bereits durchgeführt worden. In einer Studie ist der der Peptidimpfstoff IC41 von Intercell getestet worden, bei dem es sich um einen Cocktail von 5 HCV-Peptiden und dem Adjuvanz L-Polyarginin handelt. Die Vakzinierung mit IC41 konnte nur bei einzelnen Patienten eine transiente Reduktion der Viruslast erreichen, obwohl mit diesem Impfstoff HCV-spezifische CD8-T-Zellen auch bei chronisch infizierten Patienten induziert werden konnten [64, 65]. Ein anderer Ansatz besteht in der Gabe von rekombinantem HCV-E1-Protein, womit sowohl humorale als auch zelluläre Immunantworten induziert wurden. Obwohl auch in dieser Studie keine signifikante Änderung der HCV-Viruslast erreicht werden konnte, gab es Hinweise, dass möglicherweise die Fibroseprogression mit der Impfung aufgehalten werden kann [66]. Eine erste plazebokontrollierte Studie zum Einsatz von HCV-E1 (insgesamt 14 Impfungen mit jeweils 20 μg HCV-E1) konnte allerdings nach 62 Wochen keinen signifikanten Unterschied im Endpunkt Fibrosestadium zwischen der Verumgruppe und der Placebogruppe feststellen [67]. Da jedoch ein positiver Trend für verschiedene histologische Parameter zu verzeichnen war, wurde eine parallele Studie, bei der eine höhere Dosis des Proteins (50 μg pro Impfung) gegeben wurde, auf eine Laufzeit von 3 Jahren verlängert. Es zeigte sich jedoch auch nach 3 Jahren keine signifikante Reduktion der Fibrose, so dass die weitere Entwicklung von E1 eingestellt wurde [68].

Zusammenfassend werden therapeutische Impfungen in den nächsten Jahren noch nicht routinemäßig zur Verfügung stehen. Einige Ansätze sind aber dennoch interessant und werden möglicherweise das therapeutische Spektrum im nächsten Jahrzehnt ergänzen.

15.6. Weitere Substanzen

Vielversprechende Ergebnisse wurden kürzlich für zwei weitere Substanzen präsentiert. Debio-025, ein Cyclophilin-Inhibitor, ähnlich dem Ciclosporin, jedoch ohne immunsuppressive Aktivität, konnte in vitro über Reduktion der Expression von endogenem Cyclophilin und über eine Interaktion mit der NS5B-Polymerase eine Reduktion der HCV-Replikation erreichen. Bei therapienaiven HCV-Genotyp-1-Patienten zeigte sich in Kombination mit pegyliertem Interferon-α2a eine Reduktion der HCV-RNA um bis zu 4,75 $\log_{10}$-Stufen nach 29 Tagen. Darüberhinaus zeigte sich auch in Patienten mit Genotyp 2 und 3 eine Reduktion um 4,2 $\log_{10}$ im selben Zeitraum [69]. Eine Phase-II-Studie für diese Substanz in Kombination mit pegyliertem Interferon-α und Ribavirin hat 2008 begonnen.

Interessante Ergebnisse wurden auch für Nitazoxanid veröffentlicht. Eigentlich ein Medikament, das gegen Cryptosporiden und Giardia lamblia wirksam ist, konnte es bei Patienten mit Genotyp-4-Infektion in Kombination mit pegyliertem Interferon-α und Ribavirin ein anhaltendes virologisches Ansprechen (SVR) bei 79 % (22 von 28 Patienten) der behandelten therapienaiven Patienten zeigen im Vergleich zu 45 % im Standardtherapiearm. Auch die Kombination von pegyliertem Interferon-α mit Nitazoxanid ohne Ribavirin war mit SVR-Raten von 64 % (18 von 28 Patienten) der Standardtherapie überlegen [70]. Allerdings sind bislang noch keine Daten für Nitazoxanid bei Patienten mit Genotyp 1-3 verfügbar.

15.7. Literatur

1. Wedemeyer H, Cornberg M, Manns MP. Immunopathogenesis and therapy of hepatitis C. In: Gershwin ME, Vierling JM, Manns MP, eds. Liver Immunology. 1 ed. Philadelphia: Hanley & Belfus, Inc., 2003. 223-248.

2. Wedemeyer H, Trautwein C. Neue Therapiestrategien bei viralen Hepatitiden. Med Welt 2004;55:228-234.

3. Dagan S, Eren R, Graham N, Nussbaum O, Terkielraub D, Terrault N, et al. Clinical evaluation of a human monoclonal antibody against the envelope protein (E2) of HCV for prevention of HCV infection. J Hepatol 2004;40(Suppl. 1):24.

4. Rice CM. Is CD81 the key to hepatitis C virus entry? Hepatology 1999 Mar;29(3):990-992.

5. Evans MJ, von Hahn T, Tscherne DM, Syder AJ, Panis M, Wolk B, et al. Claudin-1 is a hepatitis C virus co-receptor required for a late step in entry. Nature 2007 Apr 12;446(7137):801-805.

6. Barth H, Ulsenheimer A, Pape GR, Diepolder HM, Hoffmann M, Neumann-Haefelin C, et al. Uptake and presentation of hepatitis C virus-like particles by human dendritic cells. Blood 2005 May 1;105(9):3605-3614.

7. Scarselli E, Ansuini H, Cerino R, Roccasecca RM, Acali S, Filocamo G, et al. The human scavenger receptor class B type I is a novel candidate receptor for the hepatitis C virus. EMBO J 2002 Oct 1;21(19):5017-5025.

8. Wakita T, Pietschmann T, Kato T, Date T, Miyamoto M, Zhao Z, et al. Production of infectious hepatitis C virus in tissue culture from a cloned viral genome. Nat Med 2005 Jul;11(7):791-796.

9. Jubin R. Hepatitis C IRES: translating translation into a therapeutic target. Curr Opin Mol Ther 2001 Jun; 3(3):278-287.

10. McHutchinson J, Pockros PJ, Patel K, Nyberg L, Yu RZ, Kwoh TJ, et al. A phase 1B dose escalation trail of ISIS 14803, an antisense inhibitor of HCV, in patients with chronic HCV: Final report. [Abstract]. Hepatology 2002; 36(4):303A.

11. Kruger M, Beger C, Li QX, Welch PJ, Tritz R, Leavitt M, et al. Identification of eIF2Bgamma and eIF2gamma as cofactors of hepatitis C virus internal ribosome entry site-mediated translation using a functional genomics approach. Proc Natl Acad Sci USA 2000 Jul 18;97(15): 8566-8571.

12. Tong M, Schiff ER, Jensen DM, Jacobson I, Eversen G, McHutchinson J, et al. Preliminery analysis of a phase II study of HEPATAZYME, a nuclease resistant ribozyme targeting HCV RNA. [Abstract]. Hepatology 2002; 36(4):360A.

13. Bartenschlager R. The hepatitis C virus replicon system: From basic research to clinical application. Journal of Hepatology 2005 Aug;43(2):210-216.

14. Hinrichsen H, Benhamou Y, Wedemeyer H, Reiser M, Sentjens RE, Calleja JL, et al. Short-term antiviral efficacy of BILN 2061, a hepatitis C virus serine protease inhibitor, in hepatitis C genotype 1 patients. Gastroenterology 2004 Nov;127(5):1347-1355.

15. Hinrichsen H, Benhamou Y, Wedemeyer H, Reiser M, Sentjens RE, Calleja JL, et al. Short-term antiviral efficacy of BILN 2061, a hepatitis C virus serine protease inhibitor, in hepatitis C genotype 1 patients. Gastroenterology 2004 Nov;127(5):1347-1355.

16. Reiser M, Hinrichsen H, Benhamou Y, Reesink HW, Wedemeyer H, Avendano C, et al. Antiviral efficacy of NS3-serine protease inhibitor BILN-2061 in patients with chronic genotype 2 and 3 hepatitis C. Hepatology 2005 Feb 24.

17. Hinrichsen H, Benhamou Y, Wedemeyer H, Reiser M, Sentjens RE, Calleja JL, et al. Short-term antiviral efficacy of BILN 2061, a hepatitis C virus serine protease inhibitor, in hepatitis C genotype 1 patients. Gastroenterology 2004 Nov;127(5):1347-1355.

18. Reiser M, Hinrichsen H, Benhamou Y, Reesink HW, Wedemeyer H, Avendano C, et al. Antiviral efficacy of NS3-serine protease inhibitor BILN-2061 in patients with chronic genotype 2 and 3 hepatitis C. Hepatology 2005 Feb 24.

19. Reesink HW, Zeuzem S, Weegink CJ, Forestier N, Van Vliet A, De Rooij JVD, et al. Rapid decline of viral RNA in hepatitis C patients treated with VX-950: A phase Ib, placebo-controlled, randomized study. Gastroenterology 2006 Oct;131(4):997-1002.

20. Sarrazin C, Rouzier R, Wagner F, Forestier N, Larrey D, Gupta SK, et al. SCH 503034, a novel hepatitis C virus pro-tease inhibitor, plus pegylated interferon alpha-2b for genotype 1 nonresponders. Gastroenterology 2007 Apr;132(4):1270-1278.

21. McHutchison JG, Everson GT, Gordon SC, Jacobson I, Kauffinan R, McNair L, et al. Results from a phase 2 study of telaprevir with peginterferon alfa-2a and ribavirin in treatment-naive subjects with hepatitis C. Journal of Hepatology 2008;48:S4.

22. Jacobson IM, Everson GT, Gordon SC, Kauffman R, McNair L, Muir A, et al. Interim analysis results from a phase 2 study of telaprevir with peginterferon alfa-2a and ribavirin in treatment-naive subjects with hepatitis C. Hepatology 2007 Oct;46(4):315A-316A.

23. Zeuzem S, Hezode C, Ferenci P, Dusheiko GM, Alves K, Bengtsson L, et al. Telaprevir in Combination with Peginterferon-Alfa-2A with Or Without Ribavirin in the Treatment of Chronic Hepatitis C: Final Results of the Prove2 Study. Hepatology 2008 Oct;48(4):418A-419A.

24. Kwo P, Lawitz EJ, McCone J, Schiff ER, Vierling JM, Pound D, et al. Hcv Sprint-1: Boceprevir Plus Peginterferon Alfa-2B/Ribavirin for Treatment of Genotype 1 Chronic Hepatitis C in Previously Untreated Patients. Hepatology 2008 Oct;48(4):1027A.

25. Zeuzem S, Hezode C, Ferenci P, Dusheiko GM, Alves K, Bengtsson L, et al. Telaprevir in Combination with Peginterferon-Alfa-2A with Or Without Ribavirin in the Treatment of Chronic Hepatitis C: Final Results of the Prove2 Study. Hepatology 2008 Oct;48(4):418A-419A.

26. McHutchison JG, Shiffman ML, Terrault N, Manns MP, Di Bisceglie AM, Jacobson IM, et al. A Phase 2B Study of Telaprevir with Peginterferon-Alfa-2A and Ribavirin in Hepatitis C Genotype 1 Null and Partial Responders and Relapsers Following A Prior Course of Peginterferon-Alfa-2A/B and Ribavirin Therapy: Prove3 Interim Results. Hepatology 2008 Oct;48(4):431A-432A.

27. Schiff E, Poordad E, Jacobson I, Flamm S, Bacon B, Lawitz E, et al. Boceprevir (B) combination therapy in null responders (NR): Response dependent on interferon responsiveness. Journal of Hepatology 2008;48:S46.

28. Bartels DJ, Zhou Y, Zhang E, Marcial M, Byrn RA, Adiwijaya B, et al. Natural prevalence of HCV variants with decreased susceptibility to NS3-4A protease inhibitors in treatment-naive subjects. Journal of Hepatology 2008;48:S316.

29. Susser S, Welker MW, Zettler M, Wohnsland A, Hughes E, Ralston R, et al. Clonal analysis of mutations selected in the HCVNS3 protease domain of genotype I non-responders treated with boceprevir (SCH503034). Journal of Hepatology 2008;48:S29.

30. Tong X, Chase R, Skelton A, Chen T, Wright-Minogue J, Malcolm BA. Identification and analysis of fitness of resistance mutations against the HCV protease inhibitor SCH 503034. Antiviral Research 2006 Jun; 70(2):28-38.

31. Sarrazin C, Kieffer TL, Bartels D, Hanzelka B, Muh U, Welker M, et al. Dynamic hepatitis C virus genotypic and phenotypic changes in patients treated with the protease inhibitor telaprevir. Gastroenterology 2007 May; 132(5):1767-1777.

32. McHutchison JG, Bartenschlager R, Patel K, Pawlotsky JM. The face of future hepatitis C antiviral drug development: Recent biological and virologic advances and their translation to drug development and clinical practice. Journal of Hepatology 2006 Feb;44(2):411-421.

33. Erhardt A, Wedemeyer H, Benhamou Y, Moellekens C, Foms X, Pol S, et al. Safety, pharmacokinetics and antiviral effect of BILB1941, a novel HCVRNA polymerase inhibitor, after 5 days oral treatment in patients with chronic hepatitis C. Journal of Hepatology 2007;46:S222.

34. Pockros PJ, Nelson D, Godofsky E, Rodriguez-Torres M, Everson G, Fried MW, et al. Robust synergistic an-

tiviral effect of R1626 in combination with peginterferon alfa-2a (400), with or without ribavirin - Interim analysis results of Phase 2a study. Hepatology 2007 Oct;46(4): 311A.

35. Le Pogam S, Seshaadri A, Kosaka A, Chiu S, Kang H, Hu S, et al. Existence of hepatitis C virus NS5B variants naturally resistant to non-nucleoside, but not to nucleoside, polymerase inhibitors among untreated patients. Journal of Antimicrobial Chemotherapy 2008 Jun; 61(6):1205-1216.

36. Dusheiko GM, Hezode C, Pol S, Goeser T, Bronowicki JP, Bourliere M, et al. Treatment of chronic hepatitis C with telaprevir (TVR) in combination with peginterferon-alfa-2a with or without ribavirin: Further interim analysis results of the PROVE2 study. Journal of Hepatology 2008;48:S26.

37. Sarrazin C, Kieffer TL, Bartels D, Hanzelka B, Muh U, Welker M, et al. Dynamic hepatitis C virus genotypic and phenotypic changes in patients treated with the protease inhibitor telaprevir. Gastroenterology 2007 May; 132(5):1767-1777.

38. Gale M, Foy EM. Evasion of intracellular host defence by hepatitis C virus. Nature 2005 Aug 18 ;436(7053):939-945.

39. Kwo P, Lawitz EJ, McCone J, Schiff ER, Vierling JM, Pound D, et al. Hcv Sprint-1: Boceprevir Plus Peginterferon Alfa-2B/Ribavirin for Treatment of Genotype 1 Chronic Hepatitis C in Previously Untreated Patients. Hepatology 2008 Oct;48(4):1027A.

40. Kwo P, Lawitz E, McCone J, Schiff E, Vierling J, Pound D, et al. Interim results from HCV sprint-1: RVR/EVR from phase 2 study of boceprevir plus pegintrontm (peginterferon alfa-2b)/ribavirin in treatment-naive subjects with genotype-1 CHC. Journal of Hepatology 2008;48:S372.

41. Manns MP, Wedemeyer H, Cornberg M. Treating viral hepatitis C: Efficacy, side effects, and complications. Gut 2006 Sep;55(9):1350-1359.

42. Forns X, Marcellin P, Goeser T, Ferenci P, Nevens F, Carosi G, et al. Phase 2 Study of Telaprevir Administered Q8H Or Q12H with Peginterferon-Alfa-2A Or-Alfa-2B and Ribavirin in Treatment-Naive Subjects with Genotype 1 Hepatitis C: Week 4 Interim Results. Hepatology 2008 Oct;48(4):1136A-1137A.

43. Kempf DJ, Klein C, Chen HJ, Klein LL, Yeung C, Randolph JT, et al. Pharmacokinetic enhancement of the hepatitis C virus protease inhibitors VX-950 and SCH 503034 by co-dosing with ritonavir. Antivir Chem Chemother 2007;18(3):163-167.

44. Gane EJ, Roberts SK, Stedman C, Angus PW, Ritchie B, Elston R, Ipe D, Baher L, Morcos P, Najera I, Mannino M, Brennan B, Berrey M, Bradford W, Yetzer E, Shulman N, Smith PF. First-in-man demonstration of potent anti-viral activity with a nucleoside polymerase (r7128) and protease (r7227/itmn-191) inhibitor combination in HCV: safety, pharmacokinetics, and virologic results from INFORM-1. Hepatology 2009;50(Suppl. 1):380

45. Dixit NM, Layden-Almer JE, Layden TJ, Perelson AS. Modelling how ribavirin improves interferon response rates in hepatitis C virus infection. Nature 2004 Dec 16;432(7019):922-924.

46. Wedemeyer H, Caselmann WH, Manns MP. Combination therapy of chronic hepatitis C: an important step but not the final goal! J Hepatol 1998 Dec;29(6):1010-1014.

47. Zeuzem S, Hopf U, Carreno V, Diago M, Shiffman M, Grune S, et al. A phase I/II study of recombinant human interleukin-12 in patients with chronic hepatitis C. Hepatology 1999 Apr;29(4):1280-1287.

48. Soza A, Heller T, Ghany M, Lutchman G, Jake LT, Germain J, et al. Pilot study of interferon gamma for chronic hepatitis C. J Hepatol 2005 Jul;43(1):67-71.

49. Horsmans Y, Berg T, Desager JP, Mueller T, Schott E, Fletcher SP, et al. Isatoribine, an agonist of TLR7, reduces plasma virus concentration in chronic hepatitis C infection. Hepatology 2005 Sep;42(3):724-731.

50. Bacon BR, McHutchison JG, Gordon SC, Afdhal NH, Jacobson IM, Shiffman M, et al. Safety, pharmacodynamic (PD) and pharmacokinetic (PK) profiles of CPG 10101 (Actilon-TM), a novel TLR9 agonist: Comparison in normal volunteers and HCV infected individuals. Gastroenterology 2005 Apr;128(4):A696.

51. Nelson DR, Lauwers GY, Lau JY, Davis GL. Interleukin 10 treatment reduces fibrosis in patients with chronic hepatitis C: a pilot trial of interferon nonresponders. Gastroenterology 2000 Apr;118(4):655-660.

52. Welsh RM, Selin LK. No one is naive: the significance of heterologous T-cell immunity. Nat Rev Immunol 2002 Jun;2(6):417-426.

53. Tillmann HL, Heiken H, Knapik-Botor A, Heringlake S, Ockenga J, Wilber JC, et al. Infection with GB virus C and reduced mortality among HIV-infected patients. N Engl J Med 2001 Sep 6;345(10):715-724.

54. Wedemeyer H, Mizukoshi E, Davis AR, Bennink JR, Rehermann B. Cross-reactivity between hepatitis C virus and Influenza A virus determinant-specific cytotoxic T cells. J Virol 2001 Dec;75(23):11392-11400.

55. Langhans B, Schweitzer S, Braunschweiger I, Schulz M, Sauerbruch T, Spengler U. Cytotoxic capacity of hepatitis C virus (HCV)—specific lymphocytes after in vitro immunization with HCV-derived lipopeptides. Cytometry A 2005 May;65(1):59-68.

56. Lechmann M, Liang TJ. Vaccine development for hepatitis C. Seminars in Liver Disease 2000;20(2):211-226.

57. Houghton M, Abrignani S. Prospects for a vaccine against the hepatitis C virus. Nature 2005 Aug 18;436 (7053):961-966.

58. Heathcote J, McHutchison J, Lee S, Tong M, Benner K, Minuk G, et al. A pilot study of the CY-1899 T-cell vaccine in subjects chronically infected with hepatitis B virus. The CY1899 T Cell Vaccine Study Group. Hepatology 1999 Aug;30(2):531-536.

59. Erickson AL, Kimura Y, Igarashi S, Eichelberger J, Houghton M, Sidney J, et al. The outcome of hepatitis C virus infection is predicted by escape mutations in epitopes targeted by cytotoxic T lymphocytes. Immunity 2001 Dec;15(6):883-895.

60. Cox AL, Mosbruger T, Mao Q, Liu Z, Wang XH, Yang HC, et al. Cellular immune selection with hepatitis C virus persistence in humans. J Exp Med 2005 Jun 6;201(11):1741-1752.

61. Gruener NH, Lechner F, Jung MC, Diepolder H, Gerlach T, Lauer G, et al. Sustained dysfunction of antiviral CD8$^+$ T lymphocytes after infection with hepatitis C virus. J Virol 2001 Jun;75(12):5550-5558.

62. Wedemeyer H, He XS, Nascimbeni M, Davis AR, Greenberg HB, Hoofnagle JH, et al. Impaired effector function of hepatitis C virus-specific CD8$^+$ T cells in chronic hepatitis C virus infection. J Immunol 2002 Sep 15;169(6):3447-3458.

63. Wedemeyer H, Gagneten S, Davis A, Bartenschlager R, Feinstone S, Rehermann B. Oral immunization with HCV-NS3-transformed Salmonella: induction of HCV-specific CTL in a transgenic mouse model. Gastroenterology 2001 Nov;121(5):1158-1166.

64. Schlaphoff V, Klade CS, Jilma B, Jelovcan SB, Cornberg M, Tauber E, et al. Functional and phenotypic characterization of peptide-vaccine-induced HCV-specific CD8+T cells in healthy individuals and chronic hepatitis C patients. Vaccine 2007 Sep 17;25(37-38):6793-6806.

65. Klade CS, Wedemeyer H, Berg T, Hinrichsen H, Cholewinska G, Zeuzem S, et al. Therapeutic vaccination of chronic hepatitis c nonresponder patients with the peptide vaccine IC41. Gastroenterology 2008 May;134 (5):1385-1395.

66. Nevens F, Roskams T, Van Vlierberghe H, Horsmans Y, Sprengers D, Elewaut A, et al. A pilot study of therapeutic vaccination with envelope protein E1 in 35 patients with chronic hepatitis C. Hepatology 2003 Nov;38 (5):1289-1296.

67. Wedemeyer H, Van Vlierberghe H, Blum H, Nevens F, Gschwantler M, Zeuzem S, et al. E1 therapeutic vaccination in patients with chronic HCV genotype 1 infection: Results of a 15-month, placebo-controlled trial. Journal of Hepatology 2006;44:S229.

68. Wedemeyer H, Mazur W, Nevens E, Horsmans Y, Adler M, Blum H, et al. Factors influencing progression of liver fibrosis in patients with chronic hepatitis C: Results of the 3-year T2S-918-HCV study with HCVE1 therapeutic vaccination. Journal of Hepatology 2008;48: S27-S28.

69. Flisiak R, Feinman SV, Jablkowski M, Horban A, Kryczka W, Halota W, et al. Efficacy and safety of increasing doses of the cyclophilin inhibitor Debio 025 in combination with pegylated interferon alpha-2a in treatment naive chronic HCV patients. Journal of Hepatology 2008;48:S62.

70. Rossignol JF, Elfert A, El Gohary Y, Keeffe EB. Randomized controlled trial of nitazoxanide-peginterferon-ribavirin, nitazoxanide-peginterferon and peginterferon-ribavirin in the treatment of patients with chronic hepatitis C genotype 4. Journal of Hepatology 2008;48: S30.

16. Hepatitis C und Ernährung

16.1. Spielt die Ernährung bei chronischer Hepatitis eine Rolle?

Eine gesunde und ausgewogene Ernährung ist von großer Bedeutung für die Vorsorge und Vermeidung von verschiedenen Erkrankungen, wie Herz-Kreislauferkrankungen, Stoffwechselerkrankungen (Fettstoffwechselstörung, Diabetes mellitus u.a.), Tumorerkrankungen und Infektionserkrankungen. Generell beeinflussen eine gesunde Lebensführung und eine ausgewogene Ernährung den Verlauf praktisch aller chronischen Erkrankungen positiv [1-4].

Die Leber ist das zentrale Stoffwechselorgan unseres Körpers und ein wichtiger Baustein des gesamten Intestinaltraktes. Sie beeinflusst durch ihre Stellung im Metabolismus von Makronährstoffen (Proteine, Kohlenhydrate, Fette), Mikronährstoffen und Gallensäuren direkt den Ernährungsstatus. Die Hauptfunktionen der Leber sind in Tab. 16.1 zusammengefasst.

- Synthese von Proteinen und Gerinnungsfaktoren (z.B. Albumin, Transferrin, Präalbumin, Prothrombin, Lipoproteine)
- Sekretion von Galle (erforderlich für die Verdauung und Absorption von Fett)
- Metabolisierung von Toxinen (z.B. Alkohol, Medikamente, Bilirubin, Ammoniak)
- Speicherung von Vitaminen und Glykogen (Energiespeicher)
- Steuerung der Verteilung von Nährstoffen zwischen den Kompartimenten während Fasten und Nahrungsaufnahme (z.B. Regulierung des Blutzuckerspiegels)

Tab. 16.1: Funktionen der Leber.

Der Einfluss der Ernährung auf die Leberfunktion ist schon lange bekannt. So kann eine fettreiche Ernährung, Übergewicht oder ein übermäßiger Alkoholgenuss zur Entwicklung einer Fettleber oder sogar einer so genannten Fettleberhepatitis führen [5, 6]. Vor allem starker und langjähriger Alkoholkonsum kann eine dauerhafte Leberschädigung bewirken. Dies kann zu einem fibrotischen Umbau der Leber und zu einer Leberzirrhose führen. Das Risiko, ein hepatozelluläres Karzinom zu entwi-

ckeln ist dabei stark erhöht [7, 8]. Diese Faktoren spielen bei gleichzeitigem Vorliegen einer Virushepatitis eine noch wichtigere Rolle, da die Entwicklung der chronischen Virushepatitis C zur Leberzirrhose und zum HCC durch Alkoholabusus deutlich beschleunigt wird [9, 10].

16.2. Einfluss von HCV auf den Ernährungsstatus

Der Grad der Beeinflussung ernährungsabhängiger Faktoren auf die Progression von Lebererkrankungen ist nicht hinreichend untersucht. Dennoch ist die Leber als Organ für die Metabolisierung von Nährstoffen und die Koordination von biochemischen Prozessen direkt mit der Nährstoffaufnahme verbunden. Somit haben Veränderungen der Leberfunktion direkten Einfluss auf die Nahrungsaufnahme und den gesamten Ernährungsstatus.

Malnutrition ist bei fortgeschrittener Lebererkrankung häufig zu finden und hat nachgewiesenermaßen einen negativen Einfluss auf die Morbidität und Mortalität bei Patienten mit chronischer Hepatitis-C-Infektion [11]. Malnutrition ist dabei nicht nur eine Komplikation der Lebererkrankung, sondern kann diese auch perpetuieren. Zusätzlich können mit Lebererkrankungen assoziierte Symptome wie Anorexie, Übelkeit und Erbrechen zu reduzierter Nahrungsaufnahme und damit erhöhtem Risiko für eine Mangelernährung führen.

16.3. Ernährungsempfehlungen bei chronischer Hepatitis C

Bei Patienten mit chronischer Hepatitis-C-Infektion besteht ein großes Interesse an Fragen zur Ernährung - als ein durch die Patienten selbst zu beeinflussender Faktor. Daher ist von besonderer Bedeutung, die Patienten auf die Vorteile einer gesunden Lebensführung hinzuweisen.

Die Einhaltung spezieller "Leberdiäten", insbesondere mit Proteinrestriktion, hat ihren Stellenwert bei chronischer Lebererkrankung vollkommen verloren. Generell sollten Patienten mit chronischer Hepatitis-C-Infektion keine spezielle Diät einhalten, soweit keine fortgeschrittene Leberzirrhose oder Begleiterkrankungen wie Diabetes mellitus oder eine Zöliakie besondere diätetische Maßnahmen erfordern. Ziel muss vielmehr bei allen Patienten eine ausgewogene und vollwertige Ernährung sein, wie sie im Prinzip auch für Gesunde empfohlen wird. Als Leitfaden gelten hier die Regeln der Deutschen Gesellschaft für Ernährung (DGE) ("10 Regeln der DGE"; ☞ Tab. 16.2 [12] und 16.3, Abb. 16.1). Lediglich bei dekompensierter Leberzirrhose mit Auftreten von Komplikationen (z.B. Aszites, chronische hepatische Enzephalopathie (HE), Ösophagusvarizenblutung) sind spezielle Hinweise zu beachten (☞ Tab. 16.4).

1.	Vielseitig essen
2.	Reichlich Getreideprodukte und Kartoffeln
3.	5 mal am Tag Obst und Gemüse
4.	Täglich Milch und Milchprodukte; ein- bis zweimal in der Woche Fisch; Fleisch, Wurstwaren sowie Eier in Maßen
5.	Wenig Fett und fettreiche Lebensmittel
6.	Zucker und Salz in Maßen
7.	Reichlich Flüssigkeit
8.	Schmackhaft und schonend zubereiten
9.	Nehmen Sie sich Zeit, genießen Sie Ihr Essen
10.	Achten Sie auf Ihr Gewicht und bleiben Sie in Bewegung

Tab. 16.2: Die 10 Regeln der DGE [12].

- Vermeidung von Alkohol
- Fettarme ballaststoffreiche Vollwertkost
- Keine Reduktion von Eiweiß, dabei vor allem hochwertige pflanzliche Eiweiße bevorzugen
- Idealgewicht anstreben: der Body-Mass-Index (BMI) sollte zwischen 19 und 25 kg/m² liegen
- Gewichtsreduktion bei Übergewicht
- Gewichtszunahme bei Untergewicht
- Regelmäßige körperliche Betätigung
- Optimale Einstellung des Blutzuckers bei bestehendem Diabetes mellitus
- Leberschonkost ist nicht sinnvoll!

Tab. 16.3: Empfehlungen bei chronischer Hepatitis.

- Meidung von Alkohol
- 5-6 Mahlzeiten pro Tag und Spätmahlzeit
- Ausreichende Kalorienzufuhr (z.B. durch Erhöhung der Fettzufuhr)
- Keine Eiweißreduktion (1,2-1,5 g Protein/kg KG/d)
- Ovo-lacto-vegetabile Kost bevorzugen
- Kochsalz sparsam verwenden

Tab. 16.4: Ernährungsempfehlungen bei Leberzirrhose.

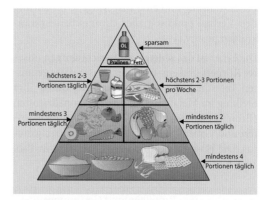

Abb. 16.1: Ernährungspyramide.

■ Alkohol

Unabhängig vom Grad der Leberschädigung sollte Patienten mit chronischer Hepatitis-C-Infektion eine Empfehlung gegen den Konsum von Alkohol auf der Basis von Epidemiologie, Virologie, Histologie und Karzinogenese gegeben werden [9]. Ob ein kompletter Verzicht auf Alkohol erforderlich ist oder ob nicht kleine Mengen erlaubt werden können, ist nicht sicher belegt [9, 13]. Dennoch ist davon auszugehen, dass bei einigen Patienten selbst moderate Mengen Alkohol zu einer Progression der Lebererkrankung führen [13].

■ Körpergewicht

Das Körpergewicht spielt eine wichtige Rolle bei Patienten mit chronischer Hepatitis-C-Infektion. Übergewicht und Adipositas sind ein Hauptfaktor für die Entstehung einer Fettleber und Entwicklung bzw. Beschleunigung der Leberfibrose und Leberzirrhose [14]. Eine Gewichtsreduktion bei Übergewicht und eine regelmäßige körperliche Betätigung führen zu einer Reduktion der Krankheitsaktivität und Verbesserung von leberbedingten Parametern [15].

Auf der anderen Seite gilt es, Untergewicht mit Verlust der Muskelmasse zu vermeiden, da dies im Verlauf der Erkrankung einen Risikofaktor für eine schlechtere Prognose und vermehrte Komplikationen darstellt. Dies gilt insbesondere für Patienten mit fortgeschrittener Lebererkrankung. Bei diesen Patienten ist auf eine ausreichende Kalorienzufuhr sowie eine professionelle Ernährungsberatung zu achten.

Fett

Der Anteil von Fetten an der Gesamt-Energiezufuhr sollte 20-35 % betragen. Eine generelle Restriktion der Fettzufuhr sollte bei normaler Lebersynthese nicht erfolgen. Ebenso ist eine übermäßige Zufuhr von Fetten und fettreichen Nahrungsmitteln zu vermeiden, um der Entwicklung einer Fettleber vorzubeugen.

Es sollte auf einen ausreichenden Anteil von mehrfach ungesättigten Fettsäuren (ca. 5-10 % der Gesamt-Energiezufuhr) geachtet werden.

Eine Steatorrhoe, bzw. schwere Fettmalabsorption, findet sich bei bis zu 40 % der Patienten mit Leberzirrhose. Hier kann der Einsatz von mittelkettigen Triglyceriden (MCT-Fette) sinnvoll sein, da diese unabhängig von der Aufnahme in das Lymphsystem sind und direkt in den Portalkreislauf aufgenommen werden können.

Kohlenhydrate

Bei Patienten mit chronischer Hepatitis-C-Infektion kommt es vermehrt zu Störungen der Glukosetoleranz [16]. Insbesondere bei Patienten mit bestehender Leberzirrhose besteht eine eingeschränkte Glukoseoxidation mit Steigerung der Lipidoxidation. Diese Patienten haben zudem eine eingeschränkte Fähigkeit der Synthetisierung von Glykogen. Dies führt zu einem schnelleren Verbrauch von Glykogenreserven bei Nahrungskarenz und somit frühzeitigem Umstieg auf einen Fastenstoffwechsel mit Abbau der körpereigenen Protein- und Fettreserven. Daher ist bei Patienten mit fortgeschrittener Leberzirrhose auf die Einnahme einer ballaststoffreichen Spätmahlzeit zu achten.

Bei Patienten mit normaler Leberfunktion und normaler Glukosetoleranz sollte keine Einschränkung der Kohlenhydratzufuhr erfolgen. Es sollte auf einen hohen Anteil von pflanzlichen Ballaststoffen geachtet werden. Die Zufuhr an Kohlenhydraten sollte ca. 45-65 % der Gesamt-Energiezufuhr betragen.

Diabetes mellitus

Bei Patienten mit chronischer Hepatitis-C-Infektion sollte ein Screening auf eine gestörte Glukosetoleranz bzw. einen manifesten Diabetes mellitus durchgeführt werden, da bei bestehender Hepatitis-C-Infektion ein erhöhtes Risiko für einen Diabetes mellitus besteht [16].

Besteht ein manifester Diabetes mellitus, muss auf eine optimale Blutzuckereinstellung geachtet werden. Ein erhöhter Blutzucker führt zu einem erhöhten Spiegel an freien Fettsäuren im Blut, die wiederum eine Leberverfettung begünstigen. Jeder Patient mit chronischer Hepatitis-C-Infektion und Diabetes mellitus sollte von einem Diabetologen betreut werden. Dies gilt insbesondere bei Vorliegen einer Leberzirrhose.

Eiweiß

Eine adäquate Proteinzufuhr ist erforderlich für den Aufbau und Erhalt der Muskelmasse. Die Proteinzufuhr sollte an das Körpergewicht und den Zustand des Patienten angepasst sein. Bei Gesunden sollte die Zufuhr von Eiweiß ca. 10-35 % des Gesamt-Energiebedarfs betragen. Bei Patienten mit Leberzirrhose besteht eher ein Hypermetabolismus. Daher ist eine höhere Proteinzufuhr als normal erforderlich, um eine ausgeglichene Stickstoffbilanz erreichen zu können [17]. Der Bedarf bei Patienten mit chronischer Hepatitis-C-Infektion liegt bei mindestens 1,0 bis 1,2 g/kg KG/d und kann bis zu 1,5 g/kg KG/d betragen [18]. Mehr als 95 % der Patienten mit bestehender Leberzirrhose tolerieren eine Proteinzufuhr von bis zu 1,5 g/kg KG/d, ohne das Risiko eine HE zu entwickeln [17]. Generell ist eine Proteinrestriktion nur bei Patienten mit akuter HE oder refraktärer HE, die nicht auf andere Ursachen wie Ösophagusvarizenblutung, Infektion, Dehydratation, Lactulose-Noncompliance oder Obstipation zurückzuführen ist, indiziert. Eine Proteinrestriktion, früher zur Prävention einer HE angewandt, kann einen Abbau endogener Proteine und weitere Mangelernährung zur Folge haben. Sollte eine Proteinrestriktion aus o.g. Gründen kurzzeitig erforderlich sein, so ist der Zusatz von verzweigtkettigen Aminosäuren (VKAS: Valin, Leucin, Isoleucin) zu erwägen, um eine ausgeglichene Stickstoffbilanz zu erreichen. Der Vorteil der VKAS liegt in der leberunabhängigen Verstoffwechselung im peripheren Muskel.

Als Proteinquelle sind vegetarische Lebensmittel im Rahmen einer ovo-lacto-vegetabilen Kost rein tierischem Protein vorzuziehen.

Eisen

Die Leber ist das primäre Speicherorgan für Eisen. Bei Patienten mit chronischer Hepatitis-C-Infektion scheint Eisen ein zusätzlicher Faktor zur Leberschädigung zu sein [19]. Ob eine hohe Eisenbelastung einen Einfluss auf das Ansprechen einer antiviralen Therapie hat, wird kontrovers diskutiert. Bei Interferon-Monotherapie ist die hepatische Eisenkonzentration einer der stärksten Prädiktoren für das Ansprechen [20], bei der Kombinationstherapie mit Interferon und Ribavirin scheint sie keinen Einfluss zu haben [21].

Somit kann zur Zeit keine allgemeine Empfehlung zur Eisen-armen Ernährung gegeben werden. Eisensupplemente (Kapseln oder Tabletten) sollten jedoch nur bei einem relevanten Eisenmangel eingenommen werden. Wenn Vitaminpräparate eingenommen werden, sollte darauf geachtet werden, dass diese kein zusätzliches Eisen enthalten.

Vitamine

Für Vitamin E und Vitamin C konnte gezeigt werden, dass sie die Krankheitsaktivität einer Hepatitis positiv beeinflussen können [22]. Jedoch handelt es sich hierbei um sehr kleine Studien mit insgesamt nur geringen Patientenzahlen. Damit ist der positive Effekt dieser Vitamine, die in den Studien in Form von Supplementen (Kapseln oder Tabletten) verabreicht wurden, keineswegs gesichert. Eine allgemeine Empfehlung für Vitaminpräparate kann nicht ausgesprochen werden. Vorsicht ist bei Multivitaminpräparaten auch deshalb gegeben, da beschrieben wurde, dass hohe Dosen an Vitamin A einen negativen Einfluss auf eine Hepatitis haben können [23]. Vitaminpräparate sollten nur bei Vorliegen einer Mangelernährung eingenommen werden. Bei Einhaltung einer ausgewogenen Ernährung nach den Regeln der DGE (☞ Tab. 16.2) ist in den allermeisten Fällen eine ausreichende Versorgung mit allen Nährstoffen und Vitaminen gewährleistet.

Allgemeines

Kochsalz sollte sparsam verwendet werden, vor allem dann, wenn Aszites oder Ödeme vorliegen. Bei Unverträglichkeiten sollten die nicht vertragenen Speisen gemieden werden. Werden viele Nahrungsmittel nicht vertragen, sollte eine professionelle Ernährungsberatung durchgeführt werden, damit ein individuell ausgewogener Speiseplan zusammengestellt werden kann. Ist eine ausreichende Gesamtkalorienzufuhr und Eiweißzufuhr trotz adäquater Ernährungsberatung auf oralem Wege alleine nicht zu erreichen, sollte eine zusätzliche Applikation von Trinknahrung oder enteraler Ernährung durchgeführt werden. Für Patienten mit schwerer Mangelernährung und fortgeschrittener Leberzirrhose ist der Vorteil der supplementierenden enteralen Ernährung über Sonde gut belegt [11]. Bei Patienten ohne bestehende Leberzirrhose und stabiler Erkrankung konnte kein Vorteil für eine supplementierende Trinknahrung gegenüber der oralen Ernährung und Ernährungsberatung nachgewiesen werden [11]. Hier sollten die allgemeinen Empfehlungen berücksichtigt werden (☞ Tab. 16.3, 16.4).

Behandlung von Nebenwirkungen einer Interferon-Therapie

Die meisten Patienten unter einer antiviralen Therapie mit Interferon berichten über Nebenwirkungen. Jedoch nicht jeder Patient berichtet über dieselben Nebenwirkungen oder die gleiche Ausprägung. Eine Zusammenstellung der möglichen ernährungsabhängigen Nebenwirkungen einer Interferon-Therapie zeigt Tab. 16.5. Je nach Schwere der Symptome sollte eine geschulte Fachkraft (Diätberater/-in) hinzugezogen werden. Generell sollte auf eine ausreichende Flüssigkeitszufuhr und mehrere kleine Mahlzeiten geachtet werden. Die Nahrungsauswahl sollte die vom Patienten bevorzugten Lebensmittel enthalten. Folgende Lebensmittel werden häufig als unverträglich empfunden: Fleisch, fette Speisen, Hülsenfrüchte, Kohlsorten, Zwiebeln, Lauch, Kaffee und kohlensäurehaltige Getränke. Sollte eine ausreichende orale Ernährung nicht mehr möglich sein, so ist u.U. eine energiereiche Trinknahrung oder eine enterale Ernährung indiziert.

- Übelkeit, Erbrechen
- Diarrhoen
- Anorexie
- Geschmacksveränderungen
- Oraler Soor
- Gewichtsverlust
- Hohe Blutzuckerspiegel bei Diabetikern
- Hohe Serum-Triglycerid-Spiegel

Tab. 16.5: Mögliche Nebenwirkungen einer Interferon-Therapie.

■ Weitergehende ernährungsmedizinische Betreuung

Patienten mit chronischer Hepatitis-C-Infektion können potentiell von einer weitergehenden Behandlung durch speziell geschulte Kräfte (z.B. Diätberater/-in) profitieren, da sie häufig spezielle Bedürfnisse und/oder ernährungsabhängige Fragen und Probleme haben. Folgende Stichpunkte zeigen, welche Patienten primär einer solchen Beratung zugeführt werden sollten:

- Patienten mit fortgeschrittener Lebererkrankung
- Ausgeprägte Symptome wie Übelkeit, Diarrhoe, Anorexie oder ungewollter Gewichtsverlust von >10 %
- Begleitumstände wie HIV, Alkoholabhängigkeit, Nierenerkrankung, Diabetes mellitus oder Schwangerschaft
- BMI <20 (basierend auf dem geschätzten Trockengewicht, wenn Aszites vorliegt)
- BMI >30
- Notwendigkeit einer Salz armen Diät
- Anhaltende Einschränkung von Appetit und Nahrungszufuhr über mehrere Tage

16.4. Literatur

1. Colditz GA, Hankinson SE. The Nurses' Health Study: lifestyle and health among women. Nat Rev Cancer 2005;5(5):388-96.

2. Millen BE, Quatromoni PA, Nam BH et al. Compliance with expert population-based dietary guidelines and lower odds of carotid atherosclerosis in women: the Framingham Nutrition Studies. Am J Clin Nutr 2005;82(1): 174-80.

3. Key TJ, Schatzkin A, Willett WC et al. Diet, nutrition and the prevention of cancer. Public Health Nutrition: 7(1A), 187-200.

4. Jolly CA. Diet manipulation and prevention of aging, cancer and autoimmune disease. Curr Opin Clin Nutr Metab Care 2005;8(4):382-7.

5. Friis-Liby I, Aldenborg F, Jerlstad P et al. High prevalence of metabolic complications in patients with non-alcoholic fatty liver disease. Scand J Gastroenterol 2004; 39(9):864-9.

6. Abrams GA, Kunde SS, Lazenby AJ et al. Portal fibrosis and hepatic steatosis in morbidly obese subjects: A spectrum of nonalcoholic fatty liver disease. Hepatology 2004;40(2):475-83.

7. Corrao G, Zambon A, Torchio P, Arico` S, La Vecchia C, di Orio F, et al. Attributable risk for symptomatic liver cirrhosis in Italy. J Hepatol 1998;28:608-614.

8. Lieber CS. Aetiology and pathogenesis of alcoholic liver disease. Bailliere's Clin Gastroenterol 1993;7:581-608.

9. Degos F. Hepatitis C and alcohol. J Hepatol 1999; 31(Suppl 1):113-118

10. Frieden TR, Ozick L, McCord C et al. Chronic liver disease in central Harlem: the role of alcohol and viral hepatitis. Hepatology 1999;29(3):883-888.

11. Plauth M, Merli M, Kondrup J et al. ESPEN guidelines for nutrition in liver disease and transplantation. [Consensus Statement] Clin Nutr 1997;16:43-55.

12. http://www.dge.de/pdf/10_Regeln_der_DGE.pdf.

13. National Institutes of Health: Consensus Development Conference Statement. Management of Hepatitis C: 2002, NIH: June 10.12, 2002 (Final Statement September 12, 2002) consensus.nih.gov/cons/116/Hepc091202.pdf.

14. Hourigan LF, Macdonald GA, Purdie D et al. Fibrosis in chronic hepatitis C correlates significantly with body mass index and steatosis. Hepatology 1999;29(4):1215-1219.

15. Hickman IJ, Clouston AD, Macdonald GA et al. Effect of weight reduction on liver histology and biochemistry in patients with chronic hepatitis C. Gut 2002;51(1): 89-94.

16. Lecube A, Hernandez C, Genesca J et al. High prevalence of glucose abnormalities in patients with hepatitis C virus infection: a multivariate analysis considering the liver injury. Diabetes Care 2004;27(5):1171-5.

17. Marchesini G, Bianchi G, Rossi B, Brizi M, Melchionda N. Nutritional treatment with branched-chain amino acids in advanced liver cirrhosis. J Gastroenterol 2000; 35(Suppl 12):7-12.

18. Swart GR, Vandenberg JWO, van Vuure JK et al. Minimum protein requirements in liver cirrhosis determined by nitrogen balance measurements at three levels of protein intake. Clin Nutr 1989;8:329-336.

19. Shedlofsky SI. Role of iron in the natural history and clinical course of hepatitis C disease. Hepato-Gastroent 1998;45(20):349-355.

20. Ioannou GN, Tung BY, Kowdley KV. Iron in hepatitis C: villain or innocent bystander? Semin Gastrointest Dis 2002;13(2):95-108.

21. Pianko S, McHutchison JG, Gordon SC et al. Hepatic iron concentration does not influence response to therapy with interferon plus ribavirin in chronic HCV infection. J Interferon Cytokine Res 2002;22(4):483-489.

22. Von Herbay A, Stahl W, Niederau C et al. Vitamin E improves the aminotransferase status of patients suffering from viral hepatitis C: a randomized, double-blind, placebo-controlled study. Free Rad Res 1997;27(6): 599-605.

23. Leo MA, Lieber CS. Alcohol, vitamin A, and beta-carotene: adverse interactions, including hepatotoxicity and carcinogenicity. Am J Clin Nutr 1999;69(6):1071-1085.

17. Antworten zu häufig gestellten Fragen – Praktische Hinweise für Ärzte und Betroffene

Die hier aufgeführten Fragen finden sich in ähnlicher Form auf der Homepage des Kompetenznetz Hepatitis (☞ www.hep-net.de), die regelmäßig aktualisiert wird. Eine Analyse des Nutzungsprofils ist kürzlich in der Zeitschrift für Gastroenterologie publiziert worden (1).

1. Wodurch wird die Hepatitis C übertragen?

Die Übertragung von Hepatitis C erfolgt durch direkten Blut-Blut-Kontakt. Die meisten heute bestehenden HCV-Infektionen lassen sich zurückführen auf intravenösen Drogenkonsum und Transfusion von Blutprodukten vor 1990. Dialyse-Patienten sind ebenfalls häufiger betroffen. Seit 1990 werden in Deutschland Blutprodukte auf anti-HCV-Antikörper getestet, wodurch das Infektionsrisiko bereits drastisch gesenkt wurde. Heute ist eine Infektion über Blutprodukte praktisch ausgeschlossen, da seit 2001 jedes Blutprodukt direkt auf das Hepatitis-C-Virus mittels Polymerase-Kettenreaktion (PCR) getestet wird. Sehr selten sind HCV-Infektionen zurückzuführen auf Sexualverkehr mit Hepatitis-C-positiven Geschlechtspartnern. Außerdem stellen Tätowierungen, Piercings, Akupunktur und medizinische Eingriffe Risikofaktoren dar. Übertragungen einer Infektion von einer HCV-positiven Mutter auf das Kind vor oder während der Geburt kommen in bis zu 7 % der Fälle vor. Leider lässt sich die Infektionsursache in vielen Fällen jedoch nicht sicher eruieren.

2. Wie sollen sich KindergärtnerInnen und LehrerInnen verhalten, wenn ein Kind in der Gruppe/Klasse an einer chronischen Hepatitis leidet? Welche Vorsichtsmaßnahmen sind zu treffen?

Grundsätzlich gilt allgemein und unabhängig von einer Virushepatitis, dass Kinder im Falle einer Verletzung oder offenen Wunde nicht am Spielen oder am Sportunterricht mit intensivem Körperkontakt teilnehmen sollten. Bei der Versorgung von Wunden sollten Handschuhe getragen werden. Die Hepatitis-C-Infektion ist gering infektiös. Bei direktem Blut-Blut-Kontakt ist eine Infektion jedoch nicht auszuschließen. Fließt Hepatitis-C-positives Blut über unverletzte Haut, ist eine Infektion extrem unwahrscheinlich. Insgesamt gilt, dass bei Situationen mit blutenden Verletzungen die auch sonst üblichen Vorsichtsmaßnahmen angewendet werden sollen.

3. Wie muss ich mich verhalten, wenn eine Person mit chronischer Hepatitis C mit mir in einem Haushalt lebt?

Bei der chronischen Hepatitis C sollten normale Hygienevorschriften befolgt werden. Nach der deutschen Konsensuskonferenz der Gesellschaft für Verdauungs- und Stoffwechselkrankheiten und des Kompetenznetz Hepatitis (Jahr 2008) sollten in einem Haushalt nicht dieselben Rasierer, Zahnbürsten und Nagelscheren benutzt werden. Bei heterosexuellen, monogamen Paaren ist das Ansteckungsrisiko über Sexualkontakte sehr gering (0–0,6 % pro Jahr). In unserer Ambulanz sind mehr als 500 Paare dokumentiert, bei denen die HCV-Infektion nach mehr als 20 Jahren diagnostiziert wurde und der Partner HCV-negativ ist. Kondome können das minimale Restrisiko für eine HCV-Übertragung weiter reduzieren. Eine generelle Empfehlung zum Kondomgebrauch in stabilen Partnerschaften (ohne Risikopraktiken) erscheint jedoch nach Expertenmeinung nicht sinnvoll (Dt. Konsensuskonferenz 2008). Bei Kinderwunsch ist ungeschützter Geschlechtsverkehr unbedenklich, sofern keine gynäkologischen oder urologischen Infektionen vorliegen. Die Übertragung der Hepatitis C erfolgt mehr oder weniger ausschließlich durch Blut-Blut-Kontakt, was während der Menstruation zu berücksichtigen ist.

4. Kann das Hepatitis-C-Virus durch den gemeinsamen Gebrauch von Geschirr übertragen werden?

Im Gegensatz zur Hepatitis B ist die Übertragung des Hepatitis-C-Virus durch den gemeinsamen Gebrauch von Geschirr nicht zu befürchten, solange das Geschirr oder Besteck nicht durch Blut verschmutzt ist.

5. Kann Hepatitis C durch Sexualverkehr übertragen werden? Muss ich Kondome

benutzen, wenn ich oder mein Partner an chronischer Hepatitis erkrankt sind?

Es besteht ein sehr geringes Risiko einer Übertragung durch sexuellen Kontakt, sofern kein erhöhtes parenterales Infektionsrisiko, z.B. durch Menstruationsblutung, Risikopraktiken oder lokale Infektionen, vorliegt (☞ Frage 3). Eine generelle Empfehlung zum Kondomgebrauch in stabilen Partnerschaften (ohne Risikopraktiken) erscheint nach Expertenmeinung nicht sinnvoll.

6. Kann das Hepatitis-C-Virus während der Schwangerschaft und beim Stillen von der Mutter auf das Kind übertragen werden?

Bei der Hepatitis C ist das Risiko von der Viruslast (d.h. wie viele Viruskopien sich im Blut befinden) der Mutter abhängig und kann zwischen 2 % und 7 % liegen. Das vertikale Übertragungsrisiko steigt, wenn die Mutter mit dem HI-Virus koinfiziert ist. Eine Senkung des Übertragungsrisikos durch einen prophylaktischen Kaiserschnitt ist durch Studien nicht belegt und wird daher nicht empfohlen. Ebenso scheint das Stillen bei der Hepatitis-C-Infektion kein wesentlicher Übertragungsweg zu sein, sodass Hepatitis-C-positiven Müttern nicht vom Stillen abgeraten werden sollte (Bundesgesundheitsblatt 46, 739-743), sofern keine Verletzungen/Dermatosen im Bereich der Mamille vorliegen.

7. Muss eine chronische Hepatitis C behandelt werden? Wenn ja, wann ist der richtige Zeitpunkt?

Eine chronische Hepatitis C stellt unter Berücksichtigung der Kontraindikationen eine Indikation zur antiviralen Therapie dar. Erhöhte Transaminasen und/oder Nachweis einer Fibrose sind keine in jedem Fall notwendigen Voraussetzungen für die Indikationsstellung zur Therapie. Ein frühzeitiger Behandlungsbeginn im Verlauf der chronischen Infektion erhöht die Chancen auf eine anhaltende virologische Response (SVR). Bei Fehlen von Fibrose ist allerdings der Therapiebeginn nicht unmittelbar durchzuführen, während eine deutliche Fibrose Anlass geben sollte, die Therapie möglichst schnell einzuleiten. Extrahepatische Manifestationen, berufliche Gründe, eine Elimination des Transmissionsrisikos sowie ein Therapiewunsch des Patienten können ebenfalls unabhängig von der Erkrankungsaktivität eine Therapieindikation

darstellen. Da neue effektive direkt antivirale Medikamente in ca. 2-3 Jahren zugelassen werden und sich damit die Erfolgsraten bei HCV-Genotyp-1-Patienten auf 70 % verbessern, werden viele Patienten nach dieser Option fragen. Damit ist eine Verzögerung der Therapie von 2-3 Jahren verbunden. Dabei sollte allerdings das Ausmaß der Fibrose Berücksichtigung finden.

8. Sollte ich eine zweite Therapie bei chronischer Hepatitis C durchführen, wenn die erste Therapie erfolglos war und das Virus immer noch vorliegt?

Bei Patienten mit Relapse besteht prinzipiell eine Indikation zur Re-Therapie. Die Dringlichkeit zu einer Re-Therapie wird anhand individueller Faktoren (z.B. Fibrosegrad) gestellt. Bei asymptomatischen Patienten mit HCV-Genotyp-1-Infektion und geringer Krankheitsaktivität ist zunächst auch ein abwartendes Verhalten im Hinblick auf zukünftige Therapieoptionen gerechtfertigt. Bei Patienten mit Nonresponse, die bislang keine adäquate Standardtherapie erhalten haben, wird eine Re-Therapie empfohlen. Die Dringlichkeit sollte erneut anhand der oben genannten individuellen Faktoren gestellt werden.

Bei Patienten, die auf eine adäquat dosierte und *lege artis* durchgeführte Standardtherapie (mit PEG-IFN plus Ribavirin) nicht virologisch angesprochen haben, sollte nur in Ausnahmefällen eine Re-Therapie erfolgen. Eine niedrig dosierte Interferontherapie wird nicht empfohlen.

9. Was bedeutet es, wenn ich positiv auf Hepatitis-C-Antikörper getestet wurde, die HCV-RNA aber negativ ist?

Das Vorhandensein der Antikörper gegen Hepatitis C zeigt an, dass einmal ein Kontakt zu dem Hepatitis-C-Virus bestanden hat. Wenn gleichzeitig die Erbsubstanz des Virus (HCV-RNA) nicht nachgewiesen werden kann, ist die Infektion in der Regel ausgeheilt. Allerdings muss der negative Nachweis der Virus-RNA mindestens zweimal erfolgen. Wir empfehlen, dass diese Patienten anschließend jährlich kontrolliert werden. Patienten mit positivem anti-HCV und kontrolliert negativer HCV-RNA sind gesund und nicht infektiös für andere Menschen. Es bestehen keine Einschränkungen für berufliche Tätigkeiten oder Gefahren für Dritte. Falls sich jedoch aus anderen medizinischen Gründen eine Einschränkung der Köperabwehr entwickelt, so sollten die Patienten engmaschiger auf HCV-RNA untersucht werden, da eine Reaktivierung der Hepatitis in sehr seltenen Fällen theoretisch auftreten kann. Publizierte Fälle dieser Art stellen jedoch Raritäten dar. Dies steht im Gegensatz zur Hepatitis B, bei der nach Ausheilung häufiger Reaktivierungen vorkommen können.

10. Welches sind die neuesten Behandlungsmöglichkeiten bei der Hepatitis-C-Infektion?

▨ Akute Hepatitis C

- Bei Vorliegen von Symptomen: Frühzeitige Behandlung mit Interferon-α oder zunächst für 3 Monate abwartendes Verhalten, ob das Virus spontan ausgeheilt wird.

- Ohne Vorliegen von Symptomen: In der Regel wird eine sofortige Therapie zu empfehlen sein, allerdings gibt es hierzu noch keine verlässlichen Daten.

- Aktuell ist die akute Hepatitis C keine zugelassene Behandlungsindikation für Interferon-α. Daher wird eine Therapie der akuten Hepatitis C im Rahmen der Studie des Kompetenznetz Hepatitis dringend angeraten (Tel. 0511-532-6819).

▨ Chronische Hepatitis C

- Bei Vorliegen von Genotyp 1 und 4: Kombinationstherapie mit pegyliertem Interferon-α und Ribavirin. Therapiedauer in der Regel 48 Wochen. Kürzere oder längere Behandlungen sind je nach Höhe der Viruslast vor Therapiebeginn und Geschwindigkeit des Virusabfalls möglich.

- Bei Vorliegen von Genotyp 2 oder 3: Kombinationstherapie mit pegyliertem Interferon-α und Ribavirin. Therapiedauer in der Regel 24 Wochen. Kürzere oder längere Behandlungen sind je Höhe der Viruslast vor Therapiebeginn und nach Geschwindigkeit des Virusabfalls möglich. Neue Studiendaten zeigen, dass bei Genotyp-2- und -3-Patienten sehr wahrscheinlich sogar eine 12-16-wöchige Therapie ausreichend ist, um gleiche Ansprechraten wie bei der Standardtherapie zu erreichen, wenn die HCV-RNA bereits an Therapiewoche 4 negativ ist.

- Bei Vorliegen von Genotyp 5 oder 6: Kombinationstherapie mit pegyliertem Interferon-α und Ribavirin. Therapiedauer aktuell in der Regel 48 Wochen. Mehrere kleine Studien legen allerdings nahe, dass kürzere Behandlungen vertretbar sind. Auch für diese Genotypen sollte die Geschwindigkeit des Virusabfalls an Woche 4 und 12 berücksichtigt werden.

11. Welche Nebenwirkungen treten bei der Interferontherapie auf?

- Vorübergehende grippale Symptome (Fieber, Schüttelfrost, Gliederschmerzen, Kopfschmerzen, Muskelschmerzen)

- Psychische Veränderungen (Depression, aggressive und ängstliche Verstimmung, Lustlosigkeit etc.)

- Appetitlosigkeit, Übelkeit, Durchfall

- Juckreiz

- Leichter Haarausfall, der nach Beendigung der Therapie reversibel ist

- Hauttrockenheit

- Blutbildveränderungen

- Schilddrüsenüber- oder unterfunktion

- Auslösung autoimmuner Erkrankungen

- Allergische Reaktionen

- Vermehrtes Auftreten bakterieller Infektionen

Die beobachteten Nebenwirkungen sind nach Abschluss der Therapie oftmals weitgehend reversibel.

12. Was kann man gegen rheumatische Beschwerden tun, die vor oder während der Therapie auftreten?

Virale Hepatitiden können mit Gelenkbeschwerden einhergehen. Eine Therapie gegen Hepatitis C mit Interferonen kann diese Symptome verbessern. Umgekehrt können Interferone jedoch auch Gelenk- und Muskelschmerzen verstärken. Daher sollte eine Behandlung von erfahrenen Ärzten durchgeführt werden. Eine Zusammenarbeit zwischen Rheumatologen und Gastroenterologen ist wünschenswert. Die Gabe von nicht-steroidalen Antirheumatika ist sinnvoll und möglich. Steroide, Methotrexat, Sulfasalazin u.a. in der Rheumatologie eingesetzte Substanzen sollten nur nach Rücksprache erfolgen.

13. Wie oft muss ich eine Leberbiopsie durchführen lassen, wenn ich an einer chronischen Hepatitis C leide?

Wir empfehlen nach Diagnosestellung einer Hepatitis-C-Virusinfektion die Durchführung einer Leberbiopsie (LPE), um das Ausmaß der entzündliche Aktivität und des bindegewebigen Leberumbaus sowie eventuell Komorbiditäten beurteilen zu können. Eine therapeutische Konsequenz aus der Leberbiopsie ist jedoch zu fordern, weshalb einige Experten bei den günstigen Genotypen 2 oder 3, die sehr gut auf eine Therapie ansprechen, auf eine Biopsie vor der Behandlung verzichten. Wird keine Therapie durchgeführt und liegt keine Leberzirrhose vor, so empfehlen wir die Wiederholung der LPE zur Verlaufsbeurteilung alle drei bis fünf Jahre. Bei Risikopatienten (z.B. Patienten mit erhöhter Blutungsneigung) soll die Indikation zur LPE individuell überprüft werden.

14. Was ist der Unterschied zwischen Fibrose und Zirrhose?

Eine überschießende Synthese und Ablagerung von Bindegewebskomponenten in der Leber spielt bei der Entstehung der Leberfibrose eine entscheidende Rolle. Eine Leberzellschädigung im Gefolge einer chronischen, fortschreitenden Erkrankung kann zu einer vermehrten Fibrosierung (Bindegewebsvermehrung) führen und dadurch die Zirrhose auslösen. Eine frühe Zirrhose ist rückbildungsfähig. Dies hat sich in den letzten Jahren bei erfolgreich behandelten Patienten gezeigt.

Das Narbengewebe, das bei der Zirrhose gebildet wird, schädigt die Struktur der Leber und versperrt bzw. verhindert den Blutfluss durch das Organ. Der Verlust von dem normalen (gesunden) Lebergewebe verlangsamt die Verarbeitung von Nährstoffen, Hormonen, Medikamenten und Toxinen durch die Leber. Dadurch entwickeln sich Symptome wie Bauchwassersucht (Aszites) oder Krampfadern in der Speiseröhre (Ösophagusvarizen). Nach dem Ishak-Punktesystem wird die Fibrose in die Fibrosegrade 0 bis 6 klassifiziert. F5 und F6 entsprechen dem Bild einer Zirrhose. Andere Klassifizierungen teilen den Leberumbau von 0 bis 4 ein, wobei das Stadium 4 einer Zirrhose entspricht (u.a. Scheuer und Desmet, Ludwig).

15. Worauf muss ich achten, wenn ich neben einer chronischen Hepatitis C zusätzlich an Diabetes mellitus (Zuckerkrankheit) leide?

Patienten mit einer Hepatitis-C-Virusinfektion haben ein leicht erhöhtes Risiko, einen Diabetes mellitus zu entwickeln. Umgekehrt ist Diabetes mellitus mit einer schnelleren Fibroseprogression bei HCV-Patienten assoziiert. Daher ist es bei bestehender Zuckererkrankung und Hepatitis-C-Virusinfektion sehr wichtig, den Blutzucker konstant normwertig zu halten. Außerdem ist eine Gewichtsreduktion bei Typ-2-Diabetikern erforderlich, da eine Leberverfettung ein entscheidender Begleitfaktor für die Entstehung einer Leberzirrhose ist.

16. Muss ich mich gegen Hepatitis A und B impfen lassen?

Die Ständige Impfkommission des Robert Koch-Instituts (STIKO) empfiehlt eine Impfung gegen Hepatitis A bei folgenden Risikogruppen:

- Reisende in tropische Regionen
- medizinisches Personal in Kinderkliniken
- Personal in Kindergärten und Kindertagesstätten
- Küchenpersonal
- Homosexuelle
- Kanalarbeiter

Die Hepatitis B-Impfung wird bei Kindern/Jugendlichen und folgenden Risikogruppen empfohlen:

- Fernreisende in Endemiegebiete
- Medizinisches Personal
- Dialysepatienten
- Kontaktpersonen von HBsAg-Trägern, die im gleichen Haushalt leben
- Kinder in Gebieten mit hoher Rate von HBsAg-Trägern
- Drogenabhängige
- Homosexuelle
- Promiskuitive Personen
- Geistig Behinderte
- Neugeborene

Es gibt Hinweise, dass sowohl eine akute Hepatitis-A- als auch eine akute Hepatitis-B-Virusinfektion häufiger einen fulminanten Verlauf bei Patienten mit einer chronischen Hepatitis-C-Infektion nehmen. Auch wenn diese Ergebnisse kontrovers diskutiert werden, ist eine Impfung gegen das Hepatitis-A- und -B-Virus bei Patienten mit chronischer Hepatitis zu empfehlen (die Kosten der Hepatitis-B-Impfung werden bei Kindern und Jugendlichen bis zum 18. Lebensjahr von der Krankenkasse übernommen).

17. Darf ich mich als Patient mit chronischer Hepatitis C sportlich betätigen?

Für Patienten mit kompensierter Lebererkrankung, d.h. Patienten, die keine fortgeschrittene Leberzirrhose haben, ist es empfehlenswert, sich sportlich zu betätigen. Leichte körperliche Aktivität und ausgewogene Ernährung wirken sich günstig auf jede Lebererkrankung aus und können das Wohlbefinden steigern. Patienten, die bereits Wassersucht oder Speiseröhrenblutungen aufweisen, sollten gegenüber zu anstrengenden körperlichen Aktivitäten zurückhaltend sein.

18. Welche Alternativen habe ich als Hepatitis-C-Patient, wenn bei mir aufgrund einer psychischen Erkrankung keine Interferon-Therapie durchgeführt wird?

Es ist in den letzten Jahren deutlich geworden, dass unter entsprechender psychiatrischer Betreuung und ggf. medikamentöser Begleitbehandlung eine Interferontherapie durchgeführt werden kann. Eine enge Zusammenarbeit zwischen Gastroenterologen und Psychiatern ist empfehlenswert. Ist eine antivirale Therapie dennoch nicht möglich, können Sie ein Fortschreiten des Leberumbaus minimieren, indem Sie konsequent alle Risikofaktoren für einen Leberschaden meiden. Hierzu gehört neben dem Verzicht auf Alkoholkonsum und der Reduzierung des Gewichtes bei übergewichtigen Patienten auch die optimale Einstellung eines vorliegenden Diabetes mellitus. Werden die Risikofaktoren vermieden, ist das Risiko der Entwicklung einer Leberzirrhose bei Hepatitis-C-Patienten minimal.

19. Gibt es auch Möglichkeiten, mit Hilfe pflanzlicher Präparate eine fortschreitende Fibrose zu verhindern?

Ein häufig verwendetes Lebertherapeutikum ist Silymarin, das aus den Früchten der Mariendistel gewonnen wird. Bei toxischen Leberschäden und bei chronischen Lebererkrankungen und Leberzirrhose ist Silymarin häufig gegeben worden, ohne dass allerdings ein gesicherter Langzeitnutzen belegt ist. Nebenwirkungen sind selten und bestehen ggf. in einer leicht abführenden Wirkung. Tierexperimentelle Befunde weisen auf eine antifibrotische Wirksamkeit hin.

Darüber hinaus werden immer wieder weitere Substanzen und pflanzliche Präparate genannt, die den Leberumbau hemmen sollten. Der Nachweis der Wirksamkeit steht jedoch in fast allen Fällen noch aus. Grundsätzlich sollten diese Substanzen untersucht werden, möglichst jedoch im Rahmen von kontrollierten Untersuchungen. Zurzeit ist davon abzuraten, die zum Teil sehr teuren Präparate in größeren Mengen einzunehmen. Sie sollten in jedem Falle mit ihrem behandelnden Arzt Rücksprache halten. Im Gegenteil ist zu berücksichtigen, dass zahlreiche pflanzliche Substanzen sogar schädlich für die Leber, insbesondere bei HCV-Patienten, sein können.

17.1. Literatur

1. Meyer S, MP Manns, H Wedemeyer. Drei Jahre vertikale Vernetzung im Kompetenznetz Hepatitis: Was können wir aus der Nutzung unterschiedlicher Informationsmedien lernen? Z. Gastroenterol Januar 2006;44 (1):15-23

Index

Klinische Lehrbuchreihe

... Kompetenz und Didaktik!

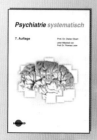

Psychiatrie *systematisch*
7. Auflage

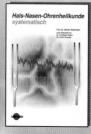

Hals-Nasen-Ohrenheilkunde *systematisch*

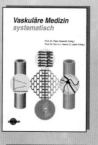

Vaskuläre Medizin *systematisch*

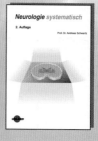

Neurologie *systematisch*
2. Auflage

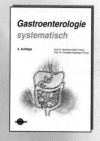

Gastroenterologie *systematisch*
2. Auflage

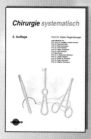

Chirurgie *systematisch*
2. Auflage

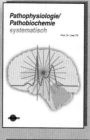

Pathophysiologie/ Pathobiochemie *systematisch*

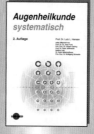

Augenheilkunde *systematisch*
2. Auflage

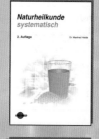

Naturheilkunde *systematisch*
2. Auflage

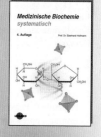

Medizinische Biochemie *systematisch*
4. Auflage

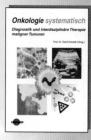

Onkologie *systematisch*
Diagnostik und interdisziplinäre Therapie maligner Tumoren

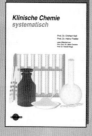

Klinische Chemie *systematisch*

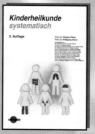

Kinderheilkunde *systematisch*
2. Auflage

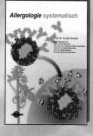

Allergologie *systematisch*

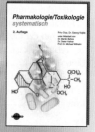

Pharmakologie/Toxikologie *systematisch*
2. Auflage

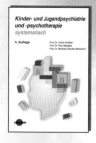

Kinder- und Jugendpsychiatrie und -psychotherapie *systematisch*
4. Auflage

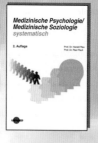

Medizinische Psychologie/ Medizinische Soziologie *systematisch*
2. Auflage

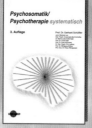

Psychosomatik/ Psychotherapie *systematisch*
3. Auflage

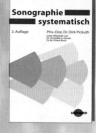

Sonographie *systematisch*
2. Auflage

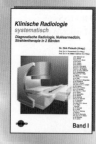

Klinische Radiologie *systematisch*
Diagnostische Radiologie, Nuklearmedizin, Strahlentherapie in 2 Bänden

Band I

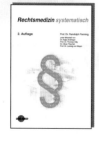

Rechtsmedizin *systematisch*
2. Auflage

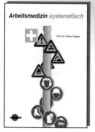

Arbeitsmedizin *systematisch*

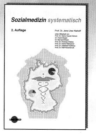

Sozialmedizin *systematisch*
2. Auflage

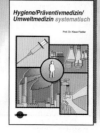

Hygiene/Präventivmedizin/ Umweltmedizin *systematisch*

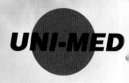

UNI-MED

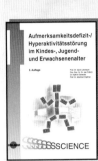
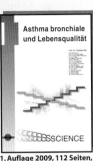
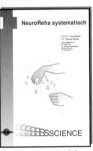
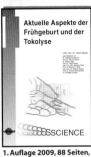
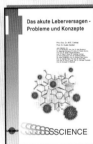
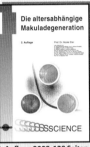
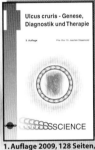
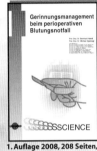
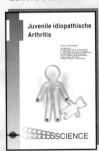
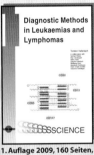
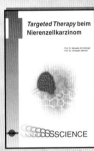
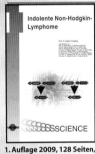
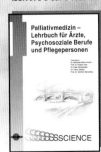
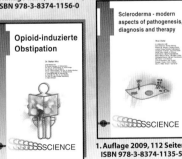
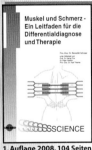

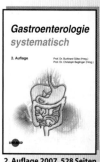
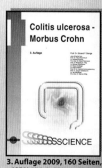
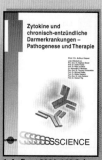
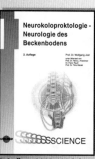
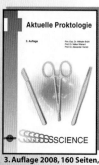
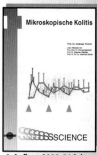
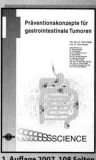
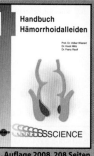
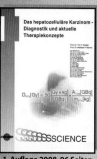
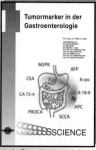
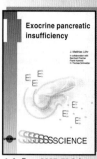
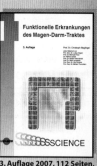
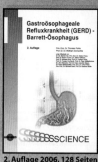
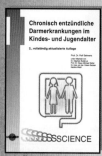
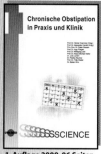